全国教育科学"十三五"规划2017年度教育部重点课题，（DLA170389）；
上海市浦江人才计划，（17PJC028）

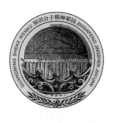

| 光明社科文库 |

儿童青少年
健康与影响因素

李玉强 ◎ 著

光明日报出版社

图书在版编目（CIP）数据

儿童青少年健康与影响因素 / 李玉强著 . -- 北京：
光明日报出版社，2019.10

ISBN 978 - 7 - 5194 - 5573 - 6

Ⅰ. ①儿… Ⅱ. ①李… Ⅲ. ①儿童—保健—研究—中
国②青少年—保健—研究—中国 Ⅳ. ①R179

中国版本图书馆 CIP 数据核字（2019）第 225682 号

儿童青少年健康与影响因素
ERTONG QINGSHAONIAN JIANKANG YU YINGXIANG YINSU

著　　者：李玉强			
责任编辑：李壬杰		责任校对：赵鸣鸣	
封面设计：中联学林		责任印制：曹　净	

出版发行：光明日报出版社

地　　址：北京市西城区永安路 106 号，100050

电　　话：010 - 63139890（咨询），63131930（邮购）

传　　真：010 - 63131930

网　　址：http：//book. gmw. cn

E - mail：lirenjie@ gmw. cn

法律顾问：北京德恒律师事务所龚柳方律师

印　　刷：三河市华东印刷有限公司

装　　订：三河市华东印刷有限公司

本书如有破损、缺页、装订错误，请与本社联系调换，电话：010 - 63131930

开　　本：170mm × 240mm

字　　数：332 千字　　　　　印　　张：18.5

版　　次：2020 年 1 月第 1 版　　印　　次：2020 年 1 月第 1 次印刷

书　　号：ISBN 978 - 7 - 5194 - 5573 - 6

定　　价：95.00 元

前　言

　　学生体质健康不仅对个体和家庭具有重要作用,更是保证整个民族和国家可持续性发展的关键因素。随着经济的发展和社会生活方式的巨大转变,我国学生体质健康水平现状难言乐观。依据 2014 年全国学生体质与健康调研结果,我国儿童青少年肥胖检出率和视力不良检出率均呈快速上升趋势,多数年龄段学生的速度、柔韧、力量、耐力等身体素质指标呈现出稳中向好趋势。然而不可否认的事实是,如果以 1985 年开始进行的全国学生体质与健康调研结果为基准点,我国学生的肺活量水平、速度、爆发力、耐力、力量等体能指标整体上仍处于较低水平。在当今世界"全球化"大背景下,儿童青少年的体质健康状况是体现国家国际竞争力重要指标之一。2016年,中共中央、国务院发布《"健康中国 2030"规划纲要》(以下简称《纲要》)。《纲要》把青少年列为促进体育活动开展的重点人群,提出了要通过实施青少年体育活动促进计划,培育青少年体育爱好的要求,到 2030 年,青少年学生每周参与体育活动达到中等强度 3 次以上,国家学生体质健康标准达标优秀率 25% 以上,充分说明政府决心把增强学生体质作为实现健康中国的主要途径。

　　心肺耐力作为体质健康的核心要素,对儿童青少年健康发展起到重要作用。本书从儿童青少年心肺耐力对体质健康发展的重要意义入手,分析了我国儿童青少年心肺耐力的变化趋势,同时又介绍了心肺耐力的评价方法,指出了不同测评方法之间存在的优势与不足。在此基础上,分别分析了生活方式、体力活动、视屏时间、空气质量等对心肺耐力的影响。

　　身体成分作为反映体质健康的一项重要指标,对儿童青少年健康发展及未来成年期健康发展具有重要意义。身体成分的异常将会带来各类慢性疾病、心脑血管疾病发生的风险增加,因此分析身体成分的变化及其影响因素将对我国儿童青少年健康成长具有重要意义。本书分别从儿童青少年身体脂肪、腰围、心肺耐力等方面分析了各指标与身体成分之间存在的密切联系，为我国儿童青少年有效控制身体成分起到积极的帮助作用。

近年来，随着学习压力、生活方式的不断改变，我国儿童青少年心理亚健康的检出率不断上升，给生活和学习带来严重负面影响。本书从体能和心肺耐力的角度出发分析了心理亚健康青少年的体能和心肺耐力状况，为儿童青少年心理健康发展提供帮助。

我国正处于经济转型的重要时期，随迁子女、农民工子女的健康问题也应受到格外关注。本书分析了这一特殊群体的营养、身体发育和生活习惯状况等，为改善不良生活习惯、提高体质健康提供了支持。同时朝鲜族和藏族作为我国重要的少数民族，生活环境、地域、海拔、饮食等与其他民族儿童青少年存在较大差异，本研究从生态学、人类学、地理学的角度分析了这两个少数民族儿童青少年的体质健康变化趋势，为我国少数民族儿童青少年健康发展提供了帮助。

日本作为我国的近邻，建立了比较完善的体质监测制度，并形成比较完整、科学的指标体系与评价标准，成为世界上儿童青少年体质监测工作开展较好、数据资料较全的国家之一。与此同时，中日两国具有相同的文化渊源和共同的东亚裔种族遗传背景，地理气候、生活习惯、人种特征等方面也有诸多相似之处。本书对中国与日本儿童青少年的身体形态和体能指标方面进行了比较，分析两国儿童青少年体质健康方面存在的异同，为我国青少年体质健康发展提供借鉴，具有较强的现实意义。

因作者的知识和经验有限，本书写作过程中难免存在缺点甚至错误，诚恳希望各位专家、读者提出宝贵的批评、意见和建议。

李玉强

2019 年 4 月

目 录
CONTENTS

第一章

体质健康的意义及变化趋势

第一节　心肺耐力对体质健康的意义

心肺耐力(cardiorespiratory fitness,CRF)综合反映人体摄取、转运和利用氧的能力,涉及到心脏泵血功能、肺部摄氧及交换气体能力、血液循环系统携带氧气至全身各部位的效率,以及肌肉等组织利用这些氧气的功能,是体质健康各组成部分的核心要素。从20世纪70年代中期到21世纪初期,欧美一些发达国家的儿童青少年心肺耐力水平下降约15%,韩国、新加坡等新兴的发达国家下降幅度接近30百分点。2014年中国学生体质与健康调研结果显示,我国儿童青少年心肺耐力水平虽呈现稳中向好的趋势,但仍然处于较低水平。鉴于心肺耐力对个体的重要性,在我国儿童青少年体质健康亟待改善的背景下,应将儿童青少年心肺耐力水平的增强作为重中之重。另外,在科学研究中也要将心肺耐力作为体质健康各维度中的重点研究指标,特别是关于心肺耐力的前瞻性流行病学研究与随机对照实验研究,从而为我国儿童青少年体质健康的改善提供实践与理论支持。

一、心肺耐力的主要指标与测试方法

（一）心肺耐力的主要指标

心肺耐力指标主要包括最大摄氧量(VO_{2max})、运动经济性(exercise economy)、乳酸/换气阈值(lactate/ventilatorythreshold)、摄氧量动力学(oxygen kinetics)等。限于可控性、科学性、经济性等因素影响,在大规模群体性心肺耐力测试中,VO_{2max}成为大多研究的首选指标。

　　(二)心肺耐力测试方法

　　评定 VO_{2max} 的方式有直接法与间接法。直接法是指通过呼吸测定仪,直接测量受试者最大运动过程中呼吸气体,进而确定受试者的 VO_{2max},使用的工具主要包括跑台、功率自行车和手摇功率计等。但直接法存在一定的局限性:(1)仪器操作较为复杂,对工作人员要求较高;(2)测试的样本量较小,耗时长。因此,较大规模的群体性测试很难采用直接法。间接法是指被试以亚极量强度完成测试,然后通过形态指标、耗氧量和心率等指标推算 VO_{2max},测试方式主要包括800/1000m 跑(中国)、库珀12min 跑、20m 往返跑(20mSRT)等。与直接测试法相比,间接测试法存在测试成本低、测试时间较短、程序方便、对测试者和被试者要求低、对场地仪器设备的要求也较低等优势。

　　(三)我国学生心肺耐力测试方法

　　我国现行《国家学生体质健康标准》包含肺活量和1000(800)m 跑2 种反映心肺功能的指标,其中1000(800)m 跑用来测试学生耐力水平。多项研究表明,1000(800)m 跑在反映儿童青少年心肺耐力的精确度方面还有不足。张勇研究证明,1000(800)m 跑受外部因素影响较大,测试结果具有不稳定性和不可靠性等特点。周志雄等对1000(800)m 跑和台阶试验评价 VO_{2max} 水平进行了科学验证,结果显示,3 个项目的成绩与 VO_{2max} 水平之间的相关均无统计学意义。可见1000(800)m 跑和台阶试验不能准确反映儿童青少年的 VO_{2max} 水平。叶心明等研究表明,在测量初中生心肺耐力方面,20mSRT 精确度优于1000(800)m 跑。

　　(四)20mSRT 与心肺耐力

　　在各种间接测试方法中,20mSRT 与 VO_{2max} 之间相关性较高,而且趣味性与安全性更好。因此,在世界范围内,20mSRT 被普遍用来测试儿童青少年的心肺耐力。Lang 等系统分析了1980—2016 年涉及32 个国家的319311 名5~17 岁儿童青少年 20mSRT 的相关文献资料,结果表明,20mSRT 与儿童青少年心肺耐力相关性较强,认为 20mSRT 可以作为衡量儿童青少年健康状况的重要指标。另外一项包括57 项关于 20mSRT 与心肺耐力相关性的研究结果表明,20mSRT 与儿童青少年 VO_{2max} 水平相关性达到0.84。在验证 20mSRT 预测模型准确性的研究中,Mahar 等对244 名10~16 岁的儿童青少年进行了 20mSRT 测试,结果表明,实际结果与模型预测结果高度相关,建议 20mSRT 作为测量儿童青少年心肺耐力和体质健康评价的重要项目。Roberts 等对英国9~12 岁青少年进行了 20mSRT 测试,结果显示,9~10 岁和11~12 岁2 个年龄段青少年的 20mSRT 成绩差异有统计学意义。充分说明,20mSRT 可以有效区分不同年龄段儿童青少年的心肺耐力水平。

　　相比国外,我国关于 20mSRT 的研究相对较少,但部分研究也验证了 20mSRT

与心肺耐力存在较为紧密的相关性:蔡秋等研究结果显示:20mSRT 和 12min 跑与心肺耐力均具有较好的相关性,其中 12min 跑更适合于具有一定水平的锻炼者,而 20mSRT 对锻炼者和非锻炼者均适用。邹志春等将上海市 5019 名儿童青少年分为肥胖组、超重组和正常组进行了 20mSRT 测试,结果显示,20mSRT 成绩随体重增加逐渐降低,男生的组间差距大于女生;7~13 岁女生和 8~16 岁男生的 20mSRT 测试成绩随年龄的增长而增加,差异有统计学意义,表明 20mSRT 测试对儿童青少年不同群体具有较好的区分度。

为了解我国汉族儿童青少年心肺耐力水平及其影响因素,进而为提高心肺耐力水平提供支持,课题组研究人员于 2015—2016 年采用立意抽样法在全国选取了 92477 名儿童青少年进行 20mSRT 测试,以及对部分年龄段儿童进行生活习惯与活动时间(10~18 岁)、心理亚健康(13~18 岁)等调查。为保证样本的科学性和客观性,课题组依据《2010 年第六次全国人口普查主要数据公报》中的各指标比例进行样本抽取,最终男、女人数比例约为 1.04∶1,南、北地区人数比例约为 1.52∶1,城、乡人数比例约为 1∶1。按照我国传统行政区域划分(华东、华北、中南、西北、西南和东北),在各区域 7~18 岁每个年龄段进行 20mSRT 测试的儿童青少年中采用随机个案法随机抽取男、女生各 120 名,共计 17280 名纳入研究中。

二、心肺耐力与体力活动

随着生活方式的改变,人们为生存所必须付出的体力消耗越来越少。与之相伴随的是由于体力活动严重不足所带来的一系列公共卫生问题,如肥胖、糖尿病、心脑血管疾病的发病率增加导致疾病负担加重和与之相关的健康及寿命损失。心肺耐力反映体力活动习惯、生活方式、疾病及遗传的共同效应,与体力活动高度相关,可以作为反映个体体力活动水平的客观指标。

Hallal 等利用全球学校学生健康调查(Global school – based student health survey,GSHS)和学龄儿童健康行为调查(Health Behaviour School Aged Children,HBSC)对多个国家 13~15 岁儿童少年进行调查发现,全球每天中高强度体力活动少于 60min 的儿童少年比例高达 80.3%,与世界范围内儿童心肺耐力水平下降趋势相对应。一项研究表明,近 10 年全球儿童青少年的心肺耐力平均下降了 0.41 百分点,最主要的原因在于儿童青少年进行高强度体力活动下降趋势明显。关于体力活动与心肺耐力关系的 Meta 分析证明,体力活动充足的人群冠心病危险性只有静坐少动人群的一半;与肥胖相比,体力活动不足导致的心肺耐力差是全因死亡率更好的预测因子。

除体力活动影响心肺耐力水平之外,年龄、体质量指数(BMI)、生活习惯等因素与心肺耐力也具有关联。美国有氧中心纵向研究(Aerobics Center Longitudinal Study,ACLS)以3429名女性和1689名男性(20~96岁)为研究对象,经过历时32年的追踪发现,随着年龄的增长,心肺耐力水平非线性下降,45岁后下降速度加快。BMI与心肺耐力呈负相关,个体在儿童期的BMI值过高将会影响成年后的心肺耐力水平。此外,不良生活习惯对心肺耐力水平也会产生负面影响,如一项针对吸烟对心肺耐力的研究表明,主动和被动吸烟对个体心肺耐力水平均造成负面影响,如果在儿童期吸烟以及经常被动吸烟,将对个体心肺耐力发展造成严重负面影响。

各研究针对地理、人口统计学、锻炼时间等因素与心肺耐力之间的关系进行了研究。孙毅等对汉族儿童青少年20mSRT的地域、年龄、性别等分布特征进行了分析;李明等论证了BMI与心肺耐力之间的相关性;杨小芳等则探讨了体力活动、视屏时间等因素对心肺耐力产生的影响。

三、心肺耐力与健康状况

近20年来,诸多研究已经表明了心肺耐力在预测个体不良健康结果风险方面的重要性。相比传统的健康状况预测因素,心肺耐力不仅对高血压、肥胖、高脂血症、2型糖尿病、心血管疾病等症状的预测更为准确,而且与死亡率的相关性也较强。此外,相比一些运动试验变量,心肺耐力能够更为准确地预测功能受限以及脆弱综合征。

(一)心肺耐力与死亡率

心肺耐力不仅与疾病的发生密切相关,甚至与死亡率直接相关。来自梅奥诊所(Mayo Clinic)和多伦多康复研究所(Toronto Rehabilitation Institute)的研究记录了心肺耐力作为死亡率预测因子的重要性,证实了每一个单位梅脱(MET)的心肺功能水平与15%~35%的生存效益相对应。ACLS研究表明,如果去除肥胖因素,死亡率只会降低2~3百分点,但如果个体都有中等水平的心肺耐力水平,那么整体死亡率则可以降低17百分点。另外,无论男性还是女性,心肺耐力差是导致人群死亡的首要危险因素。ACLS另外一项跟踪研究发现,饮食与群体总体死亡率相关,但大部分死亡风险都可由心肺耐力效应解释。因此,增强心肺耐力是改善人体健康状况、预防疾病、延长寿命的重要手段之一。

(二)心肺耐力与心血管疾病

美国心脏协会(American Heart Association,AHA)于2012年发布报告显示,造成美国老年人心血管疾病增加的主要因素在于因体力活动下降导致的肥胖率上升和心肺耐力水平下降。一项Meta分析结果显示,与具有高心肺耐力水平的个体相比,具有较低心肺耐力水平的个体全因死亡风险高 70 百分点,心血管疾病死亡风险高 56 百分点。Myers 等对美国 6000 多名退伍军人进行了平均时长为 6.3 年的运动能力跟踪测试,结果表明,心肺耐力水平是心血管疾病死亡率的强预测因子。一项针对成年男性的研究表明,与糖尿病、BMI 等其他因素相比,低心肺耐力水平是心血管疾病死亡和全因死亡的强独立危险因子。基于儿少期心肺功能健康与成年期心血管疾病密切相关的临床医学判断,必须重视与加强儿童青少年的心肺耐力,从而有效预防心血管疾病发生。

(三)心肺耐力与功能受限和脆弱

功能受限指个体无法顺利完成一些日常任务,如行走、爬楼梯、做简单的家务等。心肺耐力水平在很大程度上可以反映个体功能受限。有研究显示,相比心肺耐力水平高者,体力活动较少和心肺耐力水平较低的个体在 5～30 年之内更容易遭受功能受限和脆弱综合征,从而导致身体残疾和寿命缩短。还有研究表明,心肺耐力水平提高不仅可以延长存活时间,而且可以有效改善个体功能受限和脆弱综合征症状,从而提高生活质量。对于儿童青少年群体来讲,虽然功能受限与脆弱综合征并非高发病症,但由于这两种症状潜伏期较长,通过在儿童青少年时期提高心肺耐力水平,可能对未来避免疾病困扰具有一定帮助。

(四)心肺耐力与糖尿病

随着生活习惯和方式的改变,儿童青少年糖尿病的发病率在世界范围内呈现快速上升的趋势。我国儿童糖尿病患病率不仅在快速增加,而且与心肺耐力相关性较高的 2 型糖尿病患儿数量增长速度很快,主要归因于超重肥胖儿童的增多。研究证明,适度高水平的心肺耐力水平在个体防治糖尿病过程中可能具有一定程度的保护作用,而低水平心肺耐力个体则更多依靠胰岛素防治疾病发展。Sawada 等在无糖尿病症的 4747 名日本男性中进行的前瞻性研究显示,在调整年龄、BMI、收缩压、糖尿病家族史、吸烟状态和酒精摄入量等因素后发现,心肺耐力水平最高的患者发生糖尿病风险降低了 44 百分点。在另外一项研究中,Sieverdes 等采用前瞻性研究设计检查心肺耐力与糖尿病发病率之间的关系,结果表明,在调整年龄、BMI、吸烟、慢性疾病、心血管疾病或糖尿病家族史等因素后,中等和高等心肺耐力水平患者的糖尿病发病率分别比低心肺耐力水平的患者降低了 38 和 63 百分点。目前,糖尿病发病率的低龄化趋势已在全球蔓延,相比成年患者,儿童糖尿病患者将要面对更长的病程。对于儿童青少年群体,通过改善心肺耐力,可以有效地控制超重肥胖率的上升,同时在一定程度上也可以降低糖尿病患病风险。

在健康领域,除对无症状群体和临床群体可以做出较为准确的预测外,心肺耐力水平还可作为腹主动脉瘤修复、减肥手术、外科干预手段等的预测因子。另外,吴慧攀等对心肺耐力与青少年心理亚健康的关系进行了分析,结果表明,相比心肺耐力水平较差的青少年,心肺耐力水平较高者心理亚健康状态检出率更低。一定程度上证明心肺耐力与身心健康之间的联系,也可能在更广泛的范围内推动社会对于心肺耐力反映个体健康重要性的认可。尽管研究普遍支持儿童青少年时期的心肺耐力水平将对成年期的健康产生较大影响,但在常规体质健康评估与临床诊断当中,心肺耐力仍然没有得到足够的重视。

体质健康是一个系统工程,包括多种指标和维度,但作为体质健康的核心要素,心肺耐力必须被予以特别关注。通过改善儿童青少年心肺耐力状况,可在一定程度上达到增强我国国民总体健康水平以及生活质量的目标。另外,在科学研究中要特别重视对儿童青少年心肺耐力的前瞻性流行病学研究,为我国儿童青少年体质健康的改善提供实践与理论支持。

参考文献

[1]LEE D C,ARTERO E G,SUI X,et al. Mortality trends in the general population:the importance of cardiorespiratory fitness[J]. J Psychopharmacol,2010,24(Suppl 4):27 – 35.

[2]LI H,ZHANG Y,JI C. Secular change of cardiorespiratory fitness in Chinese children and adolescents:1985 ~ 2010[J]. J Sci Med Sport,2012,15(Suppl 1):135 – 140.

[3]中国学生体质和健康研究组. 2014 年全国学生体质与健康调研结果[M]. 北京:高等教育出版社,2015.

[4]SANTO A S,GOLDING L A. Predicting maximum oxygen uptake from a modified 3 – minute step test[J]. Research Quarterly for Exercise Sport,2003,74(1):110 – 115.

[5]ABDOSSALEH Z,AMIN S M. Assessment of the validity of mcardle step test for estimation oxygen uptake[J]. Int J Basic Sci,2013,2(5):435 – 438.

[6]CAIRNEY J,HAY J,VELDHUIZEN S,et al. Comparison of VO2 maximum obtained from 20-m shuttle run and cycle ergometer in children with and without developmental coordination disorder[J]. Research in Developmental Disabilities,2010,31(6):1332 – 1339.

[7]中华人民共和国教育部. 教育部关于印发《国家学生体质健康标准(2014 年修订)》的通知[EB/OL]. [2014 – 07 – 07]. http://www. moe. edu. cn/s78/A17/twys_left/moe_938/moe_792/s3273/201407/t20140708_171692. html.

[8]张勇. 我国大学生体质评价体系相关指标有效性和可靠性的研究[J]. 天津体育学院学报,2004,18(4):64 – 67.

[9]周志雄,季刚,张凡.《学生体质健康标准》中心血管功能评定指标的同质性和有效性实验研究[J]. 体育科学,2006,11(26):75 – 79.

[10]叶心明,尹小俭,季浏,等. 青少年心肺耐力测试方法的研究[J]. 成都体育学院学报,2014,40(2):73 – 78.

[11]LANG J J,BELANGER K,POITRAS V,et al. Systematic review of the relationship between 20m shuttle run performance and health indicators among children and youth[J]. J Sci Med Sport,2017,23(8):1 – 15.

[12]DANIEL M V,PABLO A S,JESúS V. Criterion – related validity of the 20 – m shuttle run test for estimating cardiorespiratory fitness:a meta – analysis[J]. J Sports Sci Med,2015,14(3):536 – 547.

[13]MAHAR M T,GUERIERI A M,HANNA M S,et al. Estimation of aerobic fitness from 20-m multistage shuttle run test performance[J]. Am1764[J]Prev Med,2011,41(4):117 – 123.

[14]ROBERTS S J,BODDY L M,FAIRCLOUGH S J,et al. The influence of relative age effects on the cardiorespiratory fitness levels of children age 9 to 10 and 11 to 12 years of age[J]. Pediatr Exerc Sci,2012,24(1):72 – 83.

[15]蔡秋,王步标,龚正伟. 12 分钟跑与 20 米往返跑预测最大吸氧量的比较研究[J]. 体育学刊,1997,2(37):37 – 40.

[16]邹志春,陈佩杰,庄洁. 上海城区 7～17 岁学生 20 米往返跑成绩和最后跑速变化分析[J]. 中国运动医学杂志,2011,30(1):11 – 15.

[17]国家统计局. 2010 年第六次全国人口普查主要数据公报(第 1 号)[EB/OL]. [2011 – 04 – 28]. http://www. stats. gov. cn/tjsj/tjgb/ rkpcgb/qgrkpcgb/2011 04/t20110428_30327. html.

[18]谢敏豪,李红娟,王正珍,等. 心肺耐力:体质健康的核心要素——以美国有氧中心纵向研究为例[J]. 北京体育大学学报,2011,34(2):1 – 7.

[19]MINATTO G,PETROSKI E L,SILVA D A S. Health – related physical fitness in Brazilian adolescents from a small town of German colonization[J]. Rev Andal Med Deport,2016,9(2):67 – 74.

[20]HALLAL P C,ANDERSEN L B,BULL F C,et al. Global physical activity levels:surveillance progress,pitfalls,and prospects[J]. Lancet,2012,380(9838):247 – 257.

[21]FERRARI G L D M,BRACCO M M,MATSUDO V K R,et al. Cardiorespiratory fitness and nutritional status of schoolchildren:30 – year evolution[J]. J Pediatr,2013,89(4):366 – 373.

[22]BLAIR S N,NICHAMAN M Z. The public health problem of increasing prevalence rates of obesity and what should be done about it[J]. May Clin Proc,2002,77(2):109 – 113.

[23]JACKSON A S,SUI X M,HÉBERT J R,et al. Role of life style and aging on the longitudinal change in cardiorespiratory fitness[J]. JAMAInt Med,2009,169(19):1781 – 1787.

[24]BUCHAN D S,YOUNG J D,BODDY L M,et al. Independent associations between cardiorespiratory fitness,waist circumference,BMI,and clustered cardiometabolic risk in adolescents [J]. Am J Hum Biol,2014,26(1):29 – 35.

[25]BORBA A T TD,JOST R T,GASS R,et al. The influence of active and passive smoking on the cardiorespiratory fitness of adults[J]. Multidiscip Resp Med,2014,9(1):1 – 8.

[26]孙毅,尹小俭,李玉强,等.中国汉族儿童青少年20米往返跑年龄性别和地区特征[J].中国学校卫生,2017,38(12):1777-1780,1784.

[27]李明,尹小俭,李玉强,等.中国汉族儿童青少年BMI与20米往返跑的相关性研究[J].中国学校卫生,2017,38(12):1773-1776.

[28]杨小芳,尹小俭,李玉强,等.我国汉族儿童青少年体力活动、视屏时间与20米往返跑的相关性研究[J].中国学校卫生,2017,38(12):1769-1772.

[29]CLARK A L,FONAROW G C,HORWICH T B. Impact of cardiorespiratory fitness on the obesity paradox in patients with systolic heart failure[J]. Am J Cardiol,2015,115(2):209.

[30]DEFINA L F,HASKELL W L,WILLIS B L,et al. Physical Activity versus Cardiorespiratory Fitness:Two(Partly)Distinct Components of Cardiovascular Health? [J]. Prog Cardiovasc Dis,2015,57(4):324.

[31]KODAMA S,SAITO K,TANAKA S,et al. Cardiorespiratory fitness as a quantitative predictor of all-cause mortality and cardiovascular events in healthy men and women:a meta-analysis[J]. JAMA,2009,301(19):2024-2035.

[32]KOKKINOS P,MYERS J. Exercise and physical activity:clinical outcomes and applications[J]. Circulation,2010,122(16):1637-1648.

[33]ARCHER E,BLAIR S N. Physical activity and the prevention of cardiovascular disease:from evolution to epidemiology[J]. Prog CardiovascDis,2011,53(6):387-396.

[34]MYERS J,PRAKASH M,FROELICHER V,et al. Exercise capacity and mortality among men referred for exercise testing[J]. New Engl JMed,2002,346(11):793-801.

[35]GORAYA T Y,JACOBSEN S J,PELLIKKA P A,et al. Prognostic value of treadmill exercise testing in elderly persons[J]. Ann Int Med,2000,132(11):862-870.

[36]KAVANAGH T,MERTENS D J,HAMM L F,et al. Peak oxygen intake and cardiac mortality in women referred for cardiac rehabilitation[J]Am Coll Cardiol,2003,42(12):2139-2143.

[37]MCAULEY P A,SUI X,CHURCH T S,et al. The joint effect s of cardiorespiratory fitness and adiposity on mortality risk in men with hypertension[J]. Am J Hypertens,2009,22(10):1062-1069.

[38]HEROUS M,JANSSEN I M,LEE D C,et al. Dietary patterns and the risk of mortality:impact of cardiorespiratory fitness[J]. Int J Epidemiol,2010,39(1):197-209.

[39]MEMBERS W G,ROGER V L,GO A S,et al. Heart disease and stroke statistics-2012 update:a report from the American Heart Association[J]. Circulation,2012,125(1):e2-e220.

[40]WEI M,GIBBONS L W,MITCHELL T L,et al. The association between cardiorespiratory fitness and impaired fasting glucose and type 2 diabetes mellitus in men[J]. Ann Int Med,1999,130(2):89-96.

[41]HUANG Y,MACERA C A,BLAIR S N,et al. Physical fitness,physical activity,and functional limitation in adults aged 40 and older[J]. Med Sci Sport Exer,2015,30(9):

1430 – 1435.

[42]BLAIR S N,WEI M. Sedentary habits,health,and function in older women and men[J]. Am J Health Promot,2000,15(1):1 – 8.

[43]BOXER R,KLEPPINGER A,AHMAD A,et al. The 6 – minute walk is associated with frailty and predicts mortality in older adults with heart failure[J]. Congest Heart Fail,2010,16 (5):208 – 213.

[44]ONDER G,PENNINX B W,FERRUCCI L,et al. Measures of physical performance and risk for progressive and catastrophic disability:results from the Women's Health and Aging Study [J]. J Gerontol,2005,60(1):74 – 79.

[45]洪楠超,胡承. 青少年与儿童糖尿病[J].中国糖尿病杂志,2016,24(5):468 – 471.

[46]TOTSIKAS C,RÖHM J,KANTARTZIS K,et al. Cardiorespiratory fitness determines the reduction in blood pressure and insulin resistance during lifestyle intervention[J]. J Hypertens, 2011,29(6):1220 – 1227.

[47]SATO Y,IGUCHI A,SAKAMOTO N. Biochemical determination of training effects using insulin clamp technique[J]. Horm Metab Res,1984,16(9):483 – 486.

[48]SAWADA S S,LEE I M,MUTO T,et al. Changes in cardiorespiratory fitness and incidence of diabetes:a prospective study of Japanese men[J]. Med Sci Sport Exer,2006,38(5):s94.

[49]SIEVERDES J C,SUI X,LEE D C,et al. Physical activity,cardiorespiratory fitness and the incidence of type 2 diabetes in a prospective study of men[J]. Br J Sports Med,2010,44(4): 238 – 244.

[50]ZEITLER P,FU J,TANDON N,et al. Type 2 diabetes in the child and adolescent[J]. Pediatr Diabetes,2015,15(s20):26 – 46.

[51]吴慧攀,尹小俭,李玉强,等. 中国汉族青少年 20 米往返跑与心理亚健康的相关性研究[J].中国学校卫生,2017,38(12):1781 – 1784.

第二节 儿童青少年体质健康变化趋势研究

以 1985—2008 年 6 次全国学生体质调查资料,分析我国大学生 20 多年来体质变化趋势,包括肺活量和其他身体素质指标以及超重和肥胖等与大学生体质健康的相互关系。结果发现:男女大学生在身高上逐年增高,但仍然表现为城市大于农村,城市与农村之间的差距随着年代的推移逐渐缩小,体重无论男女均逐年增加,男生 BMI 城市大于农村,而女生则基本上表现为农村大于城市;肺活量、50m 跑及耐力跑男女均随着年代推移呈下降趋势,总体上男女大学生耐力跑成绩农村组好于城市组学生;男女生立定跳远,耐力跑及肺活量指数各年代超重及肥胖组显著性低于正常组,并且除了立定跳远以外,随着年代的推移,成绩逐渐呈下降趋势。表明:城乡间男女大学生身高差距逐渐缩小,各年代大学生身体素质呈下降趋势;超重及肥胖影响了我国大学生体质健康的发展,应进一步加强大学生体质健康管理工作。

我国不同大学生群体间在体格发育水平上存在较大差异,这是我国作为一个发展中国家的特征之一。大学生正处于生长发育的最后阶段,这个时期的生长发育是否正常、体型是否匀称和健美、良好的生活习惯是否形成,将对其身体素质、心理素质、择业与就业及以后的日常生活产生重要的影响。本研究旨在以1985—2008年六次全国学生体质调查资料,分析探讨我国大学生20多年来体质的变化趋势,包括肺活量和其他身体素质指标以及超重和肥胖等与大学生体质健康的相互关系。

一、研究对象与方法

（一）研究对象

1985、1991、1995、2000、2005 及 2008 年全国学生体质健康调查,按分层随机整群抽样原则选自全国 15 个省及直辖市 19～22 岁汉族男、女大学生。其中 1985 年 24576 人,1991 年 16362 人,1995 年 17721 人,2000 年 16382 人,2005 年 19779 人和 2008 年 12887 人,共计 107707（男 54220;女 53487）人。

（二）测定方法

调查在同一时间段(5～7 月份),使用同型器械,按《检测细则》技术规范完成,现场质控符合要求。

（三）分析方法

利用身高、体重测量值计算体质指数[BMI = 体重(kg)/身高(m)^2],肺活量、体重测量值计算肺活量体重指数[肺活量(mL)/体重(kg)],两组间的比较采用 t 及 χ^2 检验法,三组间的比较采用 F 检验法。

以 WHO 所规定的体质指数(BMI)为标准,并参照 WHO1999 年针对亚洲人的特点又颁发的《对亚太地区肥胖及其治疗的重新定义》所规定的肥胖标准:BMI < 18.5 为偏瘦组,18.5 ≤ BMI < 23.9 为正常组,24 ≤ BMI < 28 为超重,BMI ≥ 28 为肥胖。

以上统计处理均采用 SPSSv11.5。显著性差异以 $P < 0.05$ 为标准。

二、结果

(一)城乡间大学生体格变化

从表1-1可以看出,1985—2008年男生的身高及体重均为城市大于农村,城乡间存在显著性差异,并且随着年代的推移,身高及体重均逐渐增大,但城乡间身高差距逐渐缩小,体重差距则呈逐渐加大的趋势;胸围虽然同样是城市大于农村,但是随着年代的推移有逐渐下降的趋势;BMI则1985—1995年农村大于城市,而2000—2008年则为城市大于农村,均具有统计学意义,并且随着年代的推移,无论城市还是农村均有增大的趋势。对于女生而言,身高与男生一样,均为城市大于农村,具有统计学有意义,同时城乡间差距呈逐渐减少的趋势;在体重及胸围方面,1985—1995年为农村显著性大于城市,而2000—2008年则为城市显著性大于农村,均具有统计学意义,女生的BMI均为农村大于城市,具有统计学意义。

(二)大学生超重及肥胖和偏瘦现状

从总体上而言,除了1985—1991年外,均为城市组超重及肥胖率显著性大于农村组,随着年代的推移,无论城市组还是农村组超重及肥胖的发生率均逐渐增加,特别是与1985年相比,2005年及2008年城市组肥胖率分别高出8.8及11.1个百分点,而农村组则只分别高出5.4及7.4个百分点(表1-3)。

从男、女分组的情况来看,男生从1985—2005年,城市组超重及肥胖率均显著性高于农村组,随着年代的推移,无论城市组还是农村组超重及肥胖的发生率均逐渐增加,特别是从2000年开始,呈现出快速增长的势头,2008年城市及农村组分别达到18.7%、13.5%。从1985—2000年,农村组女生的超重及肥胖率高于城市组,但是2005及2008年则正好相反。男生除了2005年及2008年外,城市偏瘦组的比例均大于农村组,女生除了2008年以外,均为城市偏瘦组的比例大于农村组偏瘦组,并且各年代城市女生的偏瘦比例均在20%以上,2005年更是到达了43.1%。

(三)超重及肥胖与学生的身体素质状况

在立定跳远方面,男生各年代超重及肥胖组的成绩显著性低于正常组,超重及肥胖组成绩最低,均具有统计学意义。而女生除了2000年以外,其他各年代超重及肥胖组显著性低于正常组及偏瘦组,偏瘦组与男生正好相反,成绩最好,均具有统计学意义(表1-2)。

男生各年代正常组50m跑成绩均好于超重及肥胖组和偏瘦组,具有统计学意义,并且可以看出各年代50m跑成绩均呈下降趋势。女生超重及肥胖组成绩最差,并且除2000年以外,均显著性低于正常及偏瘦组(表1-4)。

表1-1　1985—2008年大学生体格变化状况

		1985		1991		1995		2000		2005		2008	
		城市	农村	城市	农村	城市	农村	城市	农村	城市	农村	城市	农村
男	n	8519	4306	4017	4159	4530	4344	4124	4152	5212	4572	3209	3076
	身高/cm	170.5±5.8***	168.6±5.6	170.6±5.8***	168.7±5.5	171.2±5.8***	169.2±5.6	171.2±6.2***	169.4±5.9	172.4±6.1***	170.7±5.9	173.7±6.3***	172.5±6.1
	体重/kg	57.8±5.9***	57.2±2.3	58.7±6.4***	58.1±5.8	60.1±6.9***	59.1±6.4	61.7±9.5***	59.1±8.1	63.5±10.0***	60.6±8.4	65.7±10.5***	63.3±9.5
	胸围/cm	86.7±3.9*	86.6±3.6	86.2±4.4*	85.9±3.9	84.3±5.0	84.4±4.4	86.1±7.3***	85.0±7.3	85.7±6.4***	84.0±5.4	86.4±7.0***	85.0±6.2
	BMI/(kg/m²)	19.9±1.6***	20.1±1.4	20.2±1.8***	20.4±1.6	20.5±2.0**	20.6±1.7	21.0±2.9***	20.6±2.3	21.3±2.9***	20.8±2.5	21.7±3.0***	21.2±2.7
女	n	8105	3646	4061	4125	4548	4299	4058	4048	5538	4457	3448	3154
	身高/cm	159.3±5.3***	157.6±5.0	159.3±5.0***	157.8±5.9	159.7±5.3***	158.4±5.1	159.7±5.5***	158.3±5.4	160.8±5.5***	159.2±5.3	161.9±5.8***	161.4±5.8
	体重/kg	50.3±5.6***	51.0±5.2	50.0±5.4***	50.6±5.5	50.7±5.8***	51.3±5.7	51.3±6.4*	50.8±6.5	52.2±7.0***	51.2±6.3	53.3±7.2***	52.5±6.7
	胸围/cm	79.5±4.3***	81.1±3.9	79.3±4.3***	80.0±4.2	79.3±5.0	79.8±4.7	80.2±4.9***	78.8±5.3	80.4±5.8***	79.7±5.3	81.0±5.7*	80.7±5.3
	BMI/(kg/m²)	19.8±1.8***	20.5±1.8	19.7±1.8***	20.3±1.8	19.9±2.0***	20.4±1.8	20.1±2.2***	20.2±2.2	20.1±2.3	20.2±2.2	20.3±2.4**	20.2±2.2

注：$*p<0.05$，$**p<0.01$，$***p<0.001$；以下同。

表1-2 大学生50m，立定跳远，耐力跑及肺活量变化状况

		1985		1991		1995		2000		2005		2008	
		城市	农村	城市	农村	城市	农村	城市	农村	城市	农村	城市	农村
男	n	8519	4306	4017	4159	4530	4344	4142	4152	5183	4563	3196	3058
	50米(s)	7.4±0.5***	7.5±0.5	7.4±0.5*	7.5±0.5	7.3±0.5***	7.4±0.5	7.5±1.0	7.6±1.1	7.6±0.7	7.6±0.7	7.8±0.9	7.8±0.9
	立定跳远(cm)	226.2±18.4***	222.8±18.1	232.5±17.9***	231.0±16.3	236.0±19.0***	234.3±18.8	233.8±20.4	233.2±18.6	228.8±19.8	229.4±19.6	220.8±22.7**	222.6±21.8
	1000米跑(s)	238.6±26.3***	228.0±22.5	237.8±23.5***	230.7±21.4	237.9±24.7***	231.8±21.6	250.2±31.3***	245.5±32.8	262.4±35.2***	251.7±30.6	263.7±37.4***	260.4±34.4
	肺活量(ml)	4249.0±585.8***	4306.0±562.1	4248.2±590.7***	4159.3±565.6	4069.2±645.5***	3957.6±635.2	3924.6±650.0***	3841.8±622.6	3828.0±782.8***	3695.5±758.2	3826.1±775.1***	3711.1±731.3
女	n	8105	3646	4061	4125	4548	4299	4058	4048	5507	5533	3444	3144
	50米跑(s)	9.2±0.7***	9.3±0.7	9.2±0.7	9.2±0.7	9.1±0.7	9.1±0.8	9.3±0.9*	9.4±0.9	9.6±1.0	9.6±1.0	9.9±1.2	9.9±1.1
	立定跳远(cm)	166.0±17.4***	164.6±16.5	170.3±17.7	171.1±16.9	177.0±17.7	176.4±16.62	171.8±17.1***	173.7±18.0	170.6±18.2**	169.4±17.5	162.8±19.9	163.4±20.6
	800米跑(s)	240.7±26.4***	229.0±22.7	239.8±23.8***	230.4±23.6	239.2±27.2***	232.0±23.2	250.6±30.8***	243.9±28.3	257.4±33.7***	250.3±28.8	258.3±30.6***	255.6±30.0
	肺活量(ml)	2962.2±418.3***	2929.8±407.7	2894.8±439.1***	2828.4±427.5	2798.2±478.5***	2738.9±474.2	2972.4±457.1***	2623.7±456.4	2542.4±583.4***	2440.5±584.4	2590.3±559.2***	2539.1±549.3

注：*p<0.05，**p<0.01，***p<0.001

表 1-3　1985—2008 年城乡间大学生偏瘦组、正常组、超重及肥胖组的人数及百分比（×10⁻²）

	BMI	1985 城市	1985 农村	1991 城市	1991 农村	1995 城市	1995 农村	2000 城市	2000 农村	2005 城市	2005 农村	2008 城市	2008 农村
全体	n	16624	7952	8078	8284	9078	8643	8182	8200	10750	9029	6657	6230
	偏瘦	3591 (21.6)	953 (12.0)	1798 (22.3)	1107 (13.4)	1762 (19.4)	1051 (12.2)	1648 (20.1)	1470 (17.9)	3880 (36.1)	3273 (36.2)	1069 (16.1)	1090 (17.5)
	正常	12751 (75.7)	6856 (86.2)	6097 (75.5)	6979 (84.2)	6952 (76.6)	7314 (84.6)	5840 (71.4)	6214 (75.8)	5739 (53.4)	5103 (56.5)	4735 (71.1)	4567 (73.3)
	超重及肥胖	282 (1.7)	148 (1.8)	183 (2.3)	198 (2.4)	364 (4.0)	278 (3.2)	694 (8.5)	516 (6.3)	1131 (10.5)	653 (7.2)	853 (12.8)	573 (9.2)
男	n	8519	3646	4017	4159	4530	4344	4124	4152	5212	4572	3209	3076
	偏瘦	1594 (18.7)	522 (12.1)	701 (17.5)	442 (10.6)	649 (14.3)	445 (10.2)	678 (16.4)	658 (15.8)	1484 (28.7)	1488 (32.5)	350 (10.9)	391 (12.7)
	正常	6816 (80.0)	3185 (87.2)	3212 (80)	3636 (87.4)	3653 (80.6)	3769 (86.8)	2944 (71.4)	3180 (76.6)	2913 (55.9)	2662 (58.2)	2260 (70.4)	2270 (73.8)
	超重及肥胖	109 (1.3)	29 (0.7)	104 (2.6)	81 (1.9)	228 (5)	130 (3.0)	502 (12.2)	314 (7.6)	805 (15.4)	422 (9.2)	599 (18.7)	415 (13.5)
女	n	8105	3646	4061	4125	4548	4299	4058	4048	5538	4457	3448	3154
	偏瘦	1997 (24.6)	431 (11.8)	1097 (27)	665 (16.1)	1113 (24.5)	606 (14.1)	970 (23.9)	812 (20.1)	2386 (43.1)	1785 (40.0)	719 (20.9)	699 (22.2)
	正常	5935 (73.2)	3101 (85.1)	2885 (71)	3343 (81.0)	3299 (72.5)	3545 (82.5)	2896 (71.4)	3034 (75)	2826 (51.0)	2441 (54.8)	2475 (71.8)	2297 (72.8)
	超重及肥胖	173 (2.1)	114 (3.1)	79 (1.9)	117 (2.8)	136 (3.0)	148 (3.4)	192 (4.7)	202 (5)	326 (5.9)	231 (5.2)	254 (7.4)	158 (5.0)

表1-4 各年级大学生立定跳远(m)与BMI关系一览

	BMI	1985 n	1985 x̄±S	1991 n	1991 x̄±S	1995 n	1995 x̄±S	2000 n	2000 x̄±S	2005 n	2005 x̄±S	2008 n	2008 x̄±S
男	偏瘦	2116	222.5±18.6	1143	228.8±16.9	1094	232.3±18.0	1336	230.3±20.1	2978	229.2±18.8	739	222.2±22.6
	正常	10571	225.7±18.2	6848	232.4±17.0	7422	235.8±18.9	6124	234.5±19.2	5559	230.4±19.7	4522	223.2±21.7
	超重及肥胖	138	219.8±18.9	185	226.3±19.5	358	231.1±20.2	816	231.4±20.7	1224	222.6±20.7	1013	214.6±23.3
	F值		32.3		31.8		25.4		30.7		79.7		63.5
	P值		<0.001		<0.001		<0.001		<0.001		<0.001		<0.001
女	偏瘦	2428	166.6±17.6	1762	171.9±18.4	1719	176.6±17.6	1782	173.2±18.0	4171	170.4±17.9	1416	163.8±19.3
	正常	9036	165.4±17.0	6228	170.5±17.0	6844	176.9±17.1	5930	172.6±17.4	5258	170.0±17.8	4760	163.1±20.1
	超重及肥胖	287	161.0±16.6	196	166.7±15.9	284	173.8±17.6	394	172.7±18.9	557	168.8±19.3	411	160.9±24.8
	F值		15.0		9.8		4.4		0.8		2.5		4.0
	P值		<0.001		<0.001		<0.05		>0.05		>0.05		<0.05

对于耐力跑而言,男生各年代超重及肥胖组的成绩显著性低于正常组及偏瘦组,正常组成绩最好,并且随着年代的推移,成绩逐渐呈下降趋势。而女生各年代超重及肥胖组显著性低于正常组,并且与男生相同的是随着年代的推移,成绩逐渐呈下降趋势(表1-5)。

男生各年代超重及肥胖组肺活量指数均显著性增加,并随着年代的推移肺活量指数均呈下降趋势。女生的情况为肥胖组低于正常组及偏瘦组,均具有统计学意义(表1-6)。

三、分析与讨论

本研究表明,男女大学生在身高上仍然表现为城市大于农村,但是城乡间男女大学生身高差距逐渐缩小。农村青少儿是我国儿童青少年人群的主体(占70%以上)。在我国因为大学生在高中毕业前大部分学生基本上不会离开他们出生所在地,因此,出生地域的社会经济因素以及自然环境因素均会影响到大学生体格的生长发育。因长期历史原因,农村来的学生体格发育水平历来显著低于城市同龄者。这一状况伴随改革开放以来的社会经济发展,加之政府和全社会付出的努力,正在发生深刻变化。本研究的种种迹象都提示,农村组大学生在体格发育水平的持续提升方面,潜力巨大。但是,要使农村群体学生平均身高增长趋势持续而稳定,以最大限度实现遗传潜力,还取决于今后较长时间内,通过快而均衡的社会经济发展速度给予的支持,政府倾斜性政策提供的保障,来促进农村儿童青少年的生长发育水平,进而从源头上解决城乡间大学生身高的差距。尹小俭等的研究表明,上海市农民工子女学龄儿童的身高与上海市城市学龄儿童的身高之间已经不存在统计学意义上的差距。另外,根据长期趋势的遗传影响机制,我国改革开放以来伴随城市化进程而出现的人口大规模迁徙,可能通过远缘通婚等方式,促进遗传潜力更充分发挥,进而可以促使我国城乡大学生群体间的身高差距逐渐减少直至消除。

表1-5 各年级大学生50m跑与BMI关系一览

	BMI	1985 n	1985 $\bar{x}\pm S$	1991 n	1991 $\bar{x}\pm S$	1995 n	1995 $\bar{x}\pm S$	2000 n	2000 $\bar{x}\pm S$	2005 n	2005 $\bar{x}\pm S$	2008 n	2008 $\bar{x}\pm S$
男	偏瘦	2116	7.6±0.5	1143	7.6±0.5	1094	75.1±4.5	1336	7.7±0.6	2972	7.6±0.6	739	7.8±0.9
	正常	10571	7.5±0.5	6848	7.4±0.5	7422	73.7±4.6	6124	7.5±1.2	5551	7.6±0.7	4505	7.8±0.9
	超重及肥胖	138	7.6±0.6	185	7.6±0.6	358	75.4±6.5	816	7.6±0.6	1223	7.8±0.8	1010	8.0±0.9
	F值	37.0		46.8		62.7		9.6		43.7		36.2	
	P值	<0.001		<0.001		<0.001		<0.001		<0.001		<0.001	
女	偏瘦	2428	9.3±0.8	1762	9.2±0.7	1719	91.7±7.3	1782	9.4±0.9	4157	9.6±1.0	1415	9.8±1.2
	正常	9036	9.3±0.7	6228	9.2±0.7	6844	91.0±7.3	5930	9.4±0.9	5243	9.6±1.0	4763	9.9±1.2
	超重及肥胖	287	9.5±0.7	196	9.4±0.8	284	93.6±7.6	394	9.4±1.1	556	9.8±1.1	410	10.1±1.2
	F值	10.0		9.5		22.8		0.6		8.5		13.4	
	P值	<0.001		<0.001		<0.001		>0.05		<0.001		<0.001	

表1-6　各年级大学生耐力跑(s)与BMI关系一览(男1000m，女800m)

	BMI	1985 n	1985 $\bar{x}\pm S$	1991 n	1991 $\bar{x}\pm S$	1995 n	1995 $\bar{x}\pm S$	2000 n	2000 $\bar{x}\pm S$	2005 n	2005 $\bar{x}\pm S$	2008 n	2008 $\bar{x}\pm S$
男	偏瘦	2116	239.8±25.7	1143	237.6±22.5	1094	239.6±24.3	1336	248.3±27.5	2963	255.9±31.5	722	265.1±34.5
	正常	10571	233.8±25.3	6848	233.3±22.6	7422	233.6±22.5	6124	246.1±31.7	5542	254.7±32.2	4449	258.2±34.3
	超重及肥胖	138	255.2±29.0	185	244.3±26.2	358	247.8±32.3	816	260.3±38.8	1200	273.0±39.6	943	277.8±40.1
	F值		92.9		36.8		89.4		71.4		156.2		123.0
	P值		<0.001		<0.001		<0.001		<0.001		<0.001		<0.001
女	偏瘦	2428	240.5±27.3	1762	236.7±24.8	1719	238.2±26.6	1782	246.8±32.6	4143	254.7±31.3	1392	259.4±29.5
	正常	9036	235.9±25.3	6228	234.4±23.8	6844	234.7±25.1	5930	247.0±28.8	5229	253.2±31.5	4659	255.4±30.3
	超重及肥胖	287	243.9±26.4	196	239.4±26.2	284	244.3±28.1	394	253.1±30.0	554	260.7±37.2	389	267.6±31.6
	F值		41.2		9.5		29.6		8.2		14.9		34.9
	P值		<0.001		<0.001		<0.001		<0.001		<0.001		<0.001

本研究结果表明,无论是城市组还是农村组,男女大学生超重及肥胖的比例均呈现快速增长的趋势,特别是2008年的数字显示,城市男女生超重及肥胖的比例已接近或达到欧美各国中小学学生1997年的水平,同时也接近日本成人2003年的水平。因此正如季成叶所述的那样,倘若从现在起还不采取有力预防措施,我国将以比欧美日等发达国家更快的速度出现肥胖和超重的成倍增长,从而影响新一代人的健康和将来的生活质量。造成我国城市大学生超重及肥胖迅速发展的原因与我国经济的迅速发展密切联系。我国1985、1991、1995、2000、2005年及2009年城镇居民平均每人可用于生活费的收入分别为690元、1570元、3893元、6280元、10493元及17175元。经济的快速增长导致了人们的生活方式,例如饮食习惯和运动习惯发生了极大的变化,人们这些生活方式的巨大变化是直接导致肥胖的重要原因之一。李明等的研究也表明,在我国家庭富裕的青少年的超重及肥胖风险是不富裕家庭的1.6倍。FeiXu等的研究则表明,在英国儿童肥胖的快速增长的现象主要发生在社会经济地位较低的阶层。人们受教育的程度、家庭收入以及职业等社会经济因素经常会改变人们的诸多生活习惯(如饮食习惯、运动习惯),这些生活习惯的改变必将促使人们在食物的摄取、能量的消费以及能量的代谢方面发生根本的变化,进而影响到人们的肥胖程度。在有些国家,人们仍然以食用肉类和高能食品,使用优越的代步工具作为富裕和成功的象征。本研究结果显示,大学生特别是城市女性大学生偏瘦率处于较高水平。导致这一结果的原因可能是因为社会对女生人才的需求和媒体对流行潮流的宣传报道,导致女生过分关注自己的体型,进而发生不良体重控制行为。同样,国外日本也有相关的报道。山口研究表明,当今日本的大部分女子学生认为偏瘦的身材漂亮、可爱。龟山同时指出:现代日本女子从小学到大学期间,小学就开始减肥的人占约7%,初中开始减肥的约占31%,而到高中这个数字竟达到50%左右。超重和肥胖会引发人们产生多种疾病,如糖尿病、高血脂症等,因此控制青少年学生的超重和肥胖是现代预防医学领域的重要研究课题。但相反BMI太低,身体过瘦也是一个问题。Frisch等指出体内脂肪达到体重的17%是初潮到来的必须条件,体内脂肪达到体重的22%是维持排卵性月经的必要条件。日本学者本乡以BMI为标准将女性分成普通群、瘦弱群和肥胖群3群,结果表明瘦弱群里经常有痛经现象的概率是其他两组的1.3倍,因此,我们在关注控制大学生超重及肥胖率的同时,也应正确加强青春期青少年女性的健康教育和审美意识的诱导,这也是今后流行病学研究的重要课题。

肺活量指数是反映单位体重上的肺活量,是人体体质状态中最为重要的静态心肺功能指标,而耐力跑则是反映动态心肺功能的重要指标。大学生超重及肥胖组的肺活量指数及耐力跑的成绩显著性低于正常组,说明超重及肥胖对大学生的心肺功能产生显著性负面影响。另外,随着年代的推移,男女大学生肺活量指数及耐力跑成绩均呈下降趋势,说明随着超重及肥胖率的逐渐增大,大学生的心肺功能也逐年下降。王培勇等的研究也指出,超重与肥胖对青少年女学生肌体产生损害以及危及他们的心血管、呼吸系统等。立定跳远是反映无氧代谢能力的一项有效指标,主要测试学生肌肉快速运动能力及身体协调能力。男女大学生超重及肥胖组立定跳远成绩显著性低于正常组,说明超重及肥胖对大学生的下肢快速运动能力产生一定的负面影响。但是与男生不同,女生各年代偏瘦组的立定跳远成绩基本上显著性高于正常组及肥胖组,这可能与男女身体脂肪的比例不同等有一定的关系。尹小俭等的研究也表明,同样一个因素作用在男性体格上和作用在女性体格上产生的效果是不一样的。男女在这方面的差异仍需进一步验证。

四、结论

第一,身高仍然为城市大于农村,但是城乡间男女大学生身高差距逐渐缩小,各年代大学生体能状况呈下降趋势。

第二,一方面城乡男女大学生超重及肥胖的比例均呈现快速增长的趋势,另一方面女生的偏瘦率仍然处于较高的水平,造成这种现象的主要原因为快速的经济发展与滞后的健康教育体制。

第三,超重及肥胖影响了我国大学生体质健康的发展,应进一步加强大学生体质健康管理工作。

参考文献

[1]尹小俭,黄超群.试论我国大学生的出生地域与体格的关系[J].体育科学,2005,25(6):59-62.

[2]中国学生体质与健康研究组.2000年中国学生体质与健康调研报告[M].北京:高等教育出版社,2002,9-33.

[3]王健,马军,王翔.健康教育学[M].北京:高等教育出版社,2006.

[4]陈春明,季成叶,王玉英.我国贫困乡村儿童青少年营养不良状况分析[M].北京:中国发展出版社,2009:26-49.

[5]尹小俭,贾立强,高向东.上海市农民工子女学龄儿童与上海城市学龄儿童体质健康的比较研究[J].成都体育学院学报,2011,37(7):66-69.

[6]季成叶,孙军玲.中国学生超重,肥胖流行现状与15年流行趋势[J].北京大学学报(医学版),2004,36(2):194-197.

[7]日本文部科学省.体力·运动能力调查[M/OL].http://www.mext.go.jp/b_menu/

toukei/chousa04/tairyoku/1261241. htm.

［8］中华人民共和国国家统计局.2010 年中国统计年鉴［M/OL］. http://www. stats. gov. cn/tjsj/ndsj/2010/indexch. htm.

［9］李明,颜虹,MichaelJD. 2004 年西安市 11～17 岁青少年超重和肥胖现状及其相关因素［J］.中国医学科学院学报,2006,28(2):234－239.

［10］XU F,YIN XM,ZHANG M,et al. Family average income and body mass index above the healthy weight range among urban and rural residents in regional Mainland China［J］. Public Health Nutr. 2005,8(1):47－51.

［11］章燕,陶芳标,黄朝辉,等.医学生不良体重控制行为与健康危害行为关系［J］.中国公共卫生,2006,22(6):129－131.

［12］山口明顏.痩せ願望青年期女子学生の「美容」か「健康」か志向の違いによる体型および減量法に関する意識について［J］.(日本)学校保健研究,2000,42:185－195.

［13］亀山良子.女子短大生のダイエット実施時期およびその方法に関する研究［J］.(日本)学校保健研究,2001,43:267－274.

［14］FRISCH RE. Fatness of girls from menarche to age 18 years,with a nomogram ［J］. Human Biol,1976,48:353－359.

［15］本乡利宪.标准生理学［M］.东京:医学书院,2004.

［16］王培勇,傅兰英,王林高.青少年女学生减肥工程的形态、生理和生化研究［J］.广州体育学院学报,2007,27(5):10－12.

［17］尹小俭,叶心明,卢健.关于影响我国汉族大学生体格相关因素男女差异的研究［J］.北京体育大学学报,2008,31(3):361－364.

第三节 儿童青少年心肺耐力变化趋势研究

目的:了解中国汉族 7～18 岁儿童青少年 20m 往返跑(20mSRT)成绩的年龄、性别和地区差异,为增强儿童青少年心肺耐力水平提供科学借鉴。方法:在华东、华北、中南、西北、西南和东北各区域抽取共计 17280 名儿童青少年作为研究对象。利用 LMS 法构建 7～18 岁汉族儿童青少年 20mSRT 成绩的主要百分位曲线。结果:7～18 岁男女生 20mSRT 的 P_{50} 值分别在 13.87～43.23 和 13.30～28.76 次,最大摄氧量(VO_{2max})P_{50} 值分别在 43.12～46.57 和 38.42～44.94mL/(kg·min)。男、女生不同年龄组间 20mSRT(F 值分别为 416.992,210.266)和 VO_{2max}(F 值分别为 36.528,240.763)差异均有统计学意义(P 值均<0.01)。相同年龄组男生

20mSRT 和 VO$_{2max}$均大于女生(P值均<0.05)。各地区男女生 20mSRT 成绩均值分别为 25.70~36.80 和 20.56~28.36 次。华东、西北、华北、中南和东北地区男女生的 20mSRT 成绩随年龄增长而增加,西南地区男、女生 7~12 岁成绩较好,13~18 岁呈下降趋势。结论:学生 20mSRT 成绩随年龄增长而增加,VO$_{2max}$则随年龄增长而下降,男生在各个年龄段均高于女生,学生 20mSRT 成绩和 VO$_{2max}$均从11~12 岁开始差距逐渐增大。

心肺耐力是体质健康的核心要素,最大摄氧量(VO$_{2max}$)因较高的科学性、可控性和经济性成为评价心肺耐力的可靠校标。科学评估 VO$_{2max}$是了解心肺耐力的前提与基础,评价方法包括直接法与间接法,其中 20m 往返跑(20mSRT)因测试成本和场地要求较低、与 VO$_{2max}$相关性较高等优点,在世界范围被广泛用作心肺耐力的测评方法。各国学者对 20mSRT 的年龄、性别、地区等差异性进行了诸多研究:在年龄差异上,Cooley 等研究发现,澳大利亚塔斯马尼亚州 11~16 岁男生和11~15 岁女生的 20mSRT 成绩随年龄增长而增加;在性别差异上,Tomkinson 等研究发现,男生心肺耐力在各个年龄段均高于女生,且增长幅度大于女生;在地区差异上,Olds 等的研究显示,世界各地儿童青少年的心肺耐力水平由于经济、文化、气候等因素的影响呈现地区差异。邹志春等发现,上海城区 8~16 岁男生、7~13 岁女生 20mSRT 成绩和最后跑速均随年龄增长而增加,男生在各年龄段的成绩均高于女生。本研究试图分析汉族儿童青少年 20mSRT 的年龄、性别和地区差异的影响因素,从而为增强我国儿童青少年心肺耐力水平提供科学借鉴。

一、对象与方法

(一)研究对象

2015—2016 年,在华东、华北、中南、西北、西南和东北各区域 7~18 岁儿童青少年中,采用随机个案法于每个年龄组随机选取男、女生各 120 名,共计 17280 名,其中男、女生各 8640 名。

(二)测试方法

测试者热身后站在相隔 20m 的 2 条横线其中 1 条,按音乐节奏以每分钟为 1级进行由慢到快地往返跑,初始级速度为 8.0km/h,第 2 级为 9.0km/h,随后每升高 1 级跑速加快 0.5km/h;当测试者不能维持音乐所设定的速度中途停止跑步,或连续 2 次不能在音乐响起前到达端线,即终止测试,以往返跑总次数记为最终成绩。对测试过程中可能影响测试结果可靠性的多种因素(受试者测试动机、测试环境条件等)进行严格控制。采用 Takahashi 等的计算公式推测 VO$_{2max}$,具体公式如下：

$$VO_{2max} = 61.1 - 2.20 \times 性别 - 0.462 \times 年龄 - 0.862 \times BMI + 0.192 \times 次数$$

（三）数据处理

利用 LMS 法构建 7～18 岁汉族儿童青少年 20mSRT 成绩的主要百分位曲线。另外，按照性别和年龄分别对 6 个区域 20mSRT 的 P_{50} 百分位分布进行比较，检验水准 $\alpha = 0.05$。

二、结果

（一）不同性别和不同年龄组汉族儿童青少年 20mSRT 参考值

见图 1-1 和表 1-7。

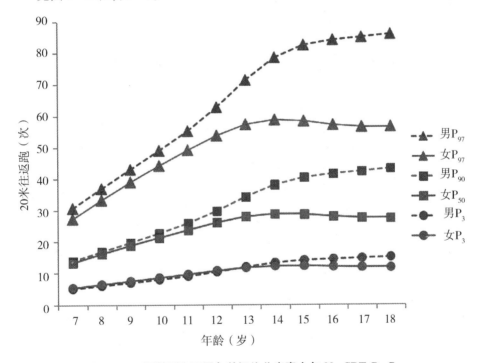

图 1-1　不同性别和不同年龄汉族儿童青少年 **20mSRT** P_3、P_{50}

和 P_{97} 百分位分布（**LMS** 法）

表1-7 不同性别和不同年龄汉族儿童青少年20mSRT百分位参考值表(单位,次,LMS法)

年龄/岁	N	L	M	S	P₃	P₁₀	P₂₅	P₅₀	P₇₅	P₉₀	P₉₇	x̄±s
男生												
7	720	0.2793	13.8725	0.4711	5.01	7.16	9.95	13.87	18.81	24.24	30.62	15.00±6.97*
8	720	0.3021	16.7915	0.4716	5.98	8.61	12.02	16.79	22.75	29.25	36.85	18.07±8.29*
9	720	0.3247	19.7256	0.4712	6.94	10.07	14.10	19.73	26.69	34.24	42.98	21.33±10.14*
10	720	0.3469	22.6764	0.4689	7.91	11.56	16.22	22.68	30.61	39.14	48.95	24.70±11.59*
11	720	0.3686	25.8448	0.4648	9.00	13.19	18.52	25.84	34.77	44.28	55.14	27.01±11.38*
12	720	0.3894	29.7188	0.4600	10.35	15.21	21.35	29.72	39.83	50.53	62.64	29.13±11.57*
13	720	0.4095	34.2013	0.4556	11.91	17.55	24.63	34.20	45.68	57.73	71.29	37.68±16.70*
14	720	0.4289	38.0093	0.4515	13.22	19.55	27.43	38.01	50.61	63.73	78.41	43.39±17.34*
15	720	0.4478	40.3226	0.4478	14.01	20.77	29.15	40.32	53.53	67.20	82.40	43.72±18.01*
16	720	0.4664	41.4907	0.4443	14.39	21.41	30.04	41.49	54.93	68.75	84.03	42.22±19.26*
17	720	0.4848	42.3173	0.4403	14.68	21.89	30.71	42.32	55.85	69.69	84.90	42.78±19.05*
18	720	0.5031	43.2278	0.4360	15.02	22.43	31.45	43.23	56.87	70.73	85.88	45.83±19.09*
女生												
7	720	0.3068	13.2971	0.4264	5.30	7.31	9.84	13.30	17.52	22.04	27.24	14.10±5.82
8	720	0.2973	16.0938	0.4293	6.39	8.83	11.89	16.09	21.25	26.79	33.19	17.14±7.49
9	720	0.2878	18.7728	0.4311	7.46	10.29	13.86	18.77	24.82	31.35	38.90	20.37±9.05

续表

年龄/岁	N	L	M	S	P_3	P_{10}	P_{25}	P_{50}	P_{75}	P_{90}	P_{97}	x ± s
10	720	0.2784	21.2639	0.4305	8.50	11.68	15.71	21.26	28.11	35.52	44.13	22.39 ± 9.69
11	720	0.2689	23.7048	0.4273	9.58	13.11	17.56	23.70	31.29	39.51	49.08	24.92 ± 10.46
12	720	0.2594	26.0509	0.4225	10.70	14.54	19.38	26.05	34.29	43.24	53.65	26.93 ± 10.25
13	720	0.2499	27.9313	0.4173	11.66	15.73	20.86	27.93	36.66	46.14	57.19	31.53 ± 12.59
14	720	0.2404	28.7625	0.4130	12.17	16.33	21.56	28.76	37.66	47.34	58.63	31.05 ± 12.17
15	720	0.2310	28.6107	0.4106	12.22	16.33	21.49	28.61	37.42	47.01	58.23	31.31 ± 12.79
16	720	0.2215	27.9694	0.4102	12.00	15.99	21.02	27.97	36.58	45.99	57.01	28.17 ± 10.77
17	720	0.2120	27.5293	0.4118	11.81	15.73	20.68	27.53	36.06	45.40	56.39	28.72 ± 11.09
18	720	0.2025	27.3789	0.4150	11.71	15.60	20.52	27.38	35.95	45.37	56.51	30.12 ± 14.93

注："＊"表示同年龄男女生存在显著差异（$P < 0.005$）。

7～18 岁男女生 20mSRT 的 P_{50} 值分别为 13.87～43.23 和 13.30～28.76 次，男生在各年龄组均高于女生（P 值均 <0.05）。从 11～12 岁开始，男生加速上升，女生在 14 岁后略有下降，男女生差距逐渐增大，15～18 岁差距最大。方差分析显示，男女生不同年龄组间 20mSRT 差异均有统计学意义（F 值分别为 416.992，210.266，P 值均 <0.01）。

（二）不同性别和不同年龄组汉族儿童青少年 VO_{2max} 参考值

男、女生 $VO_{2max}P_{50}$ 值分别为 43.12～46.57 和 38.42～44.94mL/（kg·min），男生在各年龄组均大于女生（P 值均 <0.05）。男、女生 VO_{2max} 的差距从 11～12 岁开始逐渐增大。方差分析显示，男、女生不同年龄组间 VO_{2max} 差异均有统计学意义（F 值分别为 36.528，240.763，P 值均 <0.01）。见图 1-2 和表 1-8。

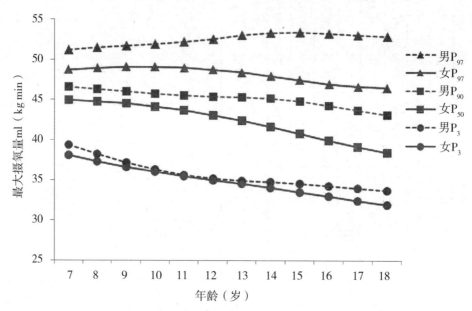

图 1-2　不同性别各年龄组汉族儿童青少年 VO_{2max} P3、P50 和 P97 百分位分布

表 1 - 8 不同性别和不同年龄汉族儿童青少年 VO$_{2max}$ 百分位参考值表（单位，ml / kg min，LMS 法）

年龄/岁	N	L	M	S	P_3	P_{10}	P_{25}	P_{50}	P_{75}	P_{90}	P_{97}	$x \pm s$
男生												
7	720	4.5069	46.5717	0.0626	39.38	42.16	44.44	46.57	48.41	49.87	51.18	46.31 ± 3.13*
8	720	4.1731	46.3147	0.0702	38.22	41.37	43.93	46.31	48.36	49.99	51.45	45.73 ± 3.93*
9	720	3.8393	46.0494	0.0775	37.19	40.63	43.44	46.05	48.30	50.09	51.70	45.70 ± 4.02*
10	720	3.5055	45.7738	0.0843	36.32	39.96	42.96	45.77	48.21	50.17	51.92	45.38 ± 4.10*
11	720	3.1717	45.5366	0.0906	35.63	39.39	42.54	45.54	48.15	50.27	52.19	44.97 ± 4.28*
12	720	2.8379	45.3947	0.0966	35.16	38.97	42.24	45.39	48.19	50.48	52.56	44.08 ± 4.63*
13	720	2.5041	45.3251	0.1020	34.90	38.69	42.03	45.33	48.29	50.75	53.01	45.04 ± 5.22*
14	720	2.1703	45.1630	0.1065	34.73	38.42	41.77	45.16	48.28	50.90	53.33	45.89 ± 4.91*
15	720	1.8365	44.8005	0.1101	34.52	38.05	41.36	44.80	48.03	50.79	53.40	44.68 ± 4.98*
16	720	1.5027	44.2868	0.1132	34.27	37.60	40.84	44.29	47.61	50.50	53.27	43.92 ± 5.00*
17	720	1.1689	43.7099	0.1158	33.99	37.13	40.27	43.71	47.10	50.12	53.07	43.32 ± 5.02*
18	720	0.8351	43.1240	0.1183	33.71	36.67	39.70	43.12	46.59	49.74	52.89	43.22 ± 4.86*
女生												
7	720	6.0248	44.9438	0.0557	38.08	40.94	43.07	44.94	46.49	47.69	48.75	44.41 ± 2.82
8	720	5.4612	44.7609	0.0614	37.30	40.39	42.71	44.76	46.46	47.79	48.95	44.31 ± 3.26
9	720	4.8976	44.5121	0.0668	36.62	39.83	42.30	44.51	46.36	47.81	49.09	44.21 ± 3.32

续表

年龄/岁	N	L	M	S	P_3	P_{10}	P_{25}	P_{50}	P_{75}	P_{90}	P_{97}	x ± s
10	720	4.3340	44.1464	0.0719	36.02	39.25	41.81	44.15	46.13	47.71	49.10	43.83 ± 3.47
11	720	3.7704	43.6594	0.0765	35.48	38.63	41.22	43.66	45.77	47.46	48.98	43.21 ± 3.50
12	720	3.2068	43.0778	0.0808	34.98	37.99	40.57	43.08	45.30	47.10	48.75	42.49 ± 3.66
13	720	2.6432	42.4092	0.0845	34.51	37.33	39.87	42.41	44.72	46.65	48.43	42.36 ± 4.07
14	720	2.0796	41.6330	0.0877	34.02	36.63	39.09	41.63	44.02	46.06	47.98	41.56 ± 3.67
15	720	1.5160	40.7860	0.0906	33.49	35.90	38.25	40.79	43.24	45.39	47.46	40.80 ± 3.68
16	720	0.9524	39.9352	0.0934	32.95	35.17	37.42	39.94	42.46	44.73	46.98	39.67 ± 3.44
17	720	0.3888	39.1471	0.0965	32.43	34.49	36.65	39.15	41.75	44.17	46.65	39.24 ± 3.36
18	720	-0.1748	38.4165	0.0998	31.94	33.85	35.93	38.42	41.11	43.72	46.50	38.86 ± 3.90

注:"*"表示同年龄男女生存在显著差异($P < 0.005$)。

（三）不同地区汉族儿童青少年 20mSRT 成绩比较

由图 3～4 所示,华东、西北、华北、中南和东北地区男女生的 20mSRT 成绩随年龄增长而增加。其中东北地区在全年龄段 P_{50} 百分位最低;而西南地区男女生 7～12 岁成绩较好,13～18 岁呈下降趋势。见图 1－3、1－4。

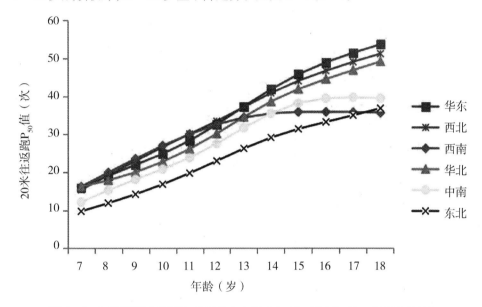

图 1－3　不同地区和不同年龄汉族儿童青少年 20mSRTP_{50}值－男（LMS 法）

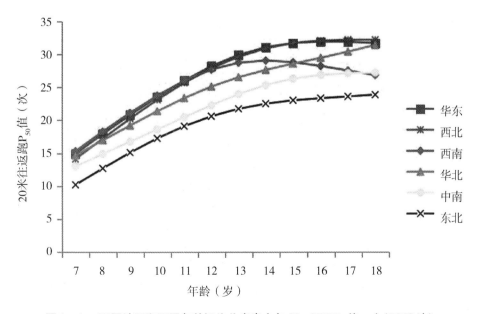

图 1－4　不同地区和不同年龄汉族儿童青少年 20mSRTP_{50}值－女（LMS 法）

如表 1-9 所示,不同地区儿童青少年 20mSRT 成绩总体上差异有统计学意义 ($P < 0.01$)。进一步按性别分层,无论男女,华东、西北和华北地区 20mSRT 成绩均高于中南、东北地区(P 值均 < 0.01)。

表 1-9　中国汉族儿童青少年不同地区间 20mSRT 差异比较(单位,次)

地区	N	男生	N	女生
西南	1440	31.70 ± 15.00^{c}	1440	26.12 ± 10.46^{cd}
西北	1440	36.22 ± 19.58^{acde}	1440	28.23 ± 13.06^{acde}
东北	1440	25.70 ± 15.44	1440	20.56 ± 9.28
中南	1440	30.94 ± 18.48^{c}	1440	23.66 ± 11.68^{c}
华北	1440	34.07 ± 18.39^{acd}	1440	26.45 ± 13.40^{cd}
华东	1440	36.80 ± 19.86^{acde}	1440	28.36 ± 12.97^{acde}
F 值		75.619		90.826
P 值		0.000		0.000

注:"a"与西南相比、"b"与西北相比、"c"与东北相比、"d"与中南相比、"e"与华北相比、"f"与华东相比,"a~f"$P < 0.01$。

三、讨论

本研究结果显示,我国汉族儿童青少年 20mSRT 成绩的男女差距从 11~12 岁开始逐渐增大,主要原因可能是进入青春期后女生随着性发育的成熟,中等到大强度体力活动时间较男生少,而中等到大强度的体力活动时间减少与心肺耐力的下降密切相关。国内外均有研究表明,儿童青少年中等到大强度体力活动时间在青春期降幅最大,且女生下降幅度明显大于男生。另外,男、女生在低强度体力活动时间上差异较小,性别差异的主要原因可能在于女生高强度体力活动时间少于男生。本研究显示,男、女生 VO_{2max} 的差距也从 11~12 岁开始逐渐增大,可能是进入青春期后女生身体成分的突然变化,尤其是体脂百分比的升高所致。青春期女生体脂含量、体脂率、体质量指数均有随年龄增长和青春期进程而增高的趋势,并且女生 BMI 受体脂百分比影响更大。因此,在青春期早期对儿童青少年体力活动进行干预是十分必要的,在保证学校体育教学和日常体力活动的基础上,适当提高体力活动强度,以防止或延迟心肺耐力的下降。

本研究显示,华东和华北等经济发达地区儿童青少年 20mSRT 成绩较好。改革开放以来,随着沿海倾斜战略的实施,经济发展的地区优势得到充分发挥,东部沿海地区经济得到快速发展,区域间的绝对差异迅速扩大。经济的快速发展为儿童青少年提供了良好的生活条件、完善的医疗保障和丰富的体育资源,对提高儿童青少年参加体育锻炼积极性、增加体力活动时间、增强心肺耐力有一定的推动作用。因此,经济上的地区差异可能是影响儿童青少年 20mSRT 成绩的重要因素。西南地区儿童青少年 20mSRT 成绩从 12～13 岁开始呈下降趋势,可能也与经济上的地区差异有关。2014 年《中国学生体质与健康调研报告》指出,西南地区 7～12 岁(青春期前)儿童青少年 BMI 略低于全国平均水平,但在 13～18 岁(青春期)时出现大幅下降,远低于全国平均水平。

Alasiri 等研究指出,在青春期前,随着 BMI 的升高,VO_{2max} 下降幅度越来越大,即 BMI 较低时,VO_{2max} 水平较高;在青春期时,BMI 过高或过低均会导致 VO_{2max} 水平较低。董彦会等研究指出,西南地区儿童青少年 BMI 水平较低的主要原因可能是经济欠发达,儿童青少年营养不良检出率较高。此外,海拔高度可能也是影响西南地区儿童青少年 20mSRT 成绩的另一重要因素。贵州省西部、云南省北部和四川省西北部位于云贵高原和青藏高原,大部分地区海拔高度在 2000m 以上,空气中含氧量较平原地区低。青春期正是心肺耐力快速发展的时期,该时期的低氧环境会对儿童青少年的心肺发育造成不利影响,可能会导致心脏形态改变以及呼吸和循环系统发生病理性症状。

Greksa 等研究指出,在青春期前高海拔低氧环境对儿童青少年 VO_{2max} 的影响不大,但在青春期高海拔地区儿童青少年的 VO_{2max} 明显低于低海拔地区。本研究显示,夏冬季节气温极端的中南和东北地区儿童青少年 20mSRT 成绩较差。Olds 等研究发现,年平均气温与 20mSRT 成绩呈负相关,炎热的环境会对 20mSRT 造成不利影响。在炎热气候下 VO_{2max} 并不下降,但在 VO_{2max} 水平上运动的最大持续时间缩短。有研究表明,在寒冷天气中,肌肉机械效率的降低和血管收缩导致的氧气供应减少会影响运动表现。因此,中南地区夏季的酷热和东北地区冬季的寒冷在一定程度上影响了儿童青少年的 20mSRT 成绩,更深层次的原因可能是极端气温阻碍了儿童青少年进行户外体育活动,减少了体力活动时间。

参考文献

[1]LEE D C,ARTERO E G,SUI X,et al. Mortality trends in the general population:the importance of cardiorespiratory fitness[J]. J Psychopharmacol,2010,24(4 Suppl):27 – 35.

[2]MELO X,SANTA H,ALMEIDA J P,et al. Comparing several equations that predict peak VO2 using the 20 – m multistage – shuttle run – test in 8 – 10 – year – old children[J]. Eur J Appl Physiol,2011,111(5):839 – 849.

[3]SILVA G,AIRES L,MOTA J,et al. Normative and criterion – related standards for shuttle

run performance in youth[J]. Pediatr Exerc Sci,2012,24(2):157 – 169.

[4]陈嵘,王健,杨红春. 四种运动负荷试验评价运动心肺功能比较研究[J]. 中国运动医学杂志,2014,33(9):917 – 920.

[5]COOLEY D,MCNAUGHTON L. Aerobic fitness of Tasmanian secondary school children using the 20 – m shuttle run test[J]. Percept Motor Skill,1999,88(1):188 – 198.

[6]TOMKINSON G R,LANG J J,TREMBLAY M S,et al. International normative 20-m shuttle run values from 1142026 children and youth representing 50 countries[J]. Brit J Sport Med,2016,50(1):1 – 14.

[7]孙乡,戴剑松. 学生体质与心理健康的关系研究[J]. 中国体育科技,2007,43(6):95 – 98.

[8]孙立海. 大学生心理健康水平与其体质状况的相关性研究[J]. 中国体育科技,2007,43(5):80 – 82.

[9]SIGFUSDOTTIR I D,ASGEIRSDOTTIR B B,SIGURDSSON F,et al. Physical activity buffers the effects of family conflict on depressed mood:a study on adolescent girls and boys[J]. J Adoles,2011,34(5):895 – 902.

[10]SHOMAKER L B,TANOFSKYKRAFF M,ZOCCA J M,et al. Depressive symptoms and cardiorespiratory fitness in obese adolescents[J]. J Adolesc Health,2012,50(2):87 – 92.

[11]齐秀玉,陶芳标,胡传来,等. 中国青少年亚健康多维问卷编制[J]. 中国公共卫生,2008,24(9):1025 – 1028.

[12]王亚,王宏,李建桥,等. 重庆库区县不同监护类型中学生亚健康状态调查研究[J]. 中国全科医学,2017,20(1):104 – 108.

[13]管佩钰,王宏,郭靖,等. 重庆市中学生心理亚健康状态与社会支持的相关性研究[J]. 现代预防医学,2016,43(2):14 – 21.

[14]MENDLE J,HARDEN K P,BROOKSGUNN J,et al. Development's tortoise and hare:pubertal timing,pubertal tempo,and depressive symptoms in boys and girls[J]. Dev Psychol,2010,46(5):1341 – 1353.

[15]WESTLING E,ANDREWS J A,PETERSON M. Gender differences in pubertal timing,social competence,and cigarette use:a test of the early maturation hypothesis[J]. J Adoles Health,2012,51(2):150 – 155.

[16]KALTIALA – HEINO R,MARTTUNEN M,RANTANEN P,et al. Early puberty is associated with mental health problems in middle adolescent[J]. Soc Sci Med,2003,57(6):1055 – 1064.

[17]张向葵,曲薇. 小学生升学准备不足:现状调查及原因分析[J]. 东北师范大学学报(哲学版),2010(2):141 – 146.

[18]彭子文,麦锦城,何燕嫦,等. 广州市中学生亚健康状况及其影响因素分析[J]. 中国学校卫生,2010,31(5):526 – 528.

[19]梅松丽,李晶华,冯晓黎,等. 长春市初中生心理亚健康状况调查及其影响因素分析[J]. 卫生研究,2007,36(2):215 – 216.

[20]HAUGLAND S,WOLD B,TORSHEIM T. Relieving the pressure? The role of physical activity in the relationship between school – related stress and adolescent health complaints[J]. Res Q Exerc Sport,2003,74(2):127 – 135.

[21]RUGGEROC J,PETRIE T,SHEINBEINS,et al. Cardiorespiratory fitness may help in protecting against depression among middle school adolescents[J]. J Adoles Health,2015,57(1):60 – 65.

[22]龚定宏. 上海市某社区中小学学生心理健康状况[J]. 中国健康心理学杂志,2014,24(8):1248 – 1252.

[23]OLDS T,TOMKINSON G R,LEGER L,et al. Worldwide variation in the performance of children and adolescents:an analysis of 109 studies of the 20 – m shuttle run test in 37 countries[J]. J Sports Sci,2006,24(10):1025 – 1038.

[24]邹志春,陈佩杰,庄洁. 上海城区 7 ~ 17 岁学生 20 米往返跑成绩和最后跑速变化分析[J]. 中国运动医学杂志,2011,30(1):11 – 15.

[25]TAKAHASHI Y,KUMAKURA N,MATSUZAKA A,et al. Validity of the multistage 20-m shuttle-run test for Japanese children,adolescents,and adults[J]. Pediatr Exerc Sci,2004,16(2):113 – 125.

[26]CRAIG C L,SHIELDS M,LEBLANC A G,et al. Trends in aerobic fitness among Canadians,1981 to 2007—2009[J]. Appl Physiol,2012,37(3):511.

[27]WELK G J,SAINT P F,LAURSON K,et al. Field evaluation of the new FITNESSGRAM criterion – referenced standards[J]. Am J Prev Med,2011,41(4 Suppl 2):S131.

[28]马冠生,刘爱玲,李艳平,等. 北京市城区四 ~ 六年级小学生体力活动现状[J]. 中国学校卫生,2003,24(4):307 – 309.

[29]TROIANO R P,BERRIGAN D,DODD K W,et al. Physical activity in the United States measured by accelerometer[J]. Med Sci Sport Exer,2008,40(6):1188 – 1189.

[30]TROST S G,PATE R R,SALLIS J F,et al. Age and gender differences in objectively measured physical activity in youth[J]. Med Sci Sport Exer,2002,34(2):350 – 355.

[31]李红娟,季成叶,杨业鹏,等. 体脂及瘦素对女性青春期性发育调控的双生子研究[J]. 中国学校卫生,2005,26(1):1 – 2.

[32]王晓燕,张倩,杜维婧,等. 青春期学生体重指数与体脂百分比比较[J]. 实用预防医学,2006,13(3):628 – 629.

[33]孙亚男,刘华军,崔蓉. 中国地区经济差距的来源及其空间相关性影响:区域协调发展视角[J]. 广东财经大学学报,2016,31(2):4 – 15.

[34]焦亮亮,张玉超,赵春晓. 大学生体质健康相关因素及干预对策研究[J]. 辽宁体育科技,2016,38(3):51 – 58.

[35]中国学生体质与健康研究组.2014 年中国学生体质与健康调研报告[M].北京:高等教育出版社,2016,443 – 458.

[36]张继国,王惠君,王志宏,等.中国 6 ~ 17 岁儿童青少年 15 年体质指数分布的变化[J].卫生研究,2008,37(6):728 – 732.

[37]ALASIRI Z A,SHAHEEN A A M. Body mass index and health related physical fitness in Saudi girls and adolescents aged 8 – 15 years[J]. Open J Ther Reha,2015,3(4):116 – 125.

[38]董彦会,王政和,杨招庚,等.2005 年至 2014 年中国 7 ~ 18 岁儿童青少年营养不良流行现状及趋势变化分析[J].北京大学学报医学版,2017,49(3):424 –432.

[39]USAJ A,BURNIK S. The influence of high – altitude acclimatization on ventilatory and blood oxygen saturation responses during normoxic and hypoxic testing[J]. J Hum Kinet,2016,50(1):125 – 133.

[40]ERZURUM S C,GHOSH S,JANOCHA A J,et al. Higher blood flow and circulating NO products offset high – altitude hypoxia among Tibetans[J]. P Natl Acad Sci USA,2007,104(45):93 – 98.

[41]GREKSA L P,HAAS J D. Physical growth and maximal work capacity in preadolescent boys at high – altitude[J]. Hum Biol,1982,54(4):677 – 695.

[42]GREKSA L P. Developmental responses to high – altitude hypoxia in Bolivian children of European ancestry:a test of the developmental adaptation hypothesis [J]. Am J Hum Biol,1990,2(6):603 – 612.

[43]UENO T,TAKEMURA Y,SHIJIMAYA K,et al. Effects of high environmental temperature and exercise on cardiorespiratory function and metabolic responses in steers[J]. Jarq,2015,35(2):137 – 144.

[44]KAMBAYASHI I,MORITA N,OKUDA T,et al. Physical fitness and athletic ability before and after snowfall and cold winter months in elementary school children in Hokkaido[J]. J Hokkaid Univ Educ,2013,64(1):137 – 147.

第二章

健康体能指标测评方法研究

第一节　儿童青少年心肺耐力评价研究进展

20m 往返跑测试(20meter shuttle run test,20mSRT)由 Léger 等于 1984 年首次提出,目前世界 50 多个国家均采用该项目测评儿童青少年的心肺耐力。心肺耐力以最大摄氧量作为重要评价指标,可靠性等已得到国内外研究的证实。VO_{2max} 的测量方法包括直接测量法和间接测量法。直接测量法以跑台实验等为代表,但该类测试因对测试仪器、测试者等要求较高,因此没有得到广泛推广。20 世纪 50 年代以来,采用间接测试法评价 VO_{2max} 水平的研究逐渐增多,主要以 20mSRT、库珀 12min 跑为代表,这类测试因对仪器和测试者要求较低,在世界各国得到广泛应用。我国采用 20mSRT 对儿童青少年进行心肺耐力的测评还处于小样本的区域研究阶段,需要从实际出发,考虑地域以及民族等特点进行大样本的相关研究和调查。本研究旨在通过对 20mSRT 的综述分析,提高对该测评方法的认识与理解,从而为将来制定我国儿童青少年心肺耐力测评方法和评价标准提供参考。

一、20mSRT 方法和推算 VO_{2max} 方程

（一）测试方法

通过 20mSRT 测评儿童青少年 VO_{2max} 水平的方法主要有 3 种,分别是加拿大的 Léger(1988)、美国的 Cooper 等和 Riddoch 所制定的 20mSRT。其中以美国 Cooper 实验室研制的测试方法为代表在世界各国广泛使用,该测试已纳入美国青少年体质测试系统(FITNESSGRAM)、欧洲体育发展委员会(EUROFIT)、英国国家健康指导委员会、澳大利亚健康教育委员会等用于测评儿童青少年的心肺耐力水平。

Cooper 的测试方法为测试者在 20m 距离的 2 条线间往返跑动,每完成 1 次 20m 记为 1 个 lap(次),跑动的速度受音乐控制,开始最初速度为 8.0km/h,第 2 分钟速度为 9.0km/h,随后每分钟加快 1 个速度等级,即每次增加 0.5km/h。测试者尽最大努力完成跑速级别,当连续 2 次不能跟随节奏达到 20m 端线时即测试结束,记录最后一个阶段的跑速,得到最大有氧速度(maximal aerobic speed,MAS)。完整的 20mSRT 由 21 个等级 247 个 laps 组成,最大有氧跑速为 18.5km/h。Riddoch 等测试方法与 Cooper 不同在于测试开始的速度为 8.5km/h,随后每分钟加快 1 个速度等级。Riddoch 等测试方法与 Cooper 不同在于第 2 分钟开始增加 0.5km/h,其他要求一致。3 种不同的测试方法所采用的音乐也存在差异,Léger 团队和 Riddoch 团队的测试音乐每分钟均对测试者进行提示,而 Cooper 测试法在开始和每个等级都会对测试者提示。

不同国家根据本国儿童青少年的特点选择不同的 20mSRT 测试方法,目的均为最大限度地真实反映儿童青少年的 VO_{2max} 水平,3 种测试方法没有优劣之分。20mSRT 后得到了 laps 数,如进一步进行 VO_{2max} 水平评价,还需通过推算方程计算测试者的 VO_{2max} 水平。

(二) VO_{2max} 推算方程

不同学者因测试人群的年龄、性别、地域和测试方法不同,制定的 VO_{2max} 推算方程也各不相同。Léger 等制定的方程主要推算 8~19 岁儿童青少年的 VO_{2max} 水平,具体方程为:

$$VO_{2max} = 31.025 + 3.238 \times S - 3.248 \times 年龄 + 0.1536 \times S \times 年龄$$

S 表示测试者最后的最大速度,S = 8 + 0.5 × 测试者达到的最高级别。Fernhall 等于 1998 年对 8~15 岁美国儿童青少年测试后研制了 VO_{2max} 水平方程,具体为:

$$VO_{2max} = 0.35 \times S - 0.59 \times BMI - 4.5 \times 性别(男 = 1,女 = 2) + 50.8$$

Barnett 等于 1993 年对中国香港学生测试后根据不同变量研制了 2 个适合 12~17 岁儿童青少年 VO_{2max} 水平方程,具体为:

(A 方程)$VO_{2max} = 25.8 - 6.6 \times 性别(男 = 0,女 = 1) - 0.2 \times 体重(kg) + 3.2 \times S$

(B 方程)$VO_{2max} = 24.2 - 5.0 \times 性别 - 0.8 \times 年龄 + 3.4 \times S$

Matsuzaka 等 2004 年根据日本 8~17 岁儿童青少年测试结果研制了 VO_{2max} 水平方程,具体为:

$$VO_{2max} = 25.9 - 2.21 \times 性别(男 = 0,女 = 1) - 0.449 \times 年龄 - 0.831 \times BMI + 4.12 \times S$$

Takahashi 等对日本儿童青少年也进行 VO_2max 水平方程的研制,具体为:

$$VO_2max = 61.1 - 2.20 × 性别 - 0.462 × 年龄 - 0.862 × BMI + 0.192 × S$$

我国采用 20mSRT 推算 VO_2max 水平方程较少。叶心明等对 13~15 岁中国儿童青少年进行 20mSRT 后研制了 VO_2max 水平方程,具体为:

$$VO_2max = 115.54356 - (1.93803 × 年龄) - (7.13359 × 性别) - (1.86024 × BMI) + (0.065772 × N)$$

性别中,男生 =0,女生 =1;N 为 20mSRT 次数。

不同方程推算出的 VO_2max 水平与真实值存在一定差异。Xavier 等对美国 90 名 8~10 岁儿童青少年进行 20mSRT,通过 4 个方程推算 VO_2max,结果显示,4 个方程均不能准确预测美国 8~10 岁儿童青少年 VO_2max 水平,相对来说 Fernhall 和 Matsuzaka 团队的方程最为接近测试者真实值,但依然存在不准确性。瑞典学者 Jonatan 等通过 20mSRT 验证了 Léger,Barnett 和 Matsuzaka 等 3 个团队推算方程的有效性,结果显示,Barnett 等研制的 VO_2max 水平推算方程最接近测试者真实水平,Léger 和 Matsuzaka 团队的推算结果均不理想。今后应进一步探讨地理位置、人口统计学、测试方法等因素对 VO_2max 的影响,以制定适合我国不同地域、年龄、性别儿童青少年 VO_2max 水平的推算方程。

二、不同国家 20mSRT 实施状况

叶心明等采用 3 种方法评价 VO_2max 水平,结果表明男女生 1000(800)m 跑与跑台成绩相关性低于 20mSRT 与跑台成绩的相关性,表明 20mSRT 更适合评价儿童青少年心肺耐力。邹志春等采用 20mSRT 肥胖、超重和正常儿童青少年,结果显示,男生成绩高于女生,体重与成绩呈反比,20mSRT 对心肺耐力水平有较好的区分度,可以作为评价心肺耐力的有效指标。蔡秋等采用 20mSRT 对体育与非体育专业大学生进行 VO_2max 测试,结果显示,20mSRT 对锻炼者和非锻炼者 VO_2max 测试是可行和可靠的,且更适合非锻炼者采用。因为 20mSRT 是跟随音乐节奏进行测试,营造了轻松的氛围,当 2 次跟不上音乐节奏时就自动结束测试,而 1000/800m 跑等项目则必须跑完相应的距离才有成绩,测试成绩不能真实反映 VO_2max 水平,存在一定弊端。20mSRT 测试研究已有几十年历史。Wilkinson 等研究显示,有 50 多个国家均采用 20mSRT 衡量儿童青少年心肺耐力水平,20mSRT 与 VO_2max 水平之间存在高度相关性($r = 0.91, P < 0.05$)。美国学者 Mahar 等研究结果表明,20mSRT 结果与研究模型测试结果存在高度相关性,相关系数为 0.75。美国将 20mSRT 作为评价有氧耐力的选测项目向儿童青少年推荐。Roberts 等对英国 11404 名 9~10 岁、3911 名 11~12 岁青少年进行了 20mSRT,结果显示,2 个年

龄段 20mSRT 成绩存在统计学意义,说明 20mSRT 可以有效区分不同年龄段儿童青少年的心肺耐力水平。Boddy 等对英国 27942 名 9~11 岁儿童青少年的心肺耐力进行了追踪研究,结果显示,20mSRT 成绩呈下降趋势,其中每年男生下降 1.34 百分点,女生下降 2.29 百分点,并建议儿童青少年提高参加体育锻炼的强度,增强心肺耐力水平。加拿大学者 Léger 等研究表明,测试结果接近心肺功能实验设备测试,具有较高的可靠性和有效性,并且测试简单方便。有研究表明,20mSRT 可以有效预测儿童青少年的 VO_{2max} 水平,相关性较高。Katharine 等研究显示,加拿大儿童青少年 2004 年 VO_{2max} 水平低于 1981 年,呈现下降趋势,其中男生下降 13.7 百分点,女生下降 8.5 百分点,呼吁有关部门应引起重视。Lang 等系统回顾了 1980—2016 年 32 个国家 5~17 岁儿童青少年 20mSRT 文献资料,结果表明,测试成绩与儿童青少年的心肺耐力、生活质量、心理健康、运动技能等存在密切联系。澳大利亚学者 Tomkinson 等分析了 11 个国家近 13 万儿童青少年 20mSRT 成绩,结果显示,成绩呈逐年下降趋势。澳大利亚学者 Cooley 等对塔斯马尼亚中学 6061 名 11~16 岁青少年进行了 20mSRT 测试,结果显示,儿童青少年心肺耐力水平低于同年龄段国外水平,呼吁学校、家长和社会应关注该群体的心肺耐力发展。

国外还有许多国家学者对儿童青少年 20mSRT 进行了研究。如日本在新体力测定指标中将 20mSRT 作为耐力测量的选测项目之一,测试年龄为 6~64 岁年龄段的人群,同时新体力测试标准不再使用台阶实验测试,原因是因为日本学生身高和腿长不断上升,使用同一高度台阶测试成绩很难有效反映耐力水平。西班牙学者 Ortega 等研究也表明,20mSRT 衡量儿童青少年心肺耐力水平具有较高的可靠性和有效性。葡萄牙学者 Gustavo 等调查结果显示,20mSRT 成绩能够作为身体健康评估的有效指标来预测儿童青少年患肥胖和代谢综合征的风险。巴西学者 Batista 等研究显示,20mSRT 成绩与直接仪器测量的 VO_{2max} 水平较为接近,可以作为间接评估儿童青少年 VO_{2max} 水平的重要指标。智利学者 Garber 等研究显示,26% 的男生和 55% 的女生存在心肺耐力不健康问题,比例均高于世界平均水平。国外还有许多学者采用 20mSRT 来测试儿童青少年的心肺耐力水平,并得到了较好效果。

综合以上研究可以看出,国外对 20mSRT 的研究主要集中在两个方面:一方面是通过采用 20mSRT 成绩来间接反映儿童青少年的心肺耐力,并进行不同阶段横向与纵向的成绩比较,以了解儿童青少年心肺耐力水平的长期变化趋势和不同人口学分类之间的差异;另一方面是通过 20mSRT 了解与儿童青少年直接进行 VO_{2max} 测试之间的差异与相关性,以验证 20mSRT 用于评价儿童青少年心肺耐力水平的有效性和可靠性。国外学者除了对以上两个方面进行了重点研究外,还有学者对 20mSRT 成绩进行了标准化研究,以更好的评价儿童青少年的心肺耐力水平。

三、20mSRT 成绩标准化研究

为有效评价和促进儿童青少年心肺耐力水平,各国学者根据不同地区测试结果制定了本地区、国家乃至世界范围的 20mSRT 成绩标准。美国 FITNESSGRAM 是 1982 年由 Cooper 实验室研制的一套用于评价儿童青少年体质健康水平的测评系统,目前在美国及 14 个国家和地区使用,得到了广泛认可。该测评系统对 20mSRT 进行了标准划分,当测试者达到这一测评标准时即判定心肺耐力处于健康水平,未达到这一标准即表明测试者心肺耐力处于不健康水平,需要加强锻炼予以提高。美国学者 Tomkinson 等对 1981—2015 年 50 个国家 177 项关于 20mSRT 研究进行了整理,分别制定了以测试者最后最大速度、完成 laps 数、VO_{2max} 等为单位的 20mSRT 成绩标准模型,数据结果显示,2/3 男生和 1/2 女生具有良好心肺耐力,同时心肺耐力在 10～17 岁年龄段的男生以 8%、女生以 10% 的速度逐渐递增,男生的成绩和增长速度高于女生。澳大利亚学者 Grant 等对 37 个国家 1981—2003 年的研究进行了分析,制定了各年龄段男、女生 20mSRT 最后阶段最大速度成绩的平均数标准。哥伦比亚学者 Robinson 等对本国 7244 名 9～17 岁儿童青少年进行 20mSRT,制定了本国 20mSRT 百分位数分布。邹志春等对上海市 6 个区的 5019 名 7～17 岁儿童青少年进行了 20mSRT,并建立了上海市儿童青少年 20mSRT 评价标准模型。

不同学者对 20mSRT 成绩标准化所使用的衡量单位不同,是由于 20mSRT 方法和推算 VO_{2max} 方程不同所导致。不同国家衡量标准单位主要集中采用 20mSRT 最后阶段的最大速度(km/h)、20mSRT 总的 laps 数和通过方程推算得出的 VO_{2max} 水平等 3 种评价标准。对不同学者 20mSRT 成绩标准化的对比显示,我国上海 15～17 岁男生和女生 20mSRT 的 laps 第 50 百分位数(P_{50})成绩未达到美国的 FITNESSGRAM 标准和 Tomkinson 等制定的标准,其他年龄段男女生达到美国标准但均低于 Tomkinson 等标准,表明我国上海儿童青少年心肺耐力水平低于世界 50 个国家的平均水平。与哥伦比亚的第 50 百分位数(P_{50})laps 成绩相比,上海儿童青少年男生 9～14 岁和女生 9～17 岁成绩均较高。见表 2-1。

表 2 - 1　不同性别年龄组儿童青少年 20mSRT 成绩在世界和
不同国家及地区分布(laps)

性别/年龄（岁）		世界（Tomkinson 等）			美国（FITNESS GRAM）	哥伦比亚（Robinson 等）			上海（邹志春等）		
		P_{10}	P_{50}	P_{90}	—	P_{10}	P_{50}	P_{90}	P_{10}	P_{50}	P_{90}
男生	7	—	—	—	—	—	—	—	9	14	23
	8	—	—	—	—	—	—	—	10	15	25
	9	14	32	52	—	8	16	36	12	19	31
	10	14	33	55	23 - 61	9	22	42	13	24	34
	11	15	36	60	23 - 72	10	23.5	47	14	25	42
	12	16	39	67	32 - 72	12	27	50	19	34	52
	13	18	44	75	41 - 83	14	34	59	21	40	60
	14	20	48	81	41 - 83	18.5	40	66	26	44	65
	15	22	52	86	51 - 94	22	48	71	24	47	65
	16	23	54	91	61 - 94	25.1	52	78	33	50	73
	17	25	57	95	61 - 106	27	54	80.2	37	52	74
女生	7	—	—	—	—	—	—	—	9	12	19
	8	—	—	—	—	—	—	—	10	14	22
	9	12	26	42	—	8	14	27	12	19	35
	10	11	27	44	7 - 41	9	16	32	14	24	36
	11	11	28	46	15 - 41	10	18	33	15	23	32
	12	10	28	48	15 - 41	10.5	20	35	17	26	44
	13	10	29	50	23 - 51	11	21	41	19	33	48
	14	10	29	50	23 - 51	12	23	41	20	32	49
	15	10	30	51	32 - 51	12	22	40	18	29	44
	16	10	30	52	32 - 61	13.4	25	43	18	28	40
	17	11	30	53	41 - 61	14	25	47	17	27	40

四、对我国的启示及未来发展趋势

伴随着静态生活方式的增多,超重肥胖率快速增加,我国儿童青少年心肺耐力水平在最近几十年下降比较明显。直至近年,儿童青少年心肺耐力水平才开始呈现稳中向好的趋势,不过仍然处于较低水平。作为体质健康的核心要素,心肺耐力的改善对于提升儿童青少年总体体质健康水平具有重要意义。然而,心肺耐力水平的提高并非一蹴而就,需要从不同领域、视角和层面协调一致。针对我国儿童青少年心肺耐力存在的问题,采取切实可行的措施,进而推动和改善心肺耐力水平,其中心肺耐力测试方法作为了解和认识儿童青少年心肺耐力水平的基础和前提,应该引起高度重视。

在我国学生体质健康标准测试中,采用1000(800)m进行儿童青少年心肺耐力测试,但是无论在理论层面还是在现实层面,1000(800)m测试均存在一定不足。在理论层面,1000(800)m项目测试与VO_{2max}水平相关性较低,并不能准确反映儿童青少年的心肺耐力水平。相比1000(800)m,20mSRT则可以有效规避1000(800)m测试的不足和风险:(1)诸多研究已经证实,20mSRT与心肺耐力的相关性较1000(800)m高;(2)20mSRT在实际测试中的趣味性与安全性,相比诸多心肺耐力水平测试方法更好,而且较为容易大规模推广。

另外,在当今全球化背景下,儿童青少年的体质健康状况是体现国家国际竞争力重要指标之一,不能仅关注我国儿童青少年心肺耐力水平的发展,而应该着眼于与世界其他国家儿童青少年进行比较。目前,国外大部分国家均把20mSRT作为测试儿童青少年心肺耐力水平的重要选项,在长期的测评中制定了较为客观的20mSRT评价标准。因此,可以通过对我国儿童青少年与国外儿童青少年20mSRT进行比较,从而更加深入了解我国儿童青少年心肺耐力水平在世界范围内的真实状况,也能够借鉴、吸收发达国家的先进经验,从而改善我国儿童青少年心肺耐力水平。

参考文献

[1]LEGER L,LAMBERT J,GOULET A,et al. Aerobic capacity of 6 to 17-year-old quebecois-20 metre shuttle run test with 1 minute stages[J]. Can J Appl Sport Sci,1984,9(2):64 – 69.

[2]TOMKINSON G R,LANG J J,TREMBLAY M S,et al. International normative 20 m shuttle run values from 1 142 026 children and youth representing 50 countries[J]. Br J Sports Med,2016,10(5):1 – 14.

[3]LEE D C,ARTERO E G,SUI X,et al. Mortality trends in the general population:the importance of cardiorespiratory fitness[J]. J Psychopharmacol,2010,24(4):27 – 35.

[4]叶心明,尹小俭,季浏,等. 青少年心肺耐力测试方法的研究[J]. 成都体育学院学报,2014,40(12):73 – 78.

[5]MCGOWAN J,SAMPSON M,LEFEBVRE C. An evidence based checklist for the peer review of electronic search strategies[J]. Evid Based Libr Inf Pract,2010,5(1):149 – 154.

[6]CAMILO J R,TRENT P,SHELLY S B,et al. Cardiorespiratory fitness may help in protecting against depression among middle school adolescents[J]. J Adoles Health,2015,57(1):

60 – 65.

[7]黎敏. 恒定负荷方式测定最大摄氧量的可行性研究[D]. 武汉:武汉体育学院,2009.

[8]BLAIR S N,NI CHAMAN M Z. The public health problem of increasing prevalence rates of obesity and what should be done about it[J]. Mayo Clin Proc,2002,77(2):109 – 113.

[9]JOHN C. Comparison of VO_{2max} obtained from 20m shuttle run and cycle ergometer in children with and without developmental coordination disorder [J]. Res Disabil, 2010, 31 (6): 1332 – 1339.

[10]ABDOSSALEH Z,AMIN S M. Assessment of the validity of mcardle step test for estimation oxygen uptake[J]. Int J Basic Sci,2013,2(5):435 – 38.

[11]汪纹闻. 大学生 20 米往返跑有氧运动干预的实验分析:以上海交通大学学生 20 米测试为例[D]. 上海:上海交通大学,2014.

[12]KIELING C,BAKER H,BELFER M,et al. Child and adolescent mental health worldwide:evidence for action[J]. Lancet,2011,378(98):1515 – 1525.

[13]日本文部科学省. 新体力测定项目[EB/OL]. [2013 – 04 – 01]. http:/ / www. mext. go jp/a menu/sports/stamina/OS030101/002.

[14]LANG J J,TREMBLAY M S,LÉGER L,et al. International variability in 20 m shuttle run performance in children and youth:who are the fittest from a 50 – country comparison? A systematic literature review with pooling of aggregate results[J]. Br J Sports Med,2016,10(9):1 – 12.

[15]SANTO A S,GOLDING L A. Predicting maximum oxygen uptake from a modified 3 – minute step test[J]. Res Q Exe Sport,2003,74(1):110 – 115.

[16]LÉGER L A,MERCIER D,GADOURY C,et al. The multistage 20 metre shuttle run test for aerobic fitness[J]. J Sports Sci,1988,6(2):93 – 101.

[17]ANDERSSEN S A,COOPER A R,RIDDOCH C,et al. Low cardiorespiratory fitness is a strong predictor for clustering of cardiovascular disease risk factors in children independent of country age and sex[J]. Eur J Cardiovasc Prev Rehabil,2007,14(4):526 – 531.

[18]RIDDOCH C. The fitnessphysical activityattitudes and lifestyles of Northern Ireland postprimary schoolchild ren[J]. North Ire Health FitSur,1989,23(2):11.

[19]FERNHALL B,PITETTI K H,VUKOVICH M D,et al. Validation of cardiovascular fitness field tests in children with mental retardation [J]. Am J Ment Retard, 1998, 102 (3): 602 – 612.

[20]BARNETT A,CHAN L Y,BRRUCE I C. A preliminary study of the 20-m multistage shuttle run as a predictor of peak VO_2 in Hong Kong Chinese students[J]. Ped Exerc Sci,1993,5(9):42 – 50.

[21]MATSUZAKA,TAKAHASHI,YAMAZOE,et al. Validity of the multistage 20-m shuttle run test for Japanese children adolescents and adults [J]. Pediatr Exerc Sci, 2004, 23 (16):

113 – 125.

［22］TAKAHASHI Y, KUMAKURA N, MATSUZAKA A, et al. Validity of the multistage 20 – m shuttle run test for Japanese children, adolescents, and adults［J］. Pediatr Exerc Sci, 2004, 16 (2):113 – 125.

［23］XAVIER M, HELENA S C, JOSÉ P A. Comparing several equations that predict peak VO$_2$ using the 20 – m multistage – shuttle run – test in 8 – 10 year – old children［J］. Eur J Appl Physiol, 2011, 111(3):839 – 849.

［24］JONATAN R, GUSTAVO S. Criterion – related validity of the 20 – m shuttle run test in youths aged 13 – 19 years［J］. Art J Sports Sci, 2009, 27(9):899 – 906.

［25］LÉGER L A, LAMBERT J. A maximal multistage 20m shuttle run test to predict VO$_{2max}$［J］. Eur J Appl Physiol, 1982, 49(1):1 – 12.

［26］邹志春,陈佩杰,庄洁. 上海城区 7～17 岁学生 20 米往返跑成绩和最后跑速变化分析［J］. 中国运动医学杂志, 2011, 30(1):11 – 16.

［27］蔡秋,王步标,龚正伟.12 分钟跑与 20 米往返跑预测最大吸氧量的比较研究［J］. 体育学刊, 1997, 37(2):37 – 40.

［28］BASSET, HOWLEY. Maximal oxygen uptake classical versus contemporary viewpoints［J］. Med Sci Sports Exe, 1997, 29(5):591 – 603.

［29］BUSTINDUY A L, FIUTEM J J. Measuring fitness of Kenyan children with polyparasitic infections using the 20 – meter shuttle run test as a morbidity metric［J］. PLoS Negl Trop Dis, 2011, 5(7):1213.

［30］RAMIREZVÉLEZ R, PALACIOSLOPEZ A, HUMBERTO P D, et al. Normative reference values for the 20 m shuttle – run test in a population – based sample of school – aged youth in bogota colombia:the FUPRECOL study［J］. Am J Hum Biol, 2016, 23(6):1 – 14.

［31］REED K E, WARBURTON D E R, WHITNEU C L. Secular changes in shuttle run performance:a 23 year retrospective comparison of 9 to 11 year old children［J］. Pediatr Exerc Sci, 2006, 18(3):364 – 373.

［32］MELO X, SANTA-CLARA H, ALMEIDA J P, et al. Comparing several equations that predict peak VO$_2$ using the 20-m multistage-shuttle run-test in 8 – 10 – year-old children［J］. Eur J Appl Physiol, 2011, 111(5):839.

［33］WILKINSON D M, FALLOWFIELD J L, MYERS S D. A modified incremental shuttle run test for the determination of peak shuttle running speed and the prediction of maximal oxygen uptake［J］. J Sports Sci, 1999, 17(5):413 – 419.

［34］MAHAR M T, GUERIERI A, HANNA M S, et al. Estimation of aerobic fitness from 20 – m multistage shuttle run test performance［J］. Am J Prev Med, 2011, 41(4):117 – 123.

［35］WELK G J, LAURSON K R. Field evaluation of the new FITNESS – GRAM criterion referenced standards［J］. Am J Prev Med, 2011, 41(4):131.

[36] ROBERTS S J, BODDY L M, FAIRCLOUGH S J, et al. The influence of relative age effects on the cardiorespiratory fitness levels of children age 9 to 10 and 11 to 12 years of age[J]. Pediatr Exerc Sci, 2012, 24(1):72 – 83.

[37] BODDY L M, FAIRCLOUGH S J, ATKINSON G, et al. Changes in cardiorespiratory fitness in 9 to10. 9 year old children:sportsLinx 1998 – 2010[J]. Med Sci Sports Exerc, 2012, 44 (3):481 – 486.

[38] SAWADA S S, LEE I M, MUTO T, et al. Changes in cardiorespiratory fitness and incidence of diabetes:a prospective study of Japanese men[J]. Diabet Care, 2006, 38(5):94.

[39] MAYORGA V M, AGUILAR S P, VICIANA J. Criterion – related validity of the 20m shuttle run test for estimating cardiorespiratory fitness:a meta – analysis[J]. Sports Sci Med, 2015, 14(3):536 – 547.

[40] KATHARINE E R, DARREN E R, CRYSTAI L. Secular changes in shuttle – run performance:a 23 – year retrospective comparison of 9 to 11year – old children[J]. Pediatr Exerc Sci, 2006, 18(3):364 – 373.

[41] LANG J J, BELANGER K, POITRAS V, etal. Systematic review of the relationship between 20 m shuttle run performance and health indicators among children and youth[J]. J Sci Med Sport, 2017, 23(8):1 – 15.

[42] TOMKINSON G R, LEGER L A, OLDS T S, et al. Secular trends in the performance of children and adolescents(1980 – 2000):an analysis of 55 studies of the 20m shuttle run test in 11 countries[J]. Sports Med, 2003, 33(4):285 – 300.

[43] COOLEY, MCNAUGHTON. Aerobic fitness of Tasmanian secondary school children using the 20 – m shuttle run test[J]. PerceptMot Skills, 1999, 88(1):188 – 198.

[44] TOTSIKAS C, ROHM J, KANTARTZIS K, et al. Cardiorespiratory fitness determines the reduction in blood pressure and insulin resistance during lifestyle intervention[J]. J Hypertens, 2011, 29(6):1220 – 1227.

[45] 柯遵渝. 日本体力测量的改革[J]. 中国体育科技, 2003, 39(2):58 – 60.

[46] ORTEGA F B, ARTERO E G, RUIZ J R, et al. Reliability of health – related physical fitness tests in european adolescents[J]. Int J Obes(Lond), 2008, 32(15):49 – 57.

[47] GUSTAVO S, LUISA A, JORGE M. Normative and criterion – related standards for shuttle run performance in youth[J]. Pediatr Exerci Sci, 2012, 24(2), 157 – 169.

[48] BATISTA. Validity of equations for estimating VO_{2max} from the 20 – m shuttle run test in adolescents aged 11 – 13 years[J]. J Stren Condit Res, 2013, 27(10):2774 – 2781.

[49] GARBER, SAJURIA, LOBELO. Geographical variation in health related physical fitness and body composition among chilean 8th graders:a nationally representative cross – sectional study [J]. PLoS One, 2014, 9(9):1 – 13.

[50] MANIOC Y, KAFATOS A, CODRINGTON C. Gender differences in physical activity and

physical fitness in young children in Crete[J]. J Sports Med Phys Fit,1999,39(1):24 – 30.

[51]MICULIS C P, CAMPOS W, GASPAROTTO G S, et al. Correlation of cardiorespiratory fitness with risk factors for cardiovascular disease in children with type 1 diabetes mellitus[J]. J Diab Comp,2012,26(5):419 – 423.

[52]Cooper Institute. Fitness Gram[EB/OL]. [1982]. http:/ /www. cooperinstitute. org/fitnessgram.

[53]TOMKINSON G R,CAZORLA G E. Worldwide variation in the performance of children and adolescents:an analysis of 109 studies of the 20 – m shuttle run test in 37 countries[J]. J Sports Sci,2006,24(10):1025 – 1038.

[54] GRANT, JUSTIN, MARK, et al. International normative 20 m shuttle run values from 1142026 children and youth representing 50 countries [J]. Br J Sports Med,2016,23(4):1 – 14.

[55]ROBINSON V,PALACIOS – LÓEZ A,HUMBERTO P D. Normative reference values for the 20 m shuttle – run test in a population based sample of school aged youth in bogota,colombia: the FUPRECOL study[J]. Am J Human Biol,2017,29(1):e22902.

[56]邹志春,陈佩杰,庄洁. 上海城区 7 – 17 岁正常、超重和肥胖学生 20 米往返跑成绩比较[J]. 中国运动医学杂志,2012,31(4):295 – 298.

[57]JOHN C. Comparison of VO_{2max}imum obtained from 20m shuttle run and cycle ergometer in children with and without developmental coordination disorder[J]. Res Dev Disabil,2010,31 (6):1332 – 1339.

第二节　儿童青少年心肺耐力测试方法研究

目的:分析和探讨 1000(800)米跑和 20mSRT 对测量青少年心肺耐力的测试效度,为有效地制定评价青少年心肺耐力的测试方法提供参考依据。方法:随机抽取上海市 A 中学 13～15 岁共 61 名(男 29 名,女 32 名)初中学生作为研究对象,运用 ROC 曲线,多重线性回归等方法分析和探讨 1000(800)米跑,20mSRT 和跑台测试法直接测得的 VO_2max 之间的相互关系。结果:(1)1000 米跑,20mSRT 与跑台直接测试法测得的 VO_2max 的相关系数男生分别为 0.440 和 0.468,女生(800 米跑)为 0.513 和 0.765;在测量青少年心肺耐力方面,20mSRT 优于 1000 米(男生)跑和 800 米(女生)跑。(2)以跑台测试所得的 VO_2max 为金标准,男生 1000 米跑,20mSRT 所测得 VO_2max 的 ROC 曲线下面积分别为 0.571 和 0.688,女生 800 米跑,20mSRT 的面积分别为 0.523 和 0.661;(3)VO_2max 与 20mSRT 次数之间的回归方程式：$VO_2 max = 115.54356 - (1.93803 × 年龄) - (7.13359 × 性别) - (1.86024 × BMI) - (0.065772 × N)$（男生为 0，女生为 1，N 为 20mSRT 次数），方程式与 $VO_2 max$ 的相关系数为 0.713。

心肺耐力综合反映儿童青少年摄取、转运和利用循环系统携带氧气的能力以及肌肉等外周组织利用氧的能力，它与心脏泵血功能、肺通气换气功能、血液能力相关，是儿童体质健康各组成部分的核心要素。

心肺耐力的主要指标包括：最大摄氧量（$VO_2 max$）、运动经济性、最大摄氧量的速度、乳酸/换气阈值和摄氧量动力学等。在众多指标中 $VO_2 max$ 是许多研究者用于研究评定心肺耐力的可靠校标。诸多研究表明，我国现行测量儿童青少年心肺耐力的方法，男 1000 米，女 800 米跑和台阶试验在评价儿童青少年心肺耐力（主要为 $VO_2 max$）的准确性方面存在较大的争议。王人卫等的论文中提到 1967 年 Honbonko 研究表明，5000m ~ 10000m 的成绩与 $VO_2 max$ 的相关系数为 0.79 ~ 0.82，而 800m ~ 1500m 项目中相关系数为 0.47 ~ 0.48，100m ~ 400m 的项目中相关系数为 0.05 ~ 0.14。周志雄等对 87 名（男 44，女 43）年龄在 20 岁左右的大学生的调查研究表明，$VO_2 max$ 与台阶试验和 800m、1000m 跑成绩之间无显著相关性。目前加拿大、日本和欧洲的一些国家都采用 20mSRT（20 米往返跑）来评价心肺耐力，且许多研究表明 20mSRT 与 $VO_2 max$ 存在显著的相关性。John 等对 63 名年龄在 12 岁的正常儿童采用功率自行车和 20mSRT 进行 $VO_2 max$ 测试时，发现两者的测量结果具有高度的相关性，女生相关系数为 0.78，男生为 0.73。Matthew 等对 244 名 10 ~ 16 岁的儿童青少年的调查（174 名的学生参与 20mSRT 测试，70 名的学生进行 20mSRT 及 1 公里跑测试）结果发现两者具有高度的相关性，相关系数为 0.75，该研究指出 20mSRT 可以作为心肺耐力的评定方法。翟水保等研究了台阶试验和耐力跑（女 800 米、男 1000 米）对心肺耐力的测试效度，得出台阶试验与功率自行车所测得的 $VO_2 max$ 男女生的相关系数分别为 0.337、0.304，耐力跑成绩与功率自行车的相关系数分别为 - 0.417、- 0.409，该研究指出耐力跑比台阶试验更能有效地反应学生的心肺耐力。综上所述，1000（800）米跑等对于评价儿童青少年心肺耐力的效度方面存在较大的争议。因此本研究将以上海市 A 中学的学生为研究对象，试图分析和探讨 1000（800）米跑、20mSRT 对测量和评价青少年学生心肺耐力（$VO_2 max$）的测试效度，从而为今后有效地制定评价青少年心肺耐力的测试方法提供参考依据。

一、研究对象和方法

（一）研究对象

上海市 A 中学 13～15 岁的 61 名（男生 29 名，女生 32 名）中学生。在 2013 年 10—12 月期间，分别测试 800 米跑（女）、1000 米跑（男）、20mSRT（20 米往返跑）和跑台测试的最大摄氧量等指标。每位受试者测试前均进行常规的身体检查并询问受试者身体状况，排除身体状况不佳者。

（二）研究方法

1. 测试方法

跑台测试方案结合受试者的实际年龄和运动能力，采用的运动方案如下：饭后 2.5 小时后采用递增负荷的方式，运用意大利 COSMED 公司生产的 QuarkK4b^2 运动心肺遥测仪及呼吸面罩直接收集气体。

20mSRT 测验使用由日本文部科学省所采用的测试音乐，佩带 QuarkK4b^2 运动心肺遥测仪及呼吸面罩直接收集气体并分析。20mSRT 是由慢到快的往返跑，跑步节奏完全由音乐节奏控制，每过 1min 节奏加快一挡，当被测者踏不上节点，并不能到达限定距离之时（连续两次不能到达），测试即结束（每跑一次记录一次）。

1000（800）米跑测试在 200 米的操场上进行，受试者佩带 QuarkK4b^2 运动心肺遥测仪及呼吸面罩直接收集气体并分析。肺活量的测量采用日本美能公司生产的 AS－507 肺功能仪。FVC 为用力肺活量，FEV$_1$ 为一秒钟用力呼气容积。FEV$_1$% ＝ FEV$_1$/FVC，大于或等与 85% 为正常值。

2. 统计方法

本研究以跑台测试所测得的 VO$_2$max 作为基准（金标准），运用 ROC 曲线法分别计算出 1000（800）米跑和 20mSRT 所测得的 VO$_2$max 下的敏感度和特异度，通过比较 ROC 曲线面积的大小，判断这两种方法中的哪一种方法更能准确测量青少年学生的 VO$_2$max，亦即心肺耐力。本研究 ROC 曲线的分组如下：按照中国人 VO$_2$max 评价表，将 1000（800）米跑、20mSRT 和跑台测得的 VO$_2$max，男生大于或者等于 51.0ml·kg^{-1}·min^{-1}者定义为优秀组，小于 51.0ml·kg^{-1}·min^{-1}的为中等组两组；女生大于或者等于 39.0ml·kg^{-1}·min^{-1}的为优秀组，小于 39.0ml·kg^{-1}·min^{-1}的为中等组两组。本研究以年龄、性别、BMI、性别×年龄、20mSRT 次数和最后跑台持续速度为自变量，运用多重回归分析建立 VO$_2$max 回归模型。

数据分析采用 SPSS18.0，以 $P < 0.05$ 表示具有显著性差异；$P < 0.01$ 表示具有非常显著性差异。

二、研究结果

（一）受试者体格和肺活量

从肺活量测试来看，13 岁男生的 FVC 和 FEV_1 的平均值，分别为 3.36L 和 3.22L，高于 14~15 岁男生；13~14 岁女生的 FVC 值相同均为 2.64L，FEV_1 最高的为 14 岁的 2.51L。FEV_1/FVC 无论男生还是女生均在 90% 以上，说明该群体学生肺活量水平处于较好状态。

（二）1000（800）米跑，20mSRT 和跑台测试结果

表 2-2、2-3 显示，1000（800）米跑所测得的最大摄氧量略微高于 20mSRT 和跑台所测得的 VO_2max，但差异不存在统计学意义。女生 20mSRT 的 VO_2peak 显著低于跑台所测得的 VO_2peak，差异具有统计学意义（$P < 0.05$）。

表 2-2　不同项目最高心率、峰值摄氧量和最大摄氧量（男生，n = 29）

项目	1000 米跑	20 米往返跑	跑台
最高心率	195.41 ± 8.45	195.62 ± 9.51	195.48 ± 7.61
峰值摄氧量	56.84 ± 9.33	56.92 ± 6.96	55.83 ± 7.96
最大摄氧量	51.45 ± 9.34	49.90 ± 6.90	49.83 ± 6.13

表 2-3　不同项目最高心率、峰值摄氧量和最大摄氧量（女生，n = 32）

项目	800 米跑	20 米往返跑	跑台
最高心率	196.66 ± 6.90	195.28 ± 7.28	196.94 ± 6.13
峰值摄氧量	51.34 ± 6.09	49.48 ± 7.21[*]	51.75 ± 8.89
最大摄氧量	46.90 ± 6.02	44.58 ± 6.74	45.81 ± 6.20

注：t 检验；"*"表示 P < 0.05，与跑台比较。

（三）1000（800）米跑、20mSRT 与跑台各指标的相关系数

从表 2-4 中可以看出，男生 1000 米跑测得的 VO_2peak 与跑台测得的 VO_2peak 的相关系数为 0.301，无统计学意义（$P > 0.05$），20mSRT 测得的 VO_2peak 与跑台测得的 VO_2peak 的相关系数为 0.596，具有统计学意义（$P < 0.001$）。1000 米跑和 20mSRT 测得的 VO_2max 与跑台测得的 VO_2max 的相关系数分别为 0.440 和 0.468，两者均具有统计学意义（$P < 0.05$）。

表 2 - 4　1000 米跑、20mSRT 与跑台各指标的相关系数(男生,n = 29)

测试方法	最高心率	峰值摄氧量	最大摄氧量
1000 米	0.043	0.301	0.440 *
20mSRT	0.172	0.596 **	0.468 *

注:＊＊P < 0.01,＊P < 0.05,与跑台进行比较。

从表 2 - 5 中可以得出,女生 800 米跑测得的 $VO_2 peak$ 与跑台测得的 $VO_2 peak$ 的相关系数为 0.288,不具有统计学意义($P > 0.05$),20mSRT 测得的 $VO_2 peak$ 与跑台测得的 $VO_2 peak$ 的相关系数为 0.693,具有统计学意义($P < 0.001$)。800 米跑和 20mSRT 测得的 $VO_2 max$ 与跑台测得的 $VO_2 max$ 的相关系数分别为 0.513 和 0.765,两者都具有统计学意义($P < 0.05$)。女生 20mSRT 测得的 $VO_2 max$ 与跑台测得的 $VO_2 max$ 相关系数高于男生。

表 2 - 5　800 米跑,20mSRT 与跑台各指标的相关系数(女生,n = 32)

测试方法	最高心率	峰值摄氧量	最大摄氧量
800 米	0.299	0.288	0.513 **
20mSRT	0.150	0.693 **	0.765 **

注:＊＊P < 0.01,＊P < 0.05,与跑台进行比较。

(四)1000(800)跑和 20 米往返跑测量 $VO_2 max$ 的敏感度、特异度及 ROC 曲线面积(跑台 $VO_2 max$ 为金标准)

从表 2 - 6 可以看出,男生 1000 米跑预测 $VO_2 max$ 的 ROC 曲线下面积为 0.571,敏感度为 0.623,特异度为 0.519;20mSRT 预测 $VO_2 max$ 的 ROC 曲线下面积为 0.688,敏感度为 0.643,特异度为 0.733。由于 20mSRT 测量 $VO_2 max$ 的 ROC 曲线下面积大于 1000 米跑预测 $VO_2 max$ 的 ROC 曲线下的面积,说明男生 20mSRT 测量 $VO_2 max$ 效果要好于 1000 米跑测量 $VO_2 max$。

表 2 - 6　1000 米跑和 20mSRT 测量 $VO_2 max$ 的敏感度,特异度和 ROC 曲线面积(男)

	1000 米跑	20 米往返跑
敏感度	0.623	0.643
特异度	0.519	0.733
ROC 曲线面积	0.571	0.688

从表 2 - 7 可以看出,女生 800 米跑测量 $VO_2 max$ 的 ROC 曲线下的面积为 0.523,敏感度为 0.225,特异度为 0.821;20mSRT 测量 $VO_2 maxROC$ 曲线下的面积

为 0.661,敏感度为 0.503,特异度为 0.819。20mSRT 判断女生 VO$_2$max 的 ROC 曲线下面积大于 800 米跑,说明女生 20mSRT 测量 VO$_2$max 效果要好于 800 米跑测量 VO$_2$max。表 8800 米跑和 20mSRT 测量 VO$_2$max 的敏感度、特异度及 ROC 曲线面积(女)

表 2-7　800 米跑和 20mSRT 测量 VO$_2$max 的敏感度、特异度及 ROC 曲线面积(女)

	800 米跑	20 米往返跑
敏感度	0.225	0.503
特异度	0.821	0.819
ROC 曲线面积	0.523	0.661

(五)多重线性回归模型的最大摄氧量值

以年龄、性别、BMI、性别×年龄、20mSRT 次数和最后跑台持续速度为自变量,运用多重回归分析建立 VO$_2$max 回归模型。根据分析所得回归方程分别如下:

模型 1:VO$_2$max = 109.36992 - (1.83710 × age) - (6.22228 × gender) - (1.77706 × BMI)

模型 2:VO$_2$max = 115.54356 - (1.93803 × age) - (7.13359 × gender) - (1.86024 × BMI) + (0.065772 × N)

模型 3:VO$_2$max = 119.68120 - (1.84877 × age) - (6.57552 × gender) - (1.79763 × BMI) - (0.32485 × speed)

模型 4:VO$_2$max = 86.55557 - (1.79087 × BMI) - (0.49858 × gender × age) - (0.05002 × N)

各方程式中性别"0"为男生,"1"为女生,年龄为实足年龄,N 为 20mSRT 次数,speed 为最后跑台持续速度。在四个方程式中模型 2 的相关系数最高为 0.713,通过交叉验证等方法评定后,本研究推荐模型 2 方程式最适用于估计评价青少年学生的 VO$_2$max。

三、分析与讨论

(一)1000(800)跑和 20mSRT 对判断青少年 VO$_2$max 的分析

本研究男生 20mSRT 和跑台测得的 VO$_2$max 值的相关系数为 0.468,女生的相关系数为 0.765。这与 Jackson 对 63 名儿童进行功率自行车和 20mSRT 测试 VO$_2$max 的结果,女生相关系数 0.78,男生为 0.73 相比,男生较低,而女生的相关系数则非常接近。卢鹏涛对大学男生 1000 米跑,2400 米跑和女生 800 米跑,2000 米跑测试(男女生均直接测量 VO_2max),结果表明男生采用 2400 米跑和女生采用 2000 米跑对评价大学生的心肺耐力功能更加合理,并指出长距离的耐力跑比短距离的耐力跑更能真实客观地评价受试者的心肺耐力水平。研究表明测试受试者的心肺耐力水平时,测试的持续时间需要在 5 分钟以上,5 分钟以下则不适合评价受试者的心肺耐力水平。我国现行的对于儿童青少年的心肺耐力水平的评价指标为女生 800 米跑和男生 1000 米跑中,男生 1000 米跑最快成绩 13 岁为 256.92 秒,最慢 15 岁为 269.58 秒;女生 800 米跑成绩 13 岁最快为 229.53 秒,最慢 15 岁为 242.04 秒。由此可以看出,男女生的 1000 米和 800 米跑的测试成绩均低于 5 分钟,这将不利于测量青少年学生的心肺耐力测试水平。20mSRT 男生 13 岁跑的次数最多为 50.17 次,15 岁为 47.00 次,相当于跑了 6 分 30 秒左右,女生跑 13、14 和 15 岁分别跑了 36.63 次、35 次、36.29 次,相当于跑了 5 分钟左右。在跑台的测试中,男生 13、14 和 15 岁的测试时间分别为 8.71 分、7.04 分和 7.86 分,女生 13、14 和 15 岁的测试时间分别为 6.0 分、5.33 分和 5.43 分。不管男生还是女生跑台上的测试时间均高于 5 分钟。由此可以推测 20mSRT 所测得 VO_2max 与跑台直接法测得的 VO_2max 的相关系数要高于 1000 米和 800 米跑的原因。但如前所述,部分学者的研究表明 20mSRT 与 VO_2max 之间的相关系数在 0.7 以上,有的甚至达到 0.9,而本研究的相关系数相对偏低(特别是男生),这可能与本研究样本量相对较少有关,今后仍需加大样本量进一步验证该结果。本研究以跑台金标准为基准,20mSRT 判断男生 VO_2max 的 ROC 曲线面积为 0.688,1000 米跑判断 VO_2max 的 ROC 曲线面积则为 0.571,说明在本研究中,20mSRT 判断初中男生 VO_2max 效果要好于 1000 米判断 VO_2max。同样女生 20mSRT 判断初中女生 VO_2max 的 ROC 曲线面积为 0.661,大于 800 米跑判断 VO_2max 的 ROC 曲线面积 0.523,说明在本研究中,20mSRT 判断女生 VO_2max 效果要好于 800 米判断 VO_2max。

综上所述,本研究中 20mSRT 判断青少年学生 VO_2max 的效果要好于 1000(800)米跑。VO_2max 测试的是人体心肺耐力的功能,对于 VO_2max 的测量要求测试方法应该是一项运动强度逐渐增加的项目。1000(800)米跑测试是固定距离,以时间的快慢来评价受试者成绩的项目。在测试过程中受试者为追求成绩在运动刚开始就全力以赴,因此在整个运动中受试者并非按照逐渐增加运动强度的方式进行测试。20mSRT 的运动有音乐节奏来控制受试者的运动速度与强度,每个水平的速度是由慢到快增加,这与跑台直接测量法测量 VO_2max 的运动方式相似,也符合 VO_2max 测试的运动轨迹,这可能是产生本结果的一个重要原因。

(二)多重线性回归模型推测 VO_2max 的分析

有关 VO_2max 的推算公式的研究,Legeretal 建立的 VO_2max 的模型为

$VO_2 max = 31.025 + 3.238 \times$ 持续运动的最大速度（speed）$- 3.248 \times age + 0.1536 \times speed \times age$；Maharetal 建立的 $VO_2 max$ 的模型为 $VO_2 max = 50.945 + 0.126 \times 20$ 米往返跑次数 $+ 4.946 \times$ 性别（男为 1，女为 0）$- 0.655 \times BMI$；Barnettetal 建立的 $VO_2 max$ 模型为 $VO_2 max = 25.8 - 6.6 \times$ 性别（0 为男，1 为女）$- 0.2 \times BM$（BM 肌肉含量 kg）$+ 3.2 \times speed$ 和 $VO_2 max = 24.2 - 5.0 \times$ 性别（0 为男，1 为女）$- 0.8 \times age + 3.4 \times speed$；Matsuzakaetal 模型为 $VO_2 max = 61.1 - 2.20 \times$ 性别（0 为男，1 为女）$- 0.862 \times BMI - 0.462 \times age + 0.192 \times 20$ 米往返跑次数。由此可以看出，各国在针对 $VO_2 max$ 选取的推算公式中，自变量普遍选取年龄、性别、BMI、20 米往返跑次数、最后跑台的持续速度和肌肉含量等。本研究基于以上的研究选取了年龄、性别、BMI、性别×年龄、20mSRT 次数和最后跑台次数作为青少年学生 $VO_2 max$ 推算公式的自变量。模型 1 的回归模型与 $VO_2 max$ 的相关系数为 0.708，决定系数为 0.502；模型 2 的回归模型与 $VO_2 max$ 之间的相关系数为 0.713，决定系数为 0.509；模型 3 的回归模型与 $VO_2 max$ 之间的相关系数为 0.709，决定系数为 0.503；模型 4 的回归模型与 $VO_2 max$ 之间的相关系数为 0.686，决定系数为 0.417。通过相关系数比较，回归模型式与 $VO_2 max$ 相关系数最高的为模型 2 相关系数达到 0.713，其次为模型 3 相关系数为 0.709。通过决定系数的比较，模型 2 的决定系数最高为 0.509，其次为模型 3 的决定系数为 0.503。通过对比各个模型与 $VO_2 max$ 的相关系数和决定系数，推荐本研究 $VO_2 max$ 的回归方程以年龄、性别、BMI 和 20mSRT 次数为自变量的模型 2，其回归方程为 $VO_2 max = 115.54356 - 1.93803 \times age - 7.1335 \times gender - 1.86024 \times BMI - 0.065772 \times N$（男生为 0，女生为 1，N 为 20mSRT 次数）。

本研究通过交叉验证采用 T 检验的方法，验证了 4 组模型的可行性。通过验证，模型 3 所推测的 $VO_2 max$ 与实际跑台测得的 $VO_2 max$ 存在非常显著的差异 $P < 0.01$，交叉验证组与实际跑台测得的 $VO_2 max$ 为 47.81ml·kg^{-1}·min^{-1}，模型 3 所推测的 $VO_2 max$ 为 55.88ml·kg^{-1}·min^{-1}，实际跑台测得的 $VO_2 max$ 比模型 3 所推测的 $VO_2 max$ 低 8.07ml·kg^{-1}·min^{-1}。模型 1 所推测的 $VO_2 max$ 比实际跑台测得的 $VO_2 max$ 高 1.48ml·kg^{-1}·min^{-1}。模型 2 所推测的 $VO_2 max$ 比实际跑台测得的 $VO_2 max$ 高 1.51ml·kg^{-1}·min^{-1}。模型 4 所推测的 $VO_2 max$ 比实际跑台测得的 $VO_2 max$ 高 1.21ml·kg^{-1}·min^{-1}。如上所述运用 Mahar 和 Matsuzaka 方程式所推测的 $VO_2 max$ 比实际跑台测得的 $VO_2 max$ 分别低 0.42ml·kg^{-1}·min^{-1} 和 1.4ml·kg^{-1}·min^{-1}，该推算公式与直接法测得的 $VO_2 max$ 之间的相关系数为 0.75，决定系数为 0.56。这与本研究运用相同的自变量建立 $VO_2 max$ 回归

模型2,所得的 $VO_2 max$ 推算值与直接法测得的 $VO_2 max$ 之间的相关系数为 0.699,决定系数为 0.488 的结果非常接近。目前关于 $VO_2 max$ 的推算公式的研究均将 20mSRT 次数作为建立回归模型的一个重要的自变量,其他自变量,如 BMI、年龄和性别等各项指标同时均与 $VO_2 max$ 存在较高的相关性。本研究通过综合模型的相关系数和决定系数以及交叉验证组对 $VO_2 max$ 推算的准确性高低程度,建议将模型2定义为13~15岁儿童青少年 $VO_2 max$ 的推算公式。但由于本文实验对象相对较少,因此该推算公式的可行性和准确性仍需要在今后的实证研究中进一步加以考证。

四、结论

本研究随机抽取了上海市 A 中学 13~15 岁 61 名(男 29 名,女 32 名)初中学生作为研究对象,运用 ROC 曲线,多重线性回归等方法分析和探讨了 1000(800)米跑,20mSRT 和跑台直接法测得的 $VO_2 max$ 之间的相互关系,通过研究得到以下结论。

(1)在测量初中生心肺耐力方面,20mSRT 优于 1000 米(男生)和 800 米(女生)跑。

(2)13~15岁儿童青少年的最大摄氧量的预测方程为: $VO_2 max = 115.54356 - (1.93803 \times Age) - (7.13359 \times Gender) - (1.86024 \times BMI) + (0.065772 \times N)$ (注:性别男生为0,女生为1,N = 20mSRT 次数)。

参考文献

[1]国家学生体质健康标准解读[M].北京:人民教育出版社,2007,21-22.

[2]谢敏豪,李红娟,王正珍,等.心肺耐力:体质健康的核心要素[J].北京体育大学学报,2011,34(2):1-7.

[3]LEE D C,ARTERO E G,SUI X,et al. Mortality trends in the general population:the importance of cardiorespiratory fitness[J]. J Psychopharmacol,2010,24(4 Suppl):27-35.

[4]李纪江,庄洁,陈佩杰,等.台阶试验与功率自行车(V)$O_2 max$ 测试法相关性研究[J].体育科学,2007,27(5):65-68.

[5]王健,邓树勋.台阶试验质疑[J].中国体育科技,2003,39(2):61-64.

[6]黎敏.恒定负荷方式测定最大摄氧量的可行性研究[D].武汉:武汉体育学院,2009.

[7]王人卫,胡国鹏. $VO_2 max$、$VO_2 maxPD$ 等指标在心肺耐力评定中的比较研究[J].北京体育大学学报,2010,3(33):51-54.

[8]周志雄,李刚,张凡.《学生体质健康标准》中心血管功能评定指标的同质性和有效

性实验研究[J]. 体育科学,2006,11(26):75-79.

[9]WILKINSON D M,FALLOWFIELD J L,MYERS S D. A modified incremental shuttle run test for the determination of peak shuttle running speed and the prediction of maximal oxygen uptake[J]. J Sports Sci,1999,17(5):413-419.

[10]FOUNDATION N C. Sports Science Support Programmer:Progress Report 1996-1997[M]. Leeds:NCE,1998.

[11]JACKSON A S,SUI X,HéBERT J R,et al. Role of Lifestyle and Aging on the Longitudinal Change in Cardiorespiratory Fitness[J]. Archives of Internal Medicine,2009,169(19). 213-225.

[12]LEGAZ A E A. Average VO_2 max as a function of running performances on different distances[J]. Science Sports,2007,22:43-49.

[13]SANTO A S,GOLDING L A. Predicting maximum oxygen uptake from a modified 3-minute step test[J]. Res Q Exerc Sport,2003,74(1):110-115.

[15]PATRERSON G. Evaluation and Prediction of Physical Fitness,Untilizing Modified Apparatus of the Harvvard Step Test[J]. Am J Cardiol,2008,2(11):491-499.

[16]JOHN C. Comparisonof VO_2 maximum obtained from 20m shuttle run and cycle ergometer in children with and without developmental coordination disorder[J]. Research in Developmental Disabilities,2010(31):1332-1339.

[17]MATTHEW M T,GUERIERI A M,HANNA M S,et al. Estimation of aerobic fitness from 20-m multistage shuttle run test performance[J]. Am J Prev Med,2011,41(4 Suppl 2): S117-S123.

[18]瞿水保,许崇高. 大学生健康体适能心肺耐力测试指标效度的比较研究[J]. 武汉体育学院学报,2011,45(1):87-90.

[19]JEDRYCHOWKI W,FLAK E,MRAZ E. Chronic respiratory symptoms and lung function in children related to air pollution in the residential areas[J]. Przegl Epidemiol,1998,52(3): 329-337.

[20]宋花玲,贺佳孙,黄品贤,等. ROC 曲线下面积估计的参数法与非参数法的应用研究[J]. 第二军医大学学报,2006,27(7):726-728.

[21]孙庆祝. 体育测量与评价[M]. 北京:高等教育出版社,2010.

[22]卢鹏涛. 普通大学生"体适能"心肺耐力评价指标及测试项目设置合理性的研究[D]. 西安:西安体育学院,2011.

[23]李俊勇,任晋军,曹锋锐. 最大摄氧量、无氧阈和最大摄氧量平台同高校男生12min 跑和 1000 米跑相关性分析[J]. 北京体育大学学报,2010,33(80):65-67.

[24]KATCH VL. KATCH FI. The relationship between aerobic power and measured work-output on a progressive step increment bicycle ergometer test[J]. Med. Sci. Sports,1973,5: 22-28.

[25]LEGER L A,MERCIER D,GADOURY C,et al. The multistage 20 metre shuttle run test for aerobic fitness[J]. J Sports Sci,1988,6(2):93 – 101.

[26]MAHAR MT, WELK GJ, ROWE DA. et al. Development and validation of a regression model to estimate VO₂ peak from PACER 20 – m shuttle run performance. J Phys Act & Hlth,2006, 3(S2):S34 – 46.

[27]BARNETT A,CHAN LYS,BRUCE IC. A preliminary study of the 20 m multistage shuttle run as a predictor of peak VO₂ in HongKong Chinese students [J]. Pediat Exerc Sci,1993(5): 442 – 450.

第三节　儿童青少年柔韧素质测试方法研究

通过比较和分析国内外柔韧素质的各种测试方法,并针对我国现有坐位体前屈测试法受上、下肢和躯干长度的影响较大的不合理现象,从安全性、准确性、简捷性、经济性和普及难易度等方面综合考虑,提出了适合我国学生柔韧素质测试方法改革的相关建议。研究表明:(1)改良坐位体前屈测试法消除了上、下肢和躯干长度对测试结果的影响,能较为合理地反映学生柔韧素质;(2)单腿坐位体前屈腰骶关节、腰椎间盘承受的压力小,可以减少对椎骨、脊柱周围的韧带以及下背部功能活动造成的影响,该方法是一种安全、经济、简捷的柔韧素质评测方法;(3)俯卧背伸测试法不同于坐位体前屈类和单腿坐位体前屈类,该方法可以在某些较专业测试中与坐位体前屈共同对学生的柔韧素质进行全面的测试和评价。

柔韧素质是影响青少年健康水平的重要因素之一,与其相关的主要身体部位包括肩关节、腰关节、髋关节、膝关节、肘关节和腕关节等。自2002年,我国《学生体质健康标准》规定柔韧素质的测试方法为坐位体前屈以来,该方法一直沿用至今。但近年来现行的坐位体前屈测试方法受到越来越多的关注与质疑。针对坐位体前屈的测试方法,国内外学者进行了大量的相关研究。Mayorga – Vega D 等认为虽然由于坐位体前屈测试方法简单而被用于大规模的测试研究,但就其准确性而言,坐位体前屈明显不如角度测试法。Perin A 等以30名年龄在18~19岁的男性为实验对象,利用摄影测量法分析受试者在完成坐位体前屈过程中参与的身体部位以及达到最好成绩时臀部、腰椎和胸椎的角度时,发现用坐位体前屈来测量腿部柔韧性的可靠性并不高,因为达到最好成绩时受试者臀部角度几乎在同一水平,其成绩却有高有低,究其原因则为腿部、胸部和腰部的肌肉共同参与整个测试过程当中。Drenowatz C 等认为腿部肌肉伸展性的不同会对坐位体前屈测试成绩产生影响,当个体腿部伸展性下降和破坏时,用坐位体前屈来评价腿部的柔韧性,有效性较低。陆大江等认为坐位体前屈作为测试腰背、腿部和髋关节柔韧性的主要测试方法,会受到受试者上肢长、躯干高和下肢长等形态指标的影响,并指出该方法可靠性高,但有效性较差。Chung PK 等以 52 名平均年龄 20.7 岁左右的男性大学生为实验对象,分别进行传统坐位体前屈(以下简称坐位体前屈)、改良坐位体前屈和 YMCA(Young Men's Christian Association)坐位体前屈测试,发现坐位体前屈和改良坐位体前屈仅仅能反映测试者腿部的柔韧性,但是 YCMA 坐位体前屈却既能测出腿部的柔韧性也能测出低背部的柔韧性。Guariglia DA 等采用改良坐位体前屈测试了 26 名平均年龄 25.4 岁的男性在一天内不同时间的柔韧素质水平。该结果表明,坐位体前屈测得的结果存在一定的时间差异,一天当中,晚上测试得到的结果为最高。徐玉明等人通过坐位体前屈测试了站立位的髋关节屈、脊柱屈时发现,坐位体前屈与髋关节和脊柱屈之间的相关系数并不高。2013年徐玉明等又通过一系列相关测试,提出身高对坐位体前屈的影响较小,其主要影响因素是下肢长,并指出坐位体前屈具有显著的性别差异和等级差异,该差异主要来源于骨盆 ROM(Range of motion)。Ayala F 等人提出坐位体前屈测试的准确性受多种因素影响,如人体测量因素,人体肩关节、脊柱、踝关节的柔韧性以及上下肢长度等。该研究同时表明坐位体前屈只有在评价下肢柔韧性时,才具有较高的可靠性和有效性。Kathuria Nidhi 等针对单腿和坐位体前屈两种方法进行的效度分析表明,单腿坐位体前屈具有较好的稳定性,并且准确也较高,同时指出对大学生而言,相对于传统的坐位体前屈,单腿坐位体前屈是一种更加安全的腰部柔韧性测试方法。

综上所述,对于坐位体前屈测定法的诟病多是其没有消除上下肢及躯干长度对测试结果的影响以及测试过程中安全系数较差等。由此可以看出,如何在保证高安全性的基础上获取效度较高的测试结果将是今后柔韧素质测试方法改革的重要方向,因此本研究将在介绍国内外各种柔韧素质测试方法的基础上,分析和探讨世界各国有关柔韧素质测试方法等的优缺点,提出适合我国学生柔韧素质测试方法的建议等,从而为我国学生柔韧素质的测试等提供有益的参考。

一、各国柔韧素质测试方法

国内外柔韧素质测试的主要方法有单腿坐位体前屈,改良单腿坐位体前屈、俯卧背伸、坐位体前屈、改良坐位体前屈、双手后勾、椅上坐位体前屈、抬肩测试、对墙坐位体前屈和躯颈伸展测试等。虽然有些国家还根据年龄的不同而确立了各个年龄阶段相应的测试方法,但根据其测属性大体可以分为:坐位体前屈类、单腿坐位体前屈类、俯卧背伸类和双手后勾。亚洲和欧洲的大部分国家均采用坐位体前屈类,如中国、日本、新加坡、印度、土耳其、德国、西班牙和荷兰等。但是美国、葡萄牙及其周边国家主要采用单腿坐位体前屈类和俯卧背伸类。

(一)坐位体前屈类

目前,坐位体前屈主要有两种:我国《国家学生体质健康测试》使用的坐位体前屈和改良坐位体前屈。欧洲共同体体力协会、美国健康体育娱乐协会、美国运动医学会、亚洲体力测定和日本新体力测定等都在使用各种版本的改良坐位体前屈,它们的测试原理相同,方法大同小异。

1. 坐位体前屈(Sit and Reach Test)

该方法的测试步骤:受试者面向仪器,坐在垫子上,两腿向前伸直,脚跟并拢,脚掌平蹬测试板,两脚尖自然分开,取上体直立为开始姿势,以保证初始角度的一致;受试者双手并拢,上体前屈,双手指尖缓慢地向前推动游标,直到双手指尖可以推到最远处,此时仪器显示结果即为测试值。测试两次,读取较好成绩为最终成绩。中国坐位体前屈(传统)主要测量关节和肌肉的柔韧性,测试方法简便易行,适合大规模体质测试使用,可靠性较高,但它有两个缺陷:其一为有效性低,无法准确评价学生身体的柔韧素质水平;其二为安全性差,测试过程会对脊椎造成挤压,损伤腰椎间盘。中国现行的坐位体前屈将脚底面与测试板结合处作为测量的起点,受人体形态指标的影响较大,用这种方法测定柔韧素质不够合理。如前所述,陆大江等通过测定和分析立位体前屈、坐位体前屈、身高、坐高、上肢长、下肢长、躯干长和开始点距离 8 个项目的数据指出,坐位体前屈,立位体前屈测定法与下肢长、上肢长、躯干长的体格构造均有关。上肢长度越长,坐位体前屈成绩相对越好,而坐位下肢长度越长,坐位体前屈成绩相对越差。反复多次重复进行此类坐位体前屈测试会严重损害到脊柱周围的韧带,同时在运用该方法测试时,若腿部韧带太紧,坐位时伸腿,腿部将出现抽搐,脊柱将被迫承受多余的力,对下背部功能活动也有所影响。此外,即使很慢地完成该测试,在动作牵拉阶段,这种静态的姿势也会对腰椎间盘施加很大的压力,对学生产生不良的健康影响,如图 2 - 1。

2. 改良坐位体前屈(Modified Sit and Reach Test)

测试方法:受试者后背靠墙坐在地面上,头部、背部和臀部紧贴墙面,呈 90 度,膝盖伸直且与肩同宽两腿并拢伸直,脚底贴于地面的箱子侧面。游标尺平放于箱子上面,受试者双手伸直。调整游标尺沿纵向移动,使受试者指尖刚好与零刻度端触碰(此时受试者的后背应贴住墙面),然后受试者躯干前倾,双手推动游

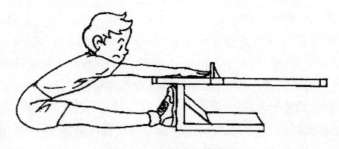

图 2 - 1   中国坐位体前屈

标至最远距离,记录此时的游标刻度(MSR 值)。两次测试后,取最高成绩(图 2 - 2)。注意事项:建议学生在测试初始阶段,背靠着墙面时,两肩锁关节尽量后缩;测试时检查学生的动作完成质量,开始时建议保持骶骨立位,动作完成过程中注意检查学生背部脊柱曲线是否平滑;学生指尖向前推动滑块时,需要缓慢的完成,避免突然发力向前猛推,这样的情况下获得的成绩和实际成绩相差甚远。

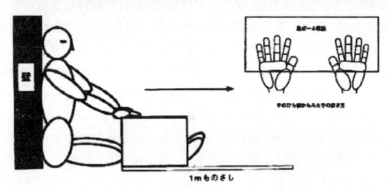

图 2 - 2   改良坐位体前屈

改良坐位体前屈主要测量静态时下背部、腿部和臀部的柔韧性,它能够有效剔除和减少下肢和上肢长的影响,在一定程度上提高了测量的效度,但并没有完全克服身体形态因素的影响。研究表明,改良坐位体前屈测试了构成身体的主要关节的柔韧性,测定值可以作为全身柔韧性的有效指标。郑义等通过针对中国坐位体前屈和改良坐位体前屈等的比较研究表明,由于影响传统坐位体前屈测试结果的主要因素除了股后肌群伸展性外,脊柱伸肌的伸展能力和上下肢长度的比例都会对测量结果产生影响,而改良坐位体前屈则可以减少由于个体之间上下肢长度比例不同所造成的误差,从而提高其测量股后肌群伸展能力的有效性。虽然如此,但该研究同时也表明改良坐位体前屈也不能完全消除脊柱伸肌伸展能力对测量值的影响。

（二）单腿坐位体前屈类

1. 单腿坐位体前屈（Back Saver Sit and Reach Test）

单腿坐位体前屈测试方法：（1）将标准测试箱紧贴着墙放置，受试者脱鞋后坐在地板上，测试腿伸直，另一条腿屈膝并保证脚心着地，脚背与伸直腿间距 2~3 英寸，背部挺直，眼睛平视，双手合十。（2）身体前伸，用指尖缓慢推动滑块，推到自己所能达到的最远距离为止，双腿各做两次测试，取不同腿的最好成绩；最终成绩为左右侧腿均测试两次后的最好成绩，以英寸为单位（如图 2-3）。（3）注意事项，测试时始终保持眼睛平视前方；一侧腿参与测试时，始终保持另一侧腿膝盖弯曲，保持膝盖着地，避免弯曲的腿移动；建议测试时学生测试腿踝关节处于跖屈姿势，从而可避免膝盖韧带紧张度对测试的影响。

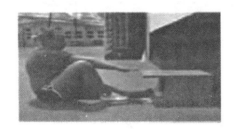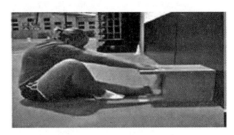

图 2-3　单腿坐位体前屈

Hemmatinezhad 等认为单腿坐位体前屈是在没有对下背部施加额外压力的情况下，评价静态时下背部、腿部和臀部肌肉柔韧性的一种测试方法，它的安全系数较高，不会对脊柱产生损害，但仍然无法消除上下肢和躯干长度的影响，从而降低了测试成绩的有效性。Chillón P 等通过对 138 名青少年（81 名男性，57 名女性）的单腿坐位体前屈成绩与臀部、腰部等部位的柔韧性进行相关性分析，发现臀部柔韧性是决定单腿坐位体前屈的主要因素，其次为腰部。单腿坐位体前屈相对于坐位体前屈的最大优势在于其安全性。单腿坐位体前屈测试法中两条腿的韧带能够交换地被牵拉，没有被牵拉的腿膝盖呈弯曲状态，该腿需靠近对侧腿，脚需平放在地面上，因此与坐位体前屈类相比，这个动作中腰骶关节承受的力更少。同时因为能够测试两条腿的力量和柔韧能力，因此可以更加平均反映受试者的柔韧性。

2. 改良单腿坐位体前屈（Modified Back Saver Sit and Reach Test）

改良单腿坐位体前屈测试方法：（1）用胶带将直尺固定在板凳上，制作如图 2-4 仪器，然后开始测试。首先受试者脱鞋，测试腿伸直在板凳上，另一条腿呈 90 度弯曲，脚底放置在地面上。（2）受试者双手交叉掌心向下放置在直尺上或直尺旁。保持测试腿伸直,向前缓慢移动身体,越远越好。受试者有 3 次测试热身的机会,最后一次测试达到最终姿势后,保持 3 秒,测试者记下成绩。(3)受试者交换双腿后,按照上述过程,再次测试。测试助理需帮助和保证受试者测试腿伸直。成绩为每条腿参与测试时所能触摸到的最远距离,如图 2-4。(4)注意事项:在测试过程中应保证以几点,脱掉鞋测试、保持测试腿伸直、双手移动不能同步、保证非测试腿呈 90 度,且脚底贴着地面、最终姿势坚持 3 秒。

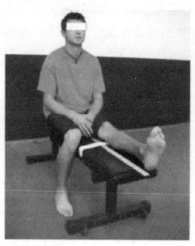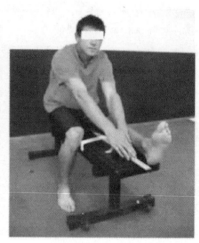

图 2-4 改良单腿坐位体前屈

改良单腿坐位体前屈与单腿坐位体前屈测试原理一致,它利用最精简的器材,在没有对下背部造成额外压力的情况下,测试静态时下背部和腿部肌肉的柔韧性,其准确性要优于改良前,但其缺点仍然为不能消除上下肢比例对测试结果的影响。HuiSS 等认为改良单腿坐位体前屈是一种最实用的柔韧素质测试方法,它不需要准备时间和仪器,并且可以消除后背部椎间盘受到挤压的危险性。改良单腿坐位体前屈在简捷性、安全性以及全面性上均具有很大的优势,但该方法的缺点是人体无法在统一的姿势下测试,这样容易导致误差的产生。另外,HuiSS 等还以 158 名大学生为研究对象,随机要求其分别进行传统坐位体前屈、改良坐位体前屈、单腿坐位体前屈和改良单腿坐位体前屈的测试,结果表明,与其他三种测试方法比较,改良单腿坐位体前屈的可靠性最高。

(三)俯卧背伸类

1. 俯卧背伸(Trunk Tension Test)

俯卧背伸的测试步骤:受试者脸朝下躺在健身垫上,将双脚伸直置于大腿下面,并在地面上放置一个硬币或做一个标记,使其与受试者眼睛在一条直线上,且确保受试者臀部紧贴体操垫,可以找一名测试助理协助受试者臀部紧贴体操垫;受试者有控制性地向上缓慢背屈,且测试时眼睛视线始终聚集在硬币或标记上,头部和脊柱保持在一条中线上。达到最大高度后,保持姿势,以便测量测试者下巴到健身垫的距离,测量时避免直接将尺子放在受试者下巴下面,而是在至少离下巴前方1英寸处测量。测量完成后,还原最初姿势,进行第2次测试。两次测试后,取最高成绩(测试成绩以英尺为单位记录,若受试者测试成绩超过12英寸,则将成绩定为12英寸),如图2-5。

不论中国还是日本坐位体前屈,主要测量的都是脊柱屈的能力,而俯卧背伸的欲测属性是躯干的绝对柔韧性,主要测量脊柱伸的能力,颈椎的运动幅度是影响俯卧背伸测量结果的主要因素。相对于坐位体前屈而言,俯卧背伸在测量上难度较大,方法复杂,准确测试需要测试助理的辅助,且评价方法与指标并不完善,不适用于大范围的体质测试,但在运动员选材时则可以根据需要适当考虑使用。

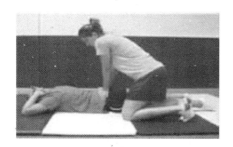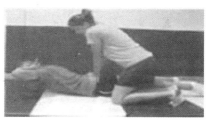

图2-5 俯卧背伸

2. 躯颈伸展测试(Trunk and Neck Extension Test)

躯颈伸展测试的测试方法:(1)受试者坐在椅子上,下巴处于水平位。测试者测量受试者鼻根至椅子的垂直距离,作为躯干和颈部的长度,这一数据在最后的成绩计算中会用到。受试者俯卧在测试垫上,双手放置于下背部。测试助理保证受试者的臀部紧贴健身垫。(2)在测试者"go"的命令下,受试者尽可能快地,有控制性的抬起胸部和头部,达到最终姿势后,测量下巴尖至健身垫的距离为抬起高度。测试两次,记录最高抬起高度。(3)结果记录:最终成绩 = 抬起高度 ~ 躯干和颈部长度,如图2-6。

躯颈伸展测试属于俯卧背伸类,其测试过程与俯卧背伸基本相近,不同于俯卧背伸测试的是绝对柔韧性,而躯颈伸展测试评价的是6岁至大学生的相对柔韧性,避免了躯干和颈部长度对柔韧性的影响,较俯卧背伸可以更加公正准确地评价受试者的柔韧素质,但其弱点是测试方法烦琐。

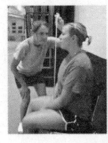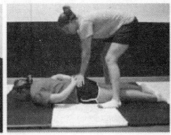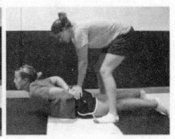

图 2 - 6　躯颈伸展测试

二、各种测试方法的比较与分析

(一)坐位体前屈与改良坐位体前屈的比较

坐位体前屈测试与上下肢长及躯干长有较高的相关性,该种方法的测试成绩明显受到体格因素的干扰,测得的成绩无法有效反映人体柔韧素质水平。一般情况下,上肢长度越长,成绩越好,反之,坐位下肢长度越长,成绩越差。与之相比,改良坐位体前屈则是通过开始阶段和测试阶段的两次成绩来得到最终成绩,用所得最终成绩评价个体的柔韧性,消除了体格因素的影响,合理、科学地反映了人体柔软素质的实际水平,是一种优于坐位体前屈的柔韧性测试方法。

(二)单腿坐位体前屈类与坐位体前屈类的比较

相对于中国和日本坐位体前屈,单腿坐位体前屈的优势在于其具有较高的安全性和准确性。与坐位体前屈相比,单腿坐位体前屈只需让一条腿伸展,减小了人体躯干的惯性力矩,腰部过度屈曲以及腰椎间盘之间压力增大的概率,能降低腰骶关节所承受的力量。如前所述,在进行坐位体前屈测量时,如果学生腿部韧带太紧的话,双腿伸直时会出现抽搐等现象,腰椎被迫承受过多的力量,多次重复此动作会严重损害到脊柱周围的韧带。而进行单腿坐位体前屈时,由于两条腿的韧带能够交换地被牵拉,没有被牵拉的腿膝盖呈弯曲状态,因此该种方法能更加均衡地反映受试者的柔韧性。G Baltaci 等人对坐位体前屈、坐椅体前伸、单腿坐位体前屈和被动伸直抬腿进行的比较研究表明,对于女大学生而言,四种测试方法中的单腿坐位体前屈测定腰部柔韧性的有效性更高更准。Chillón P 等针对完成单腿坐位体前屈动作时,人体参与关节的角度的研究(研究对象,年龄 14.5 岁,男 81 名,女 57 名)表明,髋部柔韧性是影响单腿坐位体前屈的主要因素,并指出该方法可以作为此年龄段髋部和下背部的柔韧性的测试方法。Jonatan R R 等研究指出,坐位体前屈虽然是目前广泛使用的一种柔韧素质测试方法,但近年来单腿坐位体前屈已逐渐取代坐位体前屈,有风靡全球之势。

三、小结与建议

通过比较和分析国内外柔韧素质的各类测试方法,并针对我国现有坐位体前屈测试法受上、下肢和躯干长度的影响较大的不合理现象,从安全性、准确性、简捷性、经济性和普及难易度等方面综合考虑,提出以下针对我国学生柔韧素质测试方法改革的建议。

(1)使用改良坐位体前屈替代我国现有坐位体前屈:改良坐位体前屈测试法消除了上、下肢和躯干长度对测试结果的影响,能较为合理地反映学生柔韧素质。

(2)使用单腿坐位体前屈替代我国现有坐位体前屈:单腿坐位体前屈腰骶关节、腰椎间盘承受的压力小,可以减少对椎骨、脊柱周围的韧带以及下背部功能活动造成的影响,且单腿坐位体前屈的测试只需要带墙的一片空地和一把尺子,是一种安全、经济、简捷的柔韧素质评测方法。

(3)使用俯卧背伸可以辅助坐位体前屈对学生柔韧素质进行测试和评价:俯卧背伸的欲测属性是脊柱伸展的能力,这一点完全不同于坐位体前屈类和单腿坐位体前屈类,具有自己独特的测评价值,该方法可以在一些专业测试中与坐位体前屈共同对学生的柔韧素质进行全面的评价。

参考文献

[1]MAYORGA - VEGA D,MERINO - MARBAN R,VICIANA J. Criterion - Related Validity of Sit - And - Reach Tests for Estimating Hamstring and Lumbar Extensibility:A Meta - Analysis [J]. Journal of Sports Science and Medicine,2013,32(8):1 - 14.

[2]ANDREA PERIN,EDUARDO BORBA NEVES,LEANDRA ULBRICHT. Assessment Protocol of Hamstring Flexibility Level by Photogrammetry[J]. Revista Brasileira de Inovacao Tecnológica em Saúde,2013,3(1):1 - 14.

[3]BAKIRTZOGLOU P,IOANNOU P,BAKIRTZOGLOU F. Evaluation of hamstring flexibility by using two different measuring instruments[J]. SportLogia,2010,6(2):28 - 32.

[4]DRENOWATZ C,STEINER RP,BRANDSTETTER S et al. Organized Sports,Overweight, and Physical Fitness in Primary School Children in Germany[J]. Journal of Obesity,2013,2:1 - 7.

[5]陆大江. 新坐位体前屈测定法的研究[J]. 上海体育学院学报,2002,22(2):36 - 39.

[6]张朋朋. 学生体质下降定论质疑与测试指标选项思考[D]. 上海:华东师范大学,2010:14 - 15.

[7]CHUNG PK,YUEN CK. Criterion - related validity of sit - and - reach tests in university men in Hong Kong. Percept Mot Skills[J]. 1999,88:304 - 316.

[8]GUARIGLIA DA,PEREIRA LM,DIAS JM,et al. Time - of - Day Effect on Hip Flexibility

Associated with the Modified Sit – and – Reach Test in Males[J]. Int J Sports Med,2011,32(12):947 – 952.

[9]徐玉明,张国海. 柔韧性测量方法及其欲测属性的研究[J]. 北京体育大学学报,2004,27(4):484 – 485.

[10]徐玉明,满会磊. 大学生坐位体前屈欲测属性的解析研究[J]. 中国体育科技,2013,4(49):86 – 91.

[11]AYALA F,SAINZ DE BARANDA P,DE STE CROIX M,et al. Absolute reliability of five clinical tests for assessing hamstring flexibility in professional futsal players [J]. J Sci Med Sport,2012,15(2):142 – 147.

[12]KATHURIA NIDHI,KALRA SUMIT. Comparison of Two Sit and Reach Tests for Measurement of Hamstring Flexibility in Female University Physiotherapy Students[J]. Indian Journal of Physiotherapy and Occupational Therapy – An International Journal,2013,7(3):216 – 220.

[13]EDWARD T,HOWLEY,DIXIE L,THOMPSON. Fitness Professionals Handbook 6th edition[M]. University of Tennessee at Knoxville,2012,208 – 211.

[14]RUNHAAR J,COLLARD DC,SINGH AS,et al. Motor fitness in Dutch youth:Differences over a 26 – year period(1980—2006)[J]. J Sci Med Sport,2010,13(3):323 – 328.

[15]KARKERA A,SWAMINATHAN N,PAIS SM,et al. Physical Fitness and Activity Levels among Urban School Children and their Rural Counterparts [J]. Indian J Pediatr,2014,81(4):356 – 361.

[16]CHILLóN P,ORTEGA FB,FERRANDO JA,et al. Physical fitness in rural and urban children and adolescents from Spain[J]. Journal of Science and Medicine in Sport,2011,14:417 – 423.

[17]WANG JH,WU MC,CHANG HH. Urban – rural disparity in physical fitness of elementary school children in Taiwan[J]. Official Journal of the Japan Pediatric Society,2013,55(3):346 – 354.

[18]KIM JW,SEO DI,SWEARINGIN B et al. Association between obesity and various parameters of physical fitness in Korean students[J]. Obesity Research & Clinical Practice,2013,7:67 – 74.

[19]中国学生体质与健康研究组. 2010 年中国学生体质与健康调研报告[M]. 北京:高等教育出版社,2012:44 – 45.

[20]孙庆祝,郝文亭,洪峰. 体育测量与评价[M]. 北京:高等教育出版社,2010:170 – 176.

[21]文部科学省. 新体力テスト実施要項[M]. 日本文部科学省的文件,2013:4 – 5.

[22]孙庆彬,杜云,陈诗强. 坐位体前屈的测量效度分析[J]. 体育科技,2007,28(2):69.

[23]加藤えみか. 柔軟性に影響を及ぼす因子とその可塑性[D]. 東京. 早稲田大学大

学院,スポーツ科学研究科.2009.

[24]郑义,王宇.改进的坐位体前屈测试方法及其有效性分析[D].第九届全国体育科学大会论文集(运动生物力学分会上海),2008.

[25]DAVID TOMCHUCK. Companion Guide to Measurement and Evaluation for Kinesiology[M].JONES&BARTLEFT LEARNING,2010.

[26]HEMMATINEZHAD, AFSHARNEZHAD MA, NATEGHI TN. The relationship between limb length with classical and modified back saver sit – and – reach tests in student boys[J].Fitness Society of India,2009,5(1):69 – 78.

[27]CHILLóN P,CASTRO – PINERO J,RUIZ JR et al. Hip flexibility is the main determinant of the back saver sit – and – reach test in adolescents[J].Journal of Sports Sciences,2010,28(6):641 – 648.

[28]HUI SS,YUEN PY. Validity of the modified back – saver sit – and reach test:a comparison with other protocols[J].Medicine &Science in Sports & Exercise,2000,32(9):1655 – 1659.

[29]徐玉明.相对柔韧性测评有效性的研究[J].体育科学,2004,24(4):48 – 50.

[30]G BALTACI,N UN,TUNAY V et al. Comparison of three different sit and reach tests for measurement of hamstring flexibility in female university students[J].British Journal of Sports Medicine,2003,37:59 – 61.

[31]JONATAN RR,FRANCISCO BO,GUTIERREZ A. Health – related fitness assessment in childhood and adolescence:a European approach based on the AVENA,EYHS and HELENA studies[J].Journal of Public Health,2006,14(5):269 – 277.

第三章

心肺耐力影响因素研究

第一节　儿童青少年体力活动视屏
时间与心肺耐力研究

目的:探讨中国汉族儿童青少年体力活动、视屏时间与20m往返跑的关系,为促进我国儿童青少年心肺耐力提供参考。方法:从中国华东、华北、中南、东北、西北和西南地区,采用随机个案法选取12221名10~18岁汉族儿童青少年作为研究对象,探讨体力活动状况、视屏时间与20mSRT的关系。结果:在上下学方式上,积极类型(步行和骑自行车)女生的高等级20mSRT成绩检出率高于消极类型(乘公交、出租车、地铁和家长接送)女生,差异有统计学意义($\chi2=5.753,P<0.05$);锻炼时间>60min/d男女生的高等级20mSRT成绩检出率高于锻炼时间为<30,30~60min/d的学生,差异均有统计学意义(P值均<0.05);视屏时间>2h/d学生的高等级20mSRT成绩检出率低于视屏时间为1~2,<1h/d的学生,差异均有统计学意义(P值均<0.05)。多因素Logistic回归分析发现,锻炼时间>60min/d、华东地区为中国汉族儿童青少年高等级20mSRT成绩的保护性因素(OR值分别为1.65,4.24),视屏时间>2h/d(OR=0.84)为危险因素。结论视屏时间、体力活动状况与中国汉族儿童青少年心肺耐力密切相关。

心肺耐力反映体力活动习惯、生活方式、疾病及遗传的共同效应,与体力活动状况相关。关于体力活动、视屏时间与儿童青少年心肺耐力的关系,近年来国内外研究显示,体力活动的持续时间、强度和类型与儿童心肺耐力密切相关,过长的视屏时间可能导致儿童心肺耐力下降。Ferrari 等研究表明,近 10 年全球儿童心肺耐力下降的主要原因在于高强度体力活动下降,静坐与小强度体力活动成为最常见的活动方式。诸多研究发现,与消极上学方式儿童相比,骑自行车上学方式儿童表现出更佳的心肺耐力。Sandercock 等研究发现,儿童过长的视屏时间、消极上学方式分别与较低的心肺耐力相关联。而 Sandercock 等在调整年龄与体力活动后,每天使用社交媒体(电子邮件、文本和短信等)的时间与女生低的心肺耐力并无统计学关联。本研究旨在探讨我国汉族儿童青少年体力活动、视屏时间与 20m 往返跑成绩的关系,进而为促进我国儿童青少年心肺耐力提供参考。

一、对象与方法

(一)研究对象

于 2015—2016 年采用立意抽样法在全国选取 92477 名儿童青少年进行 20mSRT 测试及体力活动、视屏时间等调查。为保证抽样的科学性,本研究在所有测试的地区均选择处于城市中心和经济水平较差的县乡地区学校各若干所,城乡儿童青少年人数比例接近于 1∶1。在华东、华北、中南、西北、西南和东北 6 个区域的 10～18 岁各年龄段,采用随机个案法随机选取男、女生各 120 名,共计 12960 名,剔除无效调查后,最终对 12221 份有效测试结果进行分析。其中男生 6097 名,女生 6124 名;小学生 3753 名,初中生 4229 名,高中生 4239 名。

(二)研究方法

采用问卷调查法调查我国汉族儿童青少年的体力活动状况和视屏时间,调查内容包括上下学方式、每天看电视和玩游戏的时间(视屏时间)、每天从事体育运动的情况(锻炼时间)以及周末活动时间等,其中上下学方式包括积极类型(步行和骑自行车)和消极类型(公交或出租车、地铁、家长接送和其他)。该调查问卷采用德尔菲法,利用《指标内容效度专家调查表》的形式,经过 30 多名体育和医学方面的专家审阅后,证明问卷的效度良好。

20mSRT 测试:测试者热身后站在相隔 20m 的 2 条横线其中 1 条,按音乐节奏以每分钟为 1 级进行由慢到快地往返跑,初始级速度为 8.0km/h,第 2 级为 9.0km/h,随后每升高 1 级跑速加快 0.5km/h,当测试者不能维持音乐所设定的速度中途停止跑步,或连续 2 次不能在音乐响起前到达端线,则终止测试,以往返跑总次数记为最终成绩。本研究对测试过程中可能影响测试结果的多种因素(受试者测试动机、测试环境条件等)进行了严格控制。将 20mSRT 测量值按不同性别、年龄的均值和标准差进行标准化,通过 Z 分 = (测量值 - 均值)/标准差,计算相应 Z 分。为便于 20mSRT 成绩评价,将 20mSRT 成绩划分为高、低 2 个等级,即 Z≤0 分为低等级,Z > 0 分为高等级。

(三)统计学分析

采用 SPSS19.0 对数据进行统计分析,首先采用 Pearsonχ2 检验对不同体力活动、视屏时间儿童青少年的 20mSRT 成绩进行比较。然后运用多因素 Logistic 回归模型,分析 20mSRT 成绩的影响因素,以 $P < 0.05$ 为差异统计学意义。

二、结果

(一)不同体力活动状况、视屏时间汉族儿童青少年 20mSRT 成绩分布

在上下学方式上,小学段与总体女生,积极类型高等级 20mSRT 成绩检出率均高于消极类型,差异均有统计学意义(P 值均 < 0.05)。在视屏时间上,初中段男生及男女生总体视屏时间超过 2h/d 学生的高等级 20mSRT 成绩检出率均低于视屏时间 1 ~ 2h/d、< 1h/d 的学生,差异均有统计学意义(P 值均 < 0.05)。在锻炼时间上,各学段男生,小学、初中段和总体女生,锻炼时间 > 60min/d 学生的高等级 20mSRT 成绩检出率均高于锻炼时间为 < 30min/d、30 ~ 60min/d 的学生,差异均有统计学意义(P 值均 < 0.05)。在周末活动上,小学段和总体的男生,外出时间等于在家的男生高等级 20mSRT 成绩检出率高于外出 > 在家、外出 < 在家的男生,差异均有统计学意义(P 值均 < 0.05)。见表 3 - 1、3 - 2。

表3-1 不同体力活动状况和不同视屏时间的我国汉族儿童青少年 20mSRT 差异比较/%（男）

因素	小学（10~12岁）			初中（13~15岁）			高中（16~18岁）			总体上（10~18岁）		
	高等级	χ^2值	P值	高等级	χ^2值	P值	高等级	χ^2值	P值	高等级	χ^2值	P值
上下学方式												
消极类型	437(46.2)	0.676	0.411	442(45.3)	0.920	0.359	403(42.2)	1.719	0.191	1282(44.6)	2.912	0.089
积极类型	442(48.1)			542(47.4)			523(45.1)			1507(46.8)		
视屏时间（h/d）												
>2	145(46.3)	0.482	0.786	170(40.3)	16.814	0.000	167(42.8)	1.899	0.387	482(42.8)	8.917	0.012
1~2	312(48.2)			290(43.5)			267(42.0)			869(44.6)		
<1	422(46.6)			524(50.9)			492(45.2)			1438(47.6)		
锻炼时间（min/d）												
<30	195(42.3)	15.336	0.000	302(43.1)	12.730	0.002	330(38.1)	20.727	0.000	827(40.8)	47.324	0.001
30~60	365(45.2)			414(45.3)			410(46.9)			1189(45.8)		
>60	319(53.5)			268(53.2)			186(50.0)			773(52.5)		
周末活动（h/d）												
外出<在家	386(43.6)	19.376	0.001	564(46.3)	0.962	0.618	507(44.6)	0.941	0.625	1457(44.9)	10.409	0.005
外出≈在家	222(56.8)			194(48.5)			157(44.2)			573(50.0)		
外出>在家	271(46.1)			226(45.3)			262(42.2)			759(44.4)		

表3-2 不同体力活动状况和不同视屏时间的我国汉族儿童青少年20mSRT差异比较/%（女）

因素	小学（10~12岁）			初中（13~15岁）			高中（16~18岁）			总体上（10~18岁）		
	高等级	χ^2值	P值	高等级	χ^2值	P值	高等级	χ^2值	P值	高等级	χ^2值	P值
上下学方式												
消极类型	468(45.0)	4.685	0.030	470(42.5)	0.311	0.577	448(43.3)	2.497	0.114	1386(43.6)	5.753	0.016
积极类型	424(50.0)			440(43.7)			509(46.7)			1373(46.6)		
视屏时间（h/d）												
>2	102(42.7)	3.435	0.180	122(39.5)	3.746	0.154	136(42.2)	3.546	0.170	360(41.4)	10.759	0.005
1~2	287(46.2)			288(41.7)			271(43.1)			846(43.6)		
<1	503(48.9)			500(45.0)			550(46.8)			1553(46.9)		
锻炼时间（min/d）												
<30	234(40.8)	16.645	0.000	435(40.9)	7.296	0.026	599(44.4)	1.657	0.437	1268(42.3)	24.598	0.000
30~60	424(48.5)			374(45.1)			297(45.3)			1095(46.4)		
>60	234(53.3)			101(49.0)			61(50.4)			396(51.4)		
周末活动（h/d）												
外出<在家	430(45.9)	1.429	0.489	579(43.4)	0.793	0.673	642(46.0)	5.298	0.071	1651(45.0)	2.777	0.249
外出≈在家	220(49.0)			171(44.0)			149(47.5)			540(46.8)		
外出>在家	242(48.2)			160(41.1)			166(40.1)			568(43.5)		

(二)20mSRT 影响因素的多因素 Logistic 回归分析

见表 3 - 3。

表 3 - 3　我国汉族儿童青少年 20mSRT 多因素 logistics 回归分析

自变量	P 值	OR 值	95% CI
上下学方式			
积极类型	0.182	1.05	0.98 ~ 1.13
视屏时间(h/d)			
>2	0.001	0.84	0.75 ~ 0.93
1 ~ 2	0.041	0.92	0.84 ~ 1.00
锻炼时间(min/d)			
>60	0.000	1.65	1.48 ~ 1.85
30 ~ 60	0.000	1.23	1.13 ~ 1.34
周末活动(h/d)			
外出 > 在家	0.469	0.97	0.88 ~ 1.06
外出 ≈ 在家	0.043	1.11	1.00 ~ 1.22
地区			
西南	0.000	2.97	2.60 ~ 3.39
西北	0.000	3.66	3.21 ~ 4.18
华东	0.000	4.24	3.71 ~ 4.85
中南	0.000	2.08	1.82 ~ 2.37
华北	0.000	2.99	2.62 ~ 3.42
年龄/岁			
10 ~ 12	0.306	1.05	0.96 ~ 1.15
13 ~ 15	0.608	0.98	0.89 ~ 1.07
性别			
女生	0.435	1.03	0.96 ~ 1.11

注:以上上下学方式为消极类型、视屏时间 <1h/d、锻炼时间 <30min/d、周末活动外出 <在家,地区为东北,年龄为高中段,性别为男孩等为参照。

以 20mSRT 不同等级水平为因变量(低等级 =0,高等级 =1),以地区(西南 =1,西北 =2,华东 =3,中南 =4,华北 =5,东北 =6)、性别(女 =1,男 =2)、年龄段(10 ~ 12 =1,13 ~ 15 =2,16 ~ 18 =3)、上下学方式(积极类型 =1,消极类型 =2)、视屏时间(>2 =1,1 ~ 2 =2, <1h/d =3)、锻炼时间(30 ~ 60 =1, >60 =2, <30min/d =3)、周末活动时间(外出 >在家 =1,外出 ≈在家 =2,外出 <在家 =3)为自变量做二分类 Logistic 回归分析,结果显示,锻炼时间 >60min/d、周末活动为外出≈在家、华东地区是我国汉族儿童青少年高等级 20mSRT 成绩的保护性因素，视屏时间 >2h/d 是我国汉族儿童青少年高等级 20mSRT 成绩的危险因素。

三、讨论

本研究显示，每天锻炼 60min 以上学生的高等级 20mSRT 成绩检出率高于锻炼时间 <30 和 30~60min/d 的学生，可能与体力活动时间和体脂率有关。在体力活动时间方面，Matute – Llorente 等对西班牙儿童进行的研究显示，儿童每天不同强度体力活动的总时间与心肺耐力呈正相关。Aires 等对葡萄牙儿童进行的研究证实，儿童每天体力活动时间越长，心肺耐力越高。Kulinski 等研究也表明，儿童每天中高强度体力活动时间越长，心肺耐力越高。由此可见，体力活动时间与儿童心肺耐力密切相关，与锻炼时间 <30 和 30~60min/d 儿童相比，锻炼时间 >60min/d 的儿童可能由于体力活动时间较长，因而心肺耐力更佳。在体脂率方面，体内脂肪组织过多会促使体内脂肪大量堆积，单位面积的耗氧量相对值降低，从而影响心肺耐力。一项研究显示，接近 60% 的儿童心肺耐力不足是因为与脂肪量增加有关。针对儿童运动量与体脂肪的相关性研究也表明，与每次锻炼 30min 的儿童相比，每次锻炼 60min 的儿童体脂率下降幅度更大，由此可见，体脂率的差异可能导致了锻炼时间 >60min/d 学生的心肺耐力高于锻炼时间不足 60min/d 学生。此外，本研究发现，积极上学方式的女生的高等级 20mSRT 成绩检出率高于消极上学方式的女生。积极上学方式促进儿童心肺耐力的提高，而消极上学方式与儿童低的心肺耐力相关联。因此，应提倡积极的上下学方式，促进儿童健康成长。

本研究结果显示，每天视屏时间 >2h/d 是我国汉族儿童青少年高等级 20mSRT 成绩的危险因素，可能与儿童超重肥胖和较长的久坐不动时间有关。在超重肥胖方面，视屏时间 >2h/d 是儿童超重肥胖的重要危险因素之一，而超重肥胖将影响儿童的心肺耐力。Minematsu 等对日本儿童进行的研究发现，肥胖儿童的心肺耐力低于正常体重儿童。Shang 等对我国华东 5 省儿童进行的研究表明，儿童超重、肥胖与心肺耐力呈负相关。Cruz 等对哥伦比亚儿童进行的研究也证实，肥胖导致儿童心肺耐力的下降。在久坐不动时间方面，Sandercock 等研究发现，儿童每天使用社会媒体（电子邮件、文本和短信等）的时间与更长的久坐时间相关，同时更长的久坐时间与儿童心肺耐力的下降相关联。Kulinski 等研究也证实，每天久坐时间越长，心肺耐力越低。因此，在日常生活中，儿童青少年应减少久坐不动的相关行为，将每天视屏时间控制在 2h 以下，从而增进健康水平。

参考文献

［1］谢敏豪,李红娟,王正珍,等. 心肺耐力:体质健康的核心要素——以美国有氧中心纵向研究为例［J］. 北京体育大学学报,2011,34(2):1 - 7.

［2］FERRARI G L D M,BRACCO M M,MATSUDO V K,et al. Cardiorespiratory fitness and nutritional status of schoolchildren:30 - year evolution［J］. J Pediatr(Rio J),2013,89(4):366 - 373.

［3］LAROUCHE R,SAUNDERS T J,FAULKNER G E,et al. Associations between active school transport and physical activity,body composition,and cardiovascular fitness:a systematic review of 68 studies［J］. J Phys Act Health,2014,11(1):206 - 227.

［4］CHILLON P,ORTEGA F B,RUIZ J R,et al. Bicycling to school is associated with improvements in physical fitness over a 6 - year follow - up period in Swedish children［J］. Prev Med,2012,55(2):108 - 112.

［5］RAMIREZ - VELEZR,GARCIA - HERMOSOAA,AGOSTINIS - SO - BRINHO C,et al. Cycling to school and body composition,physical fitness,and metabolic syndrome in children and adolescents［J］. J Pediatr,2017,188:57 - 63.

［6］VOSS C,SANDERCOCK G. Aerobic fitness and mode of travel to school in English schoolchildren［J］. Med Sci Sports Exerc,2010,42(2):281 - 287.

［7］PETERHANS E,WORTH A,WOLL A. Association between health behaviors and cardiorespiratory fitness in adolescents:results from the cross - sectional MoMo - study［J］. J Adolesc Health,2013,53(2):272 - 279.

［8］SANDERCOCK G R H,OGUNLEYE A A. Screen time and passive school travel as independent predictors of cardiorespiratory fitness in youth［J］. Prev Med,2012,54(5):319 - 322.

［9］MATUET - LLORENTEA,GONZALEZ - AGUEROA,GOMEZ - CA - BELLO G,et al. Physical activity and cardiorespiratory fitness in adolescents with Down syndrome［J］. Nutr Hosp,2013,28(3):1151 - 1155.

［10］AIRES L,SILVA P,SILVA G,et al. Intensity of physical activity,cardiorespiratory fitness,and body mass index in youth［J］. J Phys Act Health,2010,7(1):54 - 59.

［11］KULINSKI J P,KHERA A,AYERS C R,et al. Association between cardiorespiratory fitness and accelerometer - derived physical activity and sedentary time in the general population［J］. Mayo Clin Proc,2014,89(8):1063 - 1071.

［12］SANDERCOCK G R H,ALIBRAHIM M,BELLAMY M. Media device ownership and media use:associations with sedentary time,physical activity and fitness in English youth［J］. Prev Med Reports,2016,4:162 - 168. doi:10. 1016 /j. pmedr. 2016. 05. 013.

［13］POWELL C. The delphi technique:myths and realities［J］. J Adv Nurs,2003,41(4):376 - 382.

[14]尹小俭,郑冬华,陶行,等.长三角地区城市儿童与随迁儿童身体发育及营养状况的研究[J].沈阳体育学院学报,2015,34(6):97-103.

[15]TARTARUGA M P,MOTA C B,PEYRETARTARUG L A,et al. Running efficiency and long-distance performance prediction:influence of allometric scaling[J]. Sci Sport,2013,28(4):165-171.

[16]李新,李晓彤,王正珍,等.不同运动量对少年心肺耐力和身体成分影响的干预研究[J].中国体育科技,2017,53(5):110-116.

[17]程兰,李钦,高爱钰,等.小学三~五年级学生视屏行为和中高等强度活动与超重肥胖的关系[J].中国学校卫生,2016,37(8):1143-1146.

[18]MINEMATSU K,KAWABUCHI R,OKAZAKI H,et al. Physical activity cut-offs and risk factors for preventing child obesity in Japan[J]. Pediatr Int,2015,57(1):131-136.

[19]SHANG X W,LIU A L,LI Y P,et al. The association of weight status with physical fitness among Chinese children[J]. Int J Pediatr,2010,10:1-6. doi:10. 1155/2010 /515414.

[20]CRUZ A G,SUAREZ J F,CIRO J O,et al. Association between nutritional status and physical abilities in children aged 6~18 years in Medellin(Colombia)[J]. An Pediatr(Barc),2014,81(6):343-351.

第二节 不同空气质量对儿童青少年心肺耐力影响研究

儿童肺功能是研究大气污染对儿童健康的主要健康效应指标,很多人都在研究大气污染对儿童肺功能的影响,而肺功能又与小学生的心肺耐力有着密切的关系。本文对南京不同区域的686名7~12岁的小学生进行抽样调查,通过比较肺功能、心肺耐力与空气质量之间的关系,比较大气污染物对不同地区小学生肺功能的影响,结果发现:南京郊区小学男生的FVC、和MVV高于南京市区小学男生,差异具有统计学意义($P<0.05$);FEV1.0没有差异性($P>0.05$)。南京郊区小学女生的FVC、FEV1.0和MVV高于南京市区小学女生,差异具有统计学意义($P<0.05$)。南京郊区小学男生20米折返跑成绩高于南京市区小学男生,差异具有统计学意义($P<0.05$)。南京郊区小学女生20米折返跑成绩高于南京市区小学女生,差异具有统计学意义($P<0.05$)。结论:空气污染对小学生心肺耐力产生不利影响,今后应该合理地安排污染天气情况下的小学生体育活动。

空气颗粒(particulate matter,PM)是评价环境污染程度的最重要指标,它是分散在空气中的固态或液态颗粒状物质,常见的空气颗粒物有可吸入颗粒物(PM10)和细颗粒物(PM2.5)。研究显示,PM 的暴露量与人群呼吸系统疾病的发病率和死亡率升高密切相关,PM 暴露可导致呼吸系统疾病的发生与加重;PM 还会诱导气管的防御反应,如增加点液分泌和增加支气管高反应性,加重气管不完全可逆性阻塞,这些呼吸系统的改变可通过肺功能的改变反映出来。大气污染物直接影响的是呼吸系统的功能,而肺功能的各项指标又是常用来评价大气污染物对呼吸系统负面影响,同时也是用来发现早期肺部疾患的一种方法。儿童正处于生长发育期,国外很多研究都发现,儿童肺功能水平低下或者肺功能发育缓慢与大气颗粒物污染有一定的关系,空气质量提高与儿童肺功能提高有一定的相关性。越来越多的研究表明,暴露的大气颗粒物对儿童人体功能改变、非正常慢性疾病的发生以及死亡危险等症状不断恶化有着密切的关系,所以全社会应该更加关注大气颗粒物对儿童健康的影响。

在国家颁布的《国家学生体质健康标准》中,1~4 年级用肺活量体重指数评价学生心肺耐力,5~6 年级学生采用 50 米×8 折返跑和肺活量体重指数来评价学生的心肺耐力,而国外很多国家采用 20 米折返跑来评价小学生的心肺耐力,研究表明两者有高度相关性。所以本文尝试采用 20 米折返跑来测量小学生的心肺耐力。

为了探索空气质量对学龄儿童体质健康的影响,本文利用南京市市区和郊区两个不同区域的学龄儿童进行空气质量对心肺耐力的影响研究。研究采用分区域抽取样本,在南京市的城区和郊区各取一所学校的小学生作为调查样本,采用了解学生的基本信息,结合记录的空气质量情况以及学生测量各项肺功能数据和测试的心肺耐力成绩进行分析。通过进行数据整理、比较、分析,进一步了解不同区域的空气质量对小学不同年龄段学生的肺功能产生什么样的影响,进而了解其对小学生的心肺耐力产生什么样的影响。

通过研究不同空气质量对小学生肺功能以及心肺耐力方面的影响,对进一步了解大气污染物对小学生的伤害程度,为今后在受到污染大气环境中小学生的体育活动提出有意义的建议,更有效地促进小学生身体健康成长。

一、研究对象与研究方法

(一)研究对象

2014 年 3—5 月期间选取南京师范大学附属小学(市区)和南京师范大学附属中学江宁分校小学部(郊区)两所学校的部分学生进行研究。

南京师范大学附属小学6个年级,每个年级学生60名其中男生30、女生30,共360人。南京师范大学附属中学江宁分校小学部6个年级,每个年级学生60名其中男生30、女生30,共360人。学生分为7~12岁6个年龄段,最终样本为市区男生176、女生173;郊区男生164、女生173。每个年龄段都有测试者数量大致一样,可以保证测试结果相对有代表性。

表3-4　男女生各年龄段人数

年龄	市区		郊区	
	男生	女生	男生	女生
7	21	20	14	21
8	28	29	36	35
9	30	32	28	23
10	34	28	29	36
11	28	39	37	29
12	35	25	20	29
合计	176	173	164	173

虽然两所试验学校分属市区和郊区,但是学生的组成基本以城市学生为主,家庭条件相对较好,基本可以排除家庭条件情况对学生身体的负面影响。两所学校平时每天都有体育课和体育活动,可以保证学生每天运动一小时,学生平时体育锻炼的时间也很多,所以可以排除体育锻炼时间不同对学生身体素质的影响。

(二)研究方法

1. 文献资料法

以运动解剖学、运动生理学、运动医学等理论为本课题研究的理论基础,通过检索查阅与本研究相关的专业图书、期刊论文、报刊资料等,了解和吸收前人的研究成果并不断拓宽自己的知识面,充分利用GOOGLE、百度、雅虎等互联网搜索引擎及时收集与本研究相关的最新资料,了解研究动态,为理论分析做准备。

南京市区和郊区空气质量的获取。根据南京市空气质量网站、南京市环保局网站、江苏省环保厅官网公布的以往和即时南京市区和郊区两个监测点的空气质量指数,统计南京市2009年1月—2014年5月,其中2009年1月—2012年12月API指数,包含PM10指数,2013年1月—2014年5月为AQI指数,同时包含每日PM2.5的平均数值。

2. 测试法

本次研究主要对小学生的肺功能和心肺耐力两个方面进行测试,其中心肺耐力采用 20 米折返跑。测试的注意事项:(1)对每一位受试者进行体格检查并询问其病史及家族病史;(2)要求受试者前一天必须做到充分的休息,不得吃得太油腻;(3)实验前 2 个小时不得进食;(4)测试过程中,密切观察受试者的各项指标及运动状态;(5)对低年级的学生要专门用 1~2 次课教会学生怎样跑 20 米折返跑。

肺功能测试:测试者在平静环境下深吸气,夹住鼻子,用力快速地呼气,记录下 FVC、FEV1.0、FEV1.0% 数值,一般情况下 FEV1.0% 数值大于 80%。如 FEV1.0% 远小于 80% 可能测试时方法错误,可以让学生调整后再测一次。肺功能有问题的学生(如哮喘)FEV1.0% 数值也可能小于 80%。MVV 测试要求测试者以最大最快速度呼吸 15 秒,将侧的通气量乘以 4,计算每分钟最大通气量。

20 米折返跑测试:20 米折返跑是由慢到快地往返慢跑,测试采用由日本文部科学省所采用的测试音乐,跑步节奏完全由音乐节拍器控制,每过 1min 节奏加快一挡,当被测者踏不上节点,并不能到达限定距离之时(连续两次不能到达),跑步结束。受试者在相隔 20 米的两条线之间进行由慢到快地折返跑,跑步节奏完全由音乐节拍器控制,在听到 CD 音乐带中“笛”样哨音指令后开始向对面跑,到达后停止,等待下一声“笛”样哨音,受试者跑步频率不断加快,当经过反复鼓励,受试者连续 2 次不能在规定时间内按要求踏上或踏过端线,或感到确实无法坚持运动时停止测试。以跑单程 20 米一次记录为 1laps,跑 20 米往返一次记录成绩为 2laps,以此类推记录最终成绩。

测试时 10 人为一组进行测试,5 人跑步、5 人记录每跑一次就记录一次。本人全程监控,当发现一位学生连续达不到测试要求时,可以让学生立刻结束测试。当学生结束测试后,记录好测试的成绩,要求学生继续慢走并调整呼吸,不能立刻坐下或躺下。

3. 数理统计法

运用 Excel 表格进行数据初步统计、整理,然后运用 SPSS11.5 软件对相关数据进行统计学处理,并对相关数据进行差异性的验证。

二、研究结果

(一)南京市区和郊区空气质量统计

2013 年前南京市评价空气质量主要依据为国家环保总局 1996 年颁布修订的《环境空气质量标准(GB3095 - 1996)》,把空气污染物的浓度简化成为单一的概念性数值形式,并分级表示空气质量状况与空气污染的程度。从 2013 年 1 月起南京市评价空气质量主要依据国家环保总局 2012 年颁布修订的新的环境空气质量标准(GB3095 - 2012),AQI(空气质量指数)指数代替了 API 指数,同样指数

AQI 也分为六级,从一级优,二级良,三级轻度污染,四级中度污染,直至五级重度污染,六级严重污染,数值的区分同 API 指数一致。

　　API 指数主要是以首要污染物指数的指数来代表,如可吸入颗粒物(PM10)污染分指数 132;其他污染物的分指数为 76(SO_2),50(NO_2)。提取污染指数中的最大者报告这一区域的空气污染指数:API = max(132,76,50) = 132。最重要的污染物就是吸入颗粒物(PM10),所以当日的 API 指数为 132。2009—2012 年南京市空气质量全年年报中指出,期间南京市的大气首要污染物均为 PM10,所以可以判断这段时间 PM10 指数和 API 指数相同。从表 3 - 5 中可以看出,南京市 2009 年 API 平均指数为 74.3,PM10 平均指数为 74.3,PM10 含量均值为 0.100μm。全年空气达到优秀和良好的天气分别为 58 天、257 天,共 315 天。市区平均 API 指数 77.5,高于郊区的 71.8,相差 5.7。PM10 平均含量市区均值为 0、110μm,郊区均值为 0.091μm,相差 0.019μm。2010 年南京市 API 平均指数为 81.5,PM10 平均指数为 81.5,PM10 含量均值为 0.114μm。

　　通过数据统计分析比较和南京市环保局网站公布的信息,可以得出南京市郊区的空气质量要明显优于市区的空气质量,PM10 和 PM2.5 含量市区要高于郊区,PM10 和 PM2.5 为这段时间大气首要污染物,大气污染物对小学生健康产生的影响市区要高于郊区。

表 3 - 5　南京市区、郊区空气质量数据

年份	总计			市区			郊区		
	API 指数	PM10 指数	PM10 μm	API 指数	PM10 指数	PM10 μm	API 指数	PM10 指数	PM10 μm
2009	74.3	74.3	0.095	77.5	77.5	0.100	71.8	71.8	0.091
2010	81.5	81.5	0.114	85.2	85.2	0.118	78.4	78.4	0.096
2011	73.2	73.2	0.096	77.9	77.9	0.105	70.1	70.1	0.086
2012	75.7	75.7	0.102	79.2	79.2	0.109	72.2	72.2	0.088
	AQI 指数	PM2.5 指数	PM2.5 μm	AQI 指数	PM2.5 指数	PM2.5 μm	AQI 指数	PM2.5 指数	PM2.5 μm
2013	100.05	93.95	0.077	108.75	94.1*	0.082	93.75	82.1	0.070
2014		87.54			91.7*			78.9	

注:(1)　*P<0.05;(2)2013 年为 9—12 月的数值 2014 年为 1—5 月的数值。

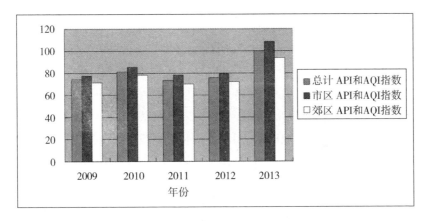

图 3-1 2009—2013 年南京市区、郊区 API 和 AQI 指数

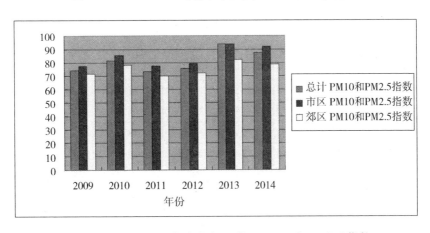

图 3-2 2009—2014 年南京市区、郊区 PM10 和 PM2.5 指数

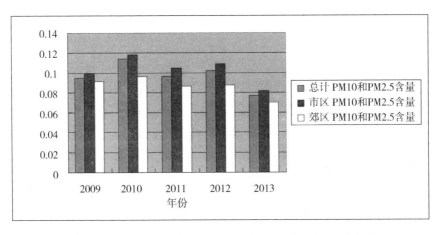

图 3-3 2009—2013 年南京市区、郊区 PM10 和 PM2.5 含量

（二）测试者的身高体重指数

本次测试一共有 686 名 7～12 岁小学生,其中市区 349 人(男生 176 人、女生 173 人),郊区 337 人(男生 164 人、女生 173 人)。由表 3－6 和表 3－7 可见,市区和郊区各年龄段的男、女生在身高、体重、BMI 没有差异性,可以证明市区和郊区的两所试验学校的学生身体形态基本是一致的,不会由于身体形态的因素,造成测试数据的差异。男生身高在 127～155cm,体重在 29～44kg,BMI 在 16～20kg·m^{-2};女生身高在 127～156cm,体重在 27～46kg,BMI16～20kg·m^{-2}在之间。

表 3－6　南京市区、郊区男生身高、体重和 BMI(Mean ± SD)

市区					郊区			
年龄	N	身高(cm)	体重(kg)	BMI (kg·m^{-2})	N	身高(cm)	体重(kg)	BMI (kg·m^{-2})
7	21	127.38 ± 7.87	27.33 ± 4.01	16.84 ± 2.14	14	130.29 ± 5013	28.64 ± 5.09	16.77 ± 2.23
8	28	133.4 ± 5.19	32.05 ± 4.46	18.11 ± 2.21	36	131.64 ± 5.19	30.81 ± 4.87	17.70 ± 1.91
9	30	138.23 ± 5.69	34.80 ± 6.04	18.19 ± 2.80	28	136.89 ± 7.81	39.29 ± 13.33	20.74 ± 6.05
10	34	143.65 ± 7.16	37.15 ± 7.80	17.85 ± 2.79	29	142.48 ± 6.04	35.28 ± 5.77	17.35 ± 2.54
11	28	148.25 ± 7.45	40.39 ± 9.86	18.25 ± 3.69	37	149.65 ± 7.28	41.32 ± 7.63	18.32 ± 2.29
12	35	155.83 ± 7.86	44.71 ± 7.43	18.47 ± 3.27	20	156.75 ± 10.5	50.6 ± 11.30	20.45 ± 3.18
合计	176	142 ± 11.52	37.79 ± 10.60	18.55 ± 5.55	164	141.46 ± 11.4	36.79 ± 8.82	18.02 ± 2.90

表 3－7　南京市区、郊区女生身高、体重和 BMI(Mean ± SD)

市区					郊区			
年龄	N	身高(cm)	体重(kg)	BMI (kg·m^{-2})	N	身高(cm)	体重(kg)	BMI (kg·m^{-2})
7	20	128.90 ± 2.77	29.20 ± 1.88	17.58 ± 1.25	21	127.95 ± 4.41	27.77 ± 3.73	16.95 ± 2.04
8	29	131.83 ± 5.68	29.79 ± 5.57	17.14 ± 2.97	35	130.83 ± 5.13	27.71 ± 5.47	16.14 ± 28.24
9	32	136.81 ± 5.19	30.16 ± 4.31	16.12 ± 2.23	23	137.39 ± 4.65	32.26 ± 6.15	17.11 ± 3.48
10	28	140.57 ± 6.82	31.79 ± 5.29	15.99 ± 1.91	36	142.67 ± 7.30	35.53 ± 6.72	17.37 ± 2.61
11	39	148.41 ± 7.45	37.26 ± 5.48	16.90 ± 2.06	29	150.93 ± 9.34	38.93 ± 6.08	17.04 ± 1.88
12	25	155.12 ± 5.58	43.72 ± 5.96	18.15 ± 2.13	29	156.38 ± 5.65	46.39 ± 6.29	18.93 ± 2.11
合计	173	141.47 ± 11.87	34.96 ± 8.76	17.24 ± 3.65	173	140.93 ± 10.52	33.81 ± 7.08	16.91 ± 2.28

（三）学生出生地调查

从对学生的出生地的调查得出,南京市区 99% 的学生出生在大中城市,1% 的学生出生的小城市;南京郊区 95% 的学生出生在大中城市,5% 的学生出生在小城市。

（四）南京市区和郊区小学生肺功能统计

1. FVC 数据统计

从表 3 - 8 中可以看出，随着年龄的增长，男生 FVC 数值均值呈现上升的趋势。男生最小值为市区 7 岁组的 1.16 ± 0.21ml，最大值为郊区 11 岁组的 2.13 ± 0.44ml，相差 0.97ml。

从数据可以看出，郊区男生 FVC 数值均值均略高于市区男生的 FVC 数值均值，在 7 岁年龄组，市区为 1.16 ± 0.21ml，郊区为 1.47 ± 0.44ml，（$P < 0.05$）具有统计学意义。在 8 岁年龄组，市区为 1.40 ± 0.27ml，郊区为 1.64 ± 0.35ml，（$P < 0.05$）差异具有统计学意义。在合计一栏，市区 FVC 数值均值 1.76 ± 0.47ml，郊区 FVC 数值均值 1.98 ± 0.48ml，（$P < 0.05$）具有统计学意义。说明郊区的男生的 FVC 测量数值要优于市区的男生。

表 3 - 8　男生 FVC 数据比较（Mean ± SD）

年龄	N	市区（ml）	N	郊区（ml）
7	21	1.16 ± 0.21	14	1.47 ± 0.44 [*]
8	28	1.40 ± 0.27	36	1.74 ± 0.35 [*]
9	30	1.69 ± 0.37	28	1.83 ± 0.33
10	34	1.87 ± 0.41	29	1.96 ± 0.37
11	28	2.02 ± 0.44	37	2.13 ±0/44
12	35	1.74 ± 0.50	20	1.96 ± 0.51
合计	176	1.76 ± 0.47	164	1.98 ± 0.48 [*]

注：[*] P < 0.05

从表 3 - 9 中可以看出，随着年龄的增长，女生 FVC 数值均值也呈现上升的趋势。女生最小值为郊区 7 岁组的 0.99 ± 0.29ml，最大值为郊区 12 岁组的 1.83 ± 0.43ml，相差 0.84ml。

表 3 - 9　女生 FVC 数据比较（Mean ± SD）

年龄	N	市区（ml）	N	郊区（ml）
7	20	0.99 ± 0.29	21	1.22 ± 0.28
8	29	1.24 ± 0.28	35	1.44 ± 0.24 [*]
9	32	1.46 ± 0.20	23	1.72 ± 0.36 [*]

年龄	N	市区(ml)	N	郊区(ml)
10	28	1.66 ± 0.32	36	1.75 ± 0.34
11	39	1.66 ± 0.28	29	1.82 ± 0.35
12	25	1.76 ± 0.43	29	1.83 ± 0.43
合计	173	1.49 ± 0.39	173	1.64 ± 0.39 *

注：* $P < 0.05$

从数据可以看出,郊区女生 FVC 数值均值均高于市区女生的 FVC 数值均值。

8 岁年龄组,市区为 1.24 ± 0.28ml,郊区为 1.44 ± 0.24ml,($P < 0.05$)差异具有统计学意义。9 岁年龄组,市区为 1.46 ± 0.20ml,郊区为 1.72 ± 0.36ml,($P < 0.05$)差异具有统计学意义。在合计一栏,市区 FVC 数值均值 1.49 ± 0.39ml,明显小于郊区 FVC 数值均值 1.64 ± 0.39ml,($P < 0.05$)差异具有统计学意义。说明郊区的女生的 FVC 测量数值要优于市区的女生。

2. FEV1.0 数据统计

从表 3 - 10 中可以看出,随着年龄的增长,男生 FEV1.0 数值均值呈现上升的趋势。男生最小值为市区 7 岁组 0.98 ± 0.21ml,最大值为郊区 12 岁组的 1.71 ± 0.70ml,相差 0.73ml。

数据表明,郊区男生的 FEV1.0 数值均值在每个年龄段略优于市区男生,合计一栏 7 ~ 12 岁市区男生为 1.47 ± 1.59ml,小于郊区男生的 1.56 ± 0.38ml,($P > 0.05$)不具有统计学意义。

表 3 - 10　男生 FEV1.0 数据比较(Mean ± SD)

年龄	N	市区(ml)	N	郊区(ml)
7	21	0.98 ± 0.21	14	1.22 ± 0.37
8	28	1.21 ± 0.27	36	1.38 ± 0.26
9	30	1.34 ± 0.28	28	1.35 ± 0.35
10	34	1.53 ± 0.37	29	1.62 ± 0.31
11	28	1.69 ± 0.40	37	1.70 ± 0.36
12	35	1.40 ± 0.43	20	1.71 ± 0.70
合计	176	1.47 ± 1.59	164	1.56 ± 0.38

注：* $P < 0.05$

从表 3 - 11 中可以看出,随着年龄的增长,女生 FEV1.0 数值均值也呈现上升的趋势。女生最小值为市区 7 岁组的 0.83 ± 0.25ml,最大值为郊区 11 岁组的 1.53 ± 0.38ml,相差 0.70ml。

表 3 - 11　女生 FEV1.0 数据比较(Mean ± SD)

年龄	N	市区(ml)	N	郊区(ml)
7	20	0.83 ± 0.25	21	1.03 ± 0.25
8	29	1.04 ± 0.23	35	1.18 ± 0.17
9	32	1.21 ± 0.19	23	1.40 ± 0.29
10	28	1.35 ± 0.27	36	1.39 ± 0.28
11	39	1.38 ± 0.34	29	1.53 ± 0.38
12	25	1.45 ± 0.37	29	1.51 ± 0.43
合计	173	1.24 ± 0.27	173	1.34 ± 0.34 *

注:* P < 0.05

数据表明,郊区女生的 FEV1.0 数值均值在每个年龄段明显优于市区女生,合计一栏 7 ~ 12 岁市区女生为 1.24 ± 0.27ml,小于郊区女生的 1.34 ± 0.34ml,(P < 0.05)差异具有统计学意义。说明郊区女生的 FEV1.0 测量数据要优于市区女生。

3. FEV1.0% 数据统计

从表 3 - 12、3 - 13 可以看出,不同年龄阶段的小学生 FEV1.0% 的数值均值没有显著变化。相关研究表明正常的 FEV1.0% 占预计值的百分比要大于 80%。从男、女生 FEV1.0% 数值均值都在 80% 以上可以得出本次试验学生的肺功能都在正常的范围内。郊区的男、女生的数值均值都略低于市区男、女生,但是(P > 0.05)不具有统计学意义。

表 3 - 12　男生 FEV1.0% 数据比较(Mean ± SD)

年龄	N	市区	N	郊区
7	21	84.48 ± 8.44	14	84.00 ± 7.61
8	28	86.32 ± 9/89	36	82.76 ± 6.58
9	30	80.17 ± 6.53	28	80.54 ± 6.79
10	34	81.71 ± 5.08	29	82.62 ± 6.83
11	28	81.07 ± 4.59	37	84.27 ± 7.90
12	35	84.54 ± 9.60	20	80.35 ± 6.17
合计	176	82.65 ± 7.95	164	82.50 ± 7.07

注:* P < 0.05

表 3 – 13　女生 FEV1. 0%数据比较(Mean ± SD)

年龄	N	市区	N	郊区
7	20	83. 45 ± 8. 05	21	84. 48 ± 6. 57
8	29	84. 41 ± 6/09	35	82. 46 ± 6. 42
9	32	83. 16 ± 7. 48	23	80. 78 ± 6. 90
10	28	81. 68 ± 5. 94	36	79. 36 ± 5. 53
11	39	80. 82 ± 9. 54	29	83. 69 ± 9. 75
12	25	79. 66 ± 6. 73	29	79. 67 ± 6. 73
合计	173	82. 97 ± 7. 99*	173	81. 57 ± 7. 21

注：* $P < 0.05$

4. MVV 数据统计

从表 3 – 14 中显示,在不同的年龄段,男生 MVV 数值均值表现出低龄段平稳、变化小,但是在高年龄段出现线形快速上升。男生最小值为市区 7 岁组的 22.26 ± 8.17ml,最大值为郊区 12 岁组的 44.21 ± 9.08ml,相差 21.94ml。

通过数据可以得出,郊区男生的 MVV 数值均值在每个年龄段明显高于市区男生,合计一栏 7 ~ 12 岁市区男生为 27.69 ± 14.67ml,小于郊区男生为 34.49 ± 11.45ml,($P < 0.05$)差异具有统计学意义。说明郊区男生的 MVV 的测量数据要优于市区的男生。

表 3 – 14　男生 MVV 数据比较(Mean ± SD)

年龄	N	市区(ml)	N	郊区(ml)
7	21	22. 26 ± 8. 17	14	27. 22 ± 6. 99
8	28	25. 87 ± 9. 56	36	26. 92 ± 10. 87
9	30	23. 58 ± 6/30	28	27. 79 ± 6. 42
10	34	24. 24 ± 10/61	29	29. 41 ± 11. 43
11	28	33. 34 ± 18. 06	37	40. 60 ± 13. 97
12	35	37. 26 ± 14. 20	20	44. 21 ± 9. 08
合计	176	27. 69 ± 14. 67	164	34. 49 ± 11. 45*

注：* $P < 0.05$

从表3－15中显示,在不同的年龄段,女生MVV数值均值表现出同男生相同的变化,低龄段平稳、变化小,高年龄段出现线形快速上升。女生最小值为市区7岁组的17.18±4.77ml,最大值为12岁组的33.74±14.06,相差16.56ml。通过数据可以得出,郊区女生的MVV数值均值在每个年龄段都优于市区女生,7岁组市区为17.18±4.77ml,郊区为22.29±8.01ml,($P<0.05$)差异具有统计学意义。8岁组市区为21.26±7.04ml,郊区为27.46±5.65ml,($P<0.05$)差异具有统计学意义。合计7～12岁市区女生为23.52±10.17ml,远小于郊区女生28.34±10.40ml,($P<0.05$)差异具有统计学意义。说明郊区女生的MVV的测量数据要优于市区女生。

表3－15 女生MVV数据比较（Mean±SD）

年龄	N	市区（ml）	N	郊区（ml）
7	20	17.18±4.77	21	22.29±8.01*
8	29	21.26±7.04	35	27.46±5.65*
9	32	22.32±7.86	23	25.23±7.39
10	28	22.25±6/74	36	26.36±7.21
11	39	30.57±12.14	29	32.38±11.86
12	25	29.74±14.06	29	33.74±14.06
合计	173	23.52±10.17	173	28.34±10.40*

注：* $P<0.05$

（五）南京市区和郊区小学生20米折返跑测试成绩

从表3－16中可以看出,随着年龄的增长市区、郊区的男生20米折返跑成绩呈现上升的趋势,成绩均值从最低的市区7岁组20.38±6.52次,提升至最好的郊区12岁组的44.40±11.51次,相差24次。数据表明,郊区男生的20米折返跑成绩均值在每个年龄段明显高于市区男生,10岁年龄组市区男生成绩均值为33.50±13.46次,郊区男生成绩均值为37.10±6.69次,($P<0.05$)差异具有统计学意义。合计一栏7～12岁市区男生成绩均值为32.11±14.32次,郊区男生成绩均值为36.72±11.11次,($P<0.05$)差异具有统计学意义。说明郊区男生的20米折返跑成绩要优于市区男生。

表 3 – 16　男生 20 米折返跑测试成绩比较(Mean ± SD)

年龄	N	市区(次)	N	郊区(次)
7	21	20.38 ± 6.52	14	22.21 ± 6.52
8	28	26.46 ± 6.77	36	27.53 ± 9.68
9	30	31.87 ± 15.44	28	34.11 ± 6.83
10	34	33.50 ± 13.46	29	37.10 ± 6.69 *
11	28	41.21 ± 18.49	37	43.57 ± 9.47
12	35	40.26 ± 10.10	20	44.40 ± 11.51
合计	176	32.11 ± 14.32	164	36.72 ± 11.11 *

注：* P < 0.05

从表 3 – 17 中可以看出,随着年龄的增长市区、郊区的女生 20 米折返跑成绩呈现上升的趋势,成绩均值从最低的市区 7 岁组 20.50 ± 7.40 次,提升至最好的郊区 12 岁组的 43.00 ± 9.69 次,相差 23 次。数据表明,郊区女生的 20 米折返跑成绩均值在每个年龄段都优于市区女生,尤其在 10、11、12 岁年龄段明显高于市区女生,10 岁年龄组市区女生成绩均值为 29.96 ± 8.88 次,郊区女生成绩均值为 36.31 ± 6.70 次,(P < 0.05)差异具有统计学意义。11 岁年龄组市区女生成绩均值为 32.13 ± 9.18 次,郊区女生成绩均值为 38.38 ± 10.81 次,(P < 0.05)差异具有统计学意义。12 岁年龄组市区女生成绩均值为 38.36 ± 4.77 次,郊区女生成绩均值为 43.00 ± 9.69 次,(P < 0.05)差异具有统计学意义。合计一栏 7 ~ 12 岁市区女生成绩均值为 28.57 ± 10.05 次,郊区女生成绩均值为 32.05 ± 9.47 次,(P < 0.05)差异具有统计学意义。说明郊区女生的 20 米折返跑成绩要优于市区女生。

表 3 – 17　女生 20 米折返跑测试成绩比较(Mean ± SD)

年龄	N	市区(次)	N	郊区(次)
7	20	20.50 ± 7.40	21	21.48 ± 4.45
8	29	24.21 ± 6.49	35	28.40 ± 5.84
9	32	27.84 ± 11.79	23	33.22 ± 5.53
10	28	29.96 ± 8.88	36	36.31 ± 6.70 *
11	39	32.13 ± 9.18	29	38.38 ± 10.81 *
12	25	38.36 ± 4.77	29	43.00 ± 9.69 *
合计	173	28.57 ± 10.05	173	32.05 ± 9.47 *

注：* P < 0.05

三、分析与讨论

(一)南京市区和郊区空气质量比较分析

本次试验选定的两所学校分别在市区(鼓楼区)、郊区(江宁区)。根据南京市环保局网站公布的南京市2009—2014年环境公报数据,可以看出南京市江宁区的空气质量要优于鼓楼区,即南京郊区的空气质量要比市区的好。2009—2012年大气主要污染物为PM10,当新的标准推出后,大气的主要污染物为PM2.5。

南京空气质量网站公布的鼓楼和江宁两个检测点每日空气质量数据进行数理统计,不难看出从2009—2014年南京市区的API指数均值、AQI指数均值、PM10指数均值、PM10含量均值、PM2.5指数均值、PM2.5含量均值高于郊区的数值,其中2013年和2014年市区和郊区的PM2.5数值($P < 0.05$),差异具有统计学意义。进一步证明了南京郊区的空气质量优于市区的空气质量。

南京郊区的空气质量要优于市区空气质量。南京市大气污染物主要是PM10和PM2.5,而扬尘对PM10和PM2.5贡献率最高,其次是燃煤和机动车尾气。南京郊区污染企业少,交通通畅机动车流量少,而市区有部分污染企业,交通拥堵机动车流量大,并且市区的实验学校附近有两条交通主干道,机动车尾气污染的影响更大。虽然郊区和市区都有城市建设开发,但是郊区地域空旷相比市区更有利于污染物的扩散,这些可能是郊区空气质量比较好的部分原因。

(二)南京市区和郊区小学生肺功能分析

FVC(用力肺活量)是指一次最大吸气后,用力尽快呼气所能呼出的最大气量,略低于正常不限时间的肺活量,该指标是指将测定肺活量的气体用最快速呼出的能力。从FVC数据均值来看,南京郊区的学生的FVC要明显好于南京市区学生,而且年龄越小差距越大。综上所述,南京市空气质量好的区域小学生FVC数值要高于空气质量差的区域小学生FVC数值。

1. 小学生FEV1.0的分析

FEV1.0(一秒钟用力呼气容积)是指在1秒钟内一次最大吸气后再尽快尽力呼气所能呼出的气体量,常用于衡量气道是否有阻塞性通气障碍的存在。FEV1.0%是指一秒钟用力呼气容积占用力肺活量的比重。正常人的比值要比80%高,比80%低说明存在气道阻塞性通气障碍,比方说哮喘。

本研究中,从FEV1.0%来看,市区和郊区小学生,在每个年龄段男女生都非常接近。市区男生FEV1.0%均值为82.65 ± 7.95,郊区男生均值为82.50 ± 7.07,市区女生FEV1.0%均值为82.97 ± 7.99,郊区女生均值为81.57 ± 7.21,从综合指标看,南京市区与郊区小学生并无明显差异,这说明:市区和郊区小学生的肺功能能力水平非常接近。

男生 FEV1.0 的数值没有差异性,但是男生 FVC 具有差异性,出现这种情况可能是部分学生在测试中没能完全领会测试要求而出现的误差。由于 FEV1.0 与 FVC 有着相连性,可以判断郊区小学生 FEV1.0 能力要优于市区小学生,同时市区和郊区小学生的肺功能能力水平基本相同。

2. 小学生 MVV 的分析

MVV(每分钟最大通气量)是指单位时间内以尽可能快的速度和尽可能深的幅度重复最大自主努力呼吸所得到的通气量,是综合评价肺功能储备的可靠指标,用以衡量气道的通畅度、肺和胸廓的弹性和呼吸肌的力量。

本研究中,FVC、FEV1.0 与 MVV 均出现年龄越大数值越大的情况,南京郊区小学生 MVV 数值要优于市区小学生 MVV 数值,并且市区和郊区小学生的 MVV 随着年龄的增长呈现上升趋势。

从南京市区和郊区小学生 MVV 有差异性的结果和研究中提到的 FVC、FEV1.0 与 MVV 正相关的关系,可以得出南京市区、郊区小学生的 FVC、FEV1.0 与 MVV 都具有差异性,并且郊区小学生的肺功能要优于市区小学生的肺功能。南京市区的空气污染物对小学生肺功能的影响要超过郊区空气污染物对小学生肺功能的影响。

(三)南京市区和郊区小学生心肺耐力的分析

呼吸系统从空气中获得较多的氧,并很快地通过血液循环将其运送到身体的各组织细胞,而细胞又有很强利用氧的能力,这时机体的工作效率就高,而且能坚持较长的时间。可见心肺耐力涉及心脏、血液、肺和细胞代谢等方面的功能。心肺耐力综合反映人摄取、转运和利用氧的能力。它牵涉心脏泵血性能、肺部摄氧以及交换气体性能、血液循环系统带氧气到全身各部位的效率及肌肉等组织使用氧气的性能。运动中所需要的氧气和运动产生的废气,都是通过肺部摄入和排除的。肺功能差的人,用力肺活量、最大通气量都相对不足,肺部摄氧及交换气体的能力相对较弱,运动中摄入的氧气量也就相对较少,提供给运动所需的能量就更少,从而运动的时间相对较短、可以承受的运动强度较小。从而可以发现肺功能和心肺耐力有着相关性。20 米折返跑在国外常用于测试学生心肺功能的手段,国外研究者采用 20 米折返跑测试评价有氧能力已有几十年历史,20 米折返跑评价学生心肺耐力具有有效性和可靠性。

从 20 米折返跑测试结果中看出,男生 20 米折返跑均值最小值为市区 7 岁组的 20.38 ± 6.52 次,最大值为郊区 12 岁组 44.40 ± 11.51 次,市区成绩均值 32.11 ± 14.32 次,郊区成绩均值为 36.72 ± 11.11 次,郊区高于市区($P < 0.05$),差

异具有统计学意义。女生 20 米折返跑成绩均值最小值为市区 7 岁组的 20.50 ±
7.40 次,最大值为 12 岁组 43.00 ±9.69 次,市区成绩均值为 28.57 ±10.05 次,郊
区成绩均值为 32.05 ±9.47 次,郊区高于市区(P <0.05),差异具有统计学意义。
说明郊区小学生 20 米折返跑成绩要明显优于市区小学生 20 米折返跑成绩。邹
志春等人对上海市 7 ~12 岁 5019 名学生进行 20 米折返跑测试,得出的结果 7 ~
12 岁男生平均成绩分别为 15.06 ±5.69 次、16.31 ±6.77 次、18.91 ±6.75 次、
21.77 ±9.51 次、26.81 ±11.51 次,34.88 ±13.20 次,成绩要低于本次试验测试的
成绩,但平均成绩随着年龄呈上升趋势是相一致的。女生平均成绩分别为
13.17 ±4.36 次、14.89 ±5.08 次、18.19 ±5.80 次、21.67 ±8.09 次、24.65 ±8.55
次,28.63 ±10.13 次,成绩低于本次试验的成绩,平均成绩随着年龄呈上升趋势,
成绩随着年龄增长而上升与邹志春研究结果非常相似。

综上所述,南京郊区小学生的心肺耐力要优于市区小学生的心肺耐力。本次
研究中 20 米折返跑的成绩基本能够代表两所学校学生的心肺耐力的水平,从空
气质量和 20 米折返跑的影响关系来看,南京市区的空气质量对市区小学生的心
肺耐力影响要大于郊区的小学生,从成绩上看,郊区小学生的心肺耐力要比市区
的好。

四、结论

本文抽取南京不同区域的 7 ~12 岁 686 名(市区男生 176、女生 173;郊区男生
164、女生 173。)小学生作为研究对象,通过检测得到的肺功能数据和测试得到的
心肺耐力成绩数据进行分析和探讨,了解到不同空气质量对小学生心肺耐力的影
响。得到以下结论:

(1)南京市郊区小学生的心肺功能整体水平比市区小学生的心肺功能水平
要好;

(2)空气污染物会对小学生心肺耐力产生不利影响,污染程度越严重影响
越大。

参考文献

[1]陈玉平. 不同环境空气中颗粒物水平及其对肺功能的影响探讨[D]. 武汉:华中科
技大学. 2013.

[2]张晓明,裴秀坤,王建辉,等. 空气污染流行病学研究[J]. 环境与健康杂志,2000,17
(1):9.

[3]HORAK FJ,STUDNICKA M,GARTNER C,el a1. Particulate mailer and lung function

growth in children:a 3 – year follow—up study in Aus—than school children[J]. Eur Respir J, 2002,19(5):838—845.

[4]AROSSA W,SPINACI S,BUGIANI M,et a1. Changes in lung function of children after an air pollution decrease[J]. Arch Environ Health,1987,42(3):170—174.

[5]南京市空气质量网[P/OL]. http://www. pm25. in/nanjing/.

[6]南京市环保局网站[P/OL]. http://www. njhb. gov. cn/.

[7]江苏省环保厅网站[P/OL]. http://www. jshb. gov. cn/.

[8]LEGER LA,MERCIER D. GADOURY C,et al. The multistage 20meter shuttle run for aerobic fitness[J]. J Sports Sci,1988,6(2):93 – 101.

[9]南京市空气质量报告[P/OL]. http://www. njhb. gov. cn/43462/43463/.

[10]PM10 浓度 0. 374 计算出来的 API 指数是多少[P/OL]. http://zhidao. baidu. com/ link? url = 2vC9k8unWaRvUkitxEVMFJVmpEcs6QEl Xm7q4iD YjHjIuhFHj0paQsmHBM _ j9XJ81pFKnyuNC8u12Ul7nGzrSl3gzQwwZUeVSU_CU4fPby.

[11]南京市环境保护局. 环境公报[P/OL]. http://www. njhb. gov. cn/43462/43463/.

[12]瞿水保,许崇高. 大学生健康体适能心肺耐力测试指标效度的比较研究[J]. 武汉体育学院学报. 2011. 1(45).

[13]陈嵘,王健,黄滨. 三种心肺功能运动负荷测试的评价效度研究[J]. 体育科学, 2005,25(6):52 – 54.

[14]LE'GER LA,LAMBERT J. A maximal multistage 20m shuttle run test to predict VO2max [J]. Eur J Appl Physiol,1982,49(1):1 – 12.

[15]蔡秋,朱力亚. 20 米折返跑预测最大摄氧量的可靠性研究[J]. 广东教育学院学报, 1995,(2):104 – 107.

[16]邹志春,陈佩杰,庄洁. 上海城区 7～17 岁正常、超重和肥胖学生 20 米折返跑成绩比较[J]. 中国运动医学杂志. 2012,31(4):295 – 298.

第三节　大气污染对儿童青少年心肺功能影响研究

儿童青少年心肺功能主要包括肺功能、心血管功能和心肺耐力(最大摄氧量),心肺功能与体质健康密切相关。其中心肺耐力综合反映儿童摄取、转运和利用氧的能力,与心脏泵血功能、肺通气换气功能、血液循环系统携带氧气以及肌肉等外周组织利用氧的能力相关,是儿童体质健康各组成部分的核心要素。

影响儿童青少年心肺功能发展水平的主要因素有遗传、个体状况(性别、青春期等)、训练强度和大气环境等。有研究指出,全球大气污染最严重的 20 个城市有 10 个在中国,这些城市空气中悬浮微粒和硫黄含量目前在全世界处于最高水平,其中山西太原空气中悬浮微粒的含量是世界卫生组织规定标准的 8 倍,济南接近 7 倍,北京和沈阳接近 6 倍;重庆空气中二氧化硫的含量最高,接近世界卫生组织规定标准的 7 倍。2015 年中国环境保护部报告显示,中国重污染天气尚未得到有效遏制,其中空气质量相对较差的前 10 位城市有 8 个环绕在北京周边,分别是保定、邢台、石家庄等。诸多研究表明,大气污染明显损害儿童肺功能等的健康。同时研究也指出,虽然大气污染对儿童心血管功能有一定的影响,但这些研究均为横向研究,有待进一步通过队列研究(纵向研究)加以考证。针对大气污染对儿童青少年心肺耐力影响的研究报道指出,大气污染程度高的地区儿童心肺耐力要比大气污染程度低的地区差。但也有研究认为,处于高、低固体颗粒物污染环境中的学龄儿童之间的最大摄氧量(心肺耐力)不存在差异。由此可见,大气污染对儿童青少年心肺功能造成影响的诸多因素仍未完全阐明,仍需加强研究。

一、大气污染对儿童肺功能影响的研究成果丰富

在国际上,Gaude Rman 等于 2004 年对南加州社区 12 所学校的 1759 名 10 岁儿童进行了 8a 的肺功能跟踪测量,用线性回归分析空气污染与 1s 用力呼气容积(FEV1)和其他肺活量指标之间的关系,结果显示,空气污染对儿童 FEV1 增长具有负面影响,暴露在低浓度 PM2.5 污染环境下的儿童 18 岁后 FEV1 是暴露在高浓度 PM2.5 污染环境下儿童的 4.9 倍。该研究虽证实了慢性肺功能疾病的增长与空气污染有关,但是还需进一步探讨各污染物对儿童青少年肺功能影响的具体机制。Lang kulsen 等对曼谷 10 ~ 15 岁 878 名儿童进行的肺活量测定和问卷调查的研究表明,生活在高污染地区的儿童呼吸道疾病和肺功能受损疾病的患病率比生活在低污染地区的儿童高。由于该研究没有把儿童在户外的玩耍时间考虑在内,因此不同程度地影响了研究的结果。Ba R Raza – Villa R Real 等对墨西哥城市 158 名患哮喘疾病和 50 名正常儿童进行了为期 22 周的跟踪研究,结果表明,暴露在 PM2.5 污染环境中的哮喘和非哮喘儿童均会出现急性哮喘气道炎症和肺功能下降。由于肺部炎症的诱因较为复杂,而很多学校都设在交通繁忙的公路附近,扬尘和其中的重金属以及致病微生物很有可能会引发急性哮喘气道炎和肺功能下降,但该研究并未完全考虑到这些因素,因此相关结果仍然需要进一步研究。WU 等对北京理工大学 41 名大学生的肺表面各种空气污染物微粒的短期效应进行了测试,结果显示,PM2.5 中的氯、锌、铜、钒、铅、锡可能是导致肺功能变化的主要污染源。Gao 等通过问卷调查,运用多元回归等方法分析了香港 8 ~ 10 岁儿童不同大气污染环境与呼吸系统疾病的相互关系,结果表明,大气污染对儿童呼吸

系统健康产生负面影响,并指出 PM10 和 NO$_2$ 是影响健康的主要污染物。该研究由于是横向研究,因此无法建立大气污染随时间变化对儿童呼吸系统影响的因果关系,且该研究为回忆性调查研究,许多结论仍然需要进一步实证考证。Amadeo 等随机选取了 1436 名 8 ~ 13 岁的儿童,研究暴露于接近中度污染的室内、室外的臭氧(O$_3$)和二氧化氮(NO$_2$)环境以及短期和中期暴露在以 O$_3$、NO$_2$、二氧化硫(SO$_2$)和 PM10 为背景空气污染模型中儿童的呼吸峰流速,结果表明,不同空气污染模型对于儿童均有降低肺功能的影响,但该研究指出空气中污染源的成分和毒性还需要进一步研究考证。

在国内发表的相关文献中,胡衡生等以广西南宁市重污染区、中污染区和轻污染区的 3 所小学全体学生为研究对象,分析和探讨暴露在不同大气污染环境下学龄儿童患呼吸道疾病的风险性,结果表明,大气重污染区学龄儿童患呼吸系统疾病的危险性显著高于轻污染区,表明大气污染可明显损害学龄儿童呼吸系统的健康。高红霞等通过问卷调查法和测试法,对唐山市 906 名 7 ~ 14 岁小学生分别暴露在不同大气污染环境下(交通区、商业区和工业区)肺通气功能的影响进行了研究,结果表明,工业区小学生肺活量(VC)、用力肺活量(FVC),FEV1 的异常检出率,商业区小学生 FEV1 的异常检出率,交通区小学生 FVC、FEV1 的异常检出率均高于清洁区;大气污染可对小学生肺通气功能产生不良影响,主要表现在大气道功能下降,未见对小气道功能的影响。刘嵘等以本溪市轻、中、重污染区部分小学和幼儿园幼童为调查对象(2318 人),通过问卷调查等方法,分析和探讨了不同轻、中、重污染环境下幼童患呼吸道疾病的风险程度,结果显示,重、中污染区儿童的发生率高于轻污染区,其中重污染区儿童喘鸣样症状的发生率是轻污染区儿童的 1.5 倍;沿街居住可使儿童呼吸系统疾病及症状的发生率增高,随着住房与交通干线距离的接近,儿童呼吸系统疾病的发生率也呈现增高趋势。该研究提示交通污染是儿童呼吸系统疾病的重要危险因素之一。

二、大气污染对儿童心血管系统影响的研究得到关注

大气污染对儿童青少年心血管系统影响的研究相对较少,国际上有关此方面的报道如:Bae 等于 2010 年分别对中国北京、阿拉山和韩国济州岛、首尔 4 个城市 120 名在校学生进行连续 5d(同一月份)的调查监测,结果表明,大气环境中 PM10 和 PM2.5 浓度与在校儿童的氧化应激有显著关联;其影响程度表现出明显的地区差异,大城市中(如北京、首尔)空气中 PM 值与 MAD(丙二醛)有显著的关联,而阿拉山地区则无显著差异;对另外一种氧化应激物多环芳香烃(PA Hs)的研究也发现与 PM 有明显的相关性,其地域差异性同样明显。说明空气质量的好坏与儿

童的氧化应激有关,空气污染越严重对儿童氧化应激反应的影响就越大。Iannuzzi 等通过对阿马尔菲海岸某小镇 52 名 6～14 岁健康儿童进行颈动脉超声波检测来判断大气污染对心血管疾病的影响,经过 4 个月的跟踪研究发现,颈动脉僵硬度较高的儿童相对于其他生活区域更贴近主要街道。但是由于该研究样本量较小,而且使用的超声波筛查缺少年龄和性别的标准,因此需要更多的样本和相对准确的标准进行以后的研究,以得出更准确的结论。Pou Rsafa 等采用横向研究法,分析了伊朗 27 个省 10～18 岁在校学生的心血管代谢危险因素与空气质量指数的相互关系,结果表明,较低的空气质量与本次研究中的一些心血管代谢因素虽然没有很明显的相关性,但儿童年龄段人群空气污染物暴露导致的不良心血管代谢结果可能为成年后诱发非传染性疾病的发展提供有力证据,并指出空气质量指数与心血管代谢因素的相互关系及临床意义需要进一步地证实,未来的研究有必要考虑气候地理等详细信息,甚至包括不同区域污染物的来源。

国内发表的相关研究主要集中在成年人方面,肖晗等研究指出,我国对空气污染影响心血管疾病方面的研究基本上集中在短期暴露于污染空气对健康的影响上。仅对空气污染的短期影响进行时间序列研究是远远不够的,还需要通过对大量人群进行长期的追踪调查,才能评估出长期空气污染暴露对心血管疾病发病率和死亡率的影响。董凤鸣等研究指出,北京市海淀区循环系统疾病(心脑血管疾病等)死亡人数的增加可能与颗粒物污染浓度的升高有关,该效应在温暖季节更强,大气 PM2.5 对健康的影响比 PM10 更大。由于本研究为生态学研究,可能存在生态学谬误,研究结果尚不能作为因果关系推断的依据,只能提示暴露与效应的相关性。此外,与发达国家的同类研究相比,该研究只在北京市的 1 个区进行,样本量、持续时间以及监测站数目均有限,所以研究结果不一定适用于其他城市人群。以上可以看出,目前针对大气污染对儿童心血管系统影响的研究相对较少,虽然大气污染对儿童心血管功能有一定的影响,但均为横向研究,尚有待进一步通过纵向研究加以考证。

三、大气污染对儿童心肺耐力影响的研究尚待加强

针对大气污染对儿童心肺耐力(最大摄氧量)影响的研究,Yu 等以中国香港高空气污染和低空气污染的 2 个区 8～12 岁 821 名儿童为研究对象,分析和探讨了暴露在不同大气污染环境下学龄儿童的心肺耐力结果显示,低污染区学生的心肺耐力(VO_{2max})要比高污染区学生的心肺耐力高,低污染区学生肺的通气能力也较好(FEV1/FVC),并指出在污染环境中进行体育锻炼对儿童心肺耐力不可能产生有益的影响。Yang 等对中国香港 2048 名 8～10 岁学龄儿童心肺耐力与室外空

气污染的相互关系进行了分析研究,环境污染指标为 1996—2003 年周围环境的 PM10、SO_2、NO_2、O_3 浓度等,心肺耐力则通过多级体能测试推测而获得,还通过问卷调查法了解家长和学生的社会经济状况和疾病史等,结果表明,暴露在高空气污染区域儿童心肺耐力明显低于暴露于低度和中度空气污染区域;学龄儿童的心肺耐力的发展与长期暴露较高室外污染环境呈负相关,尤其是女孩;PM10 是最直接的污染物。Ramí Rez 等通过调查和测试等方法,对哥伦比亚首都波哥达 7~12 岁 1045 名学龄儿童分别暴露在不同程度 PM10 大气污染环境下的心肺耐力通过 20m 往返跑间接测出 VO_{2max} 和肺功能变化状况进行了研究,结果表明,处于高空气污染和固体颗粒物环境中的学龄儿童与处于低空气污染和固体颗粒物环境中的学龄儿童之间的 VO_{2max} 水平并不存在差异。

中国国内发表的相关研究多为成年人方面。刘晓莉等从污染区某发电厂工人中选取经常参加户外体育锻炼的人群为实验组,不参加体育锻炼的健康人群作为阳性对照组,同时在洁净区某光电设备厂职工中随机选取不参加体育锻炼的健康人群为阴性对照,研究结果表明,大气污染给人们的有氧代谢能力带来不良影响,且对运动人群呼吸系统的危害明显大于普通人群。

以上研究表明,大气污染对儿童心肺耐力产生负面的影响。个别学者也指出,大气污染与儿童心肺耐力之间不存在明显相关;国内外研究也表明,大气污染对成年人心肺耐力产生不利影响。由此可以看出,大气污染对儿童心肺耐力造成的诸多影响因素仍未完全阐明,仍然需要进一步通过纵向研究等加以考证。

四、加强大气污染对儿童心肺功能研究展望

(一)大气污染对儿童肺功能和呼吸系统功能影响的研究

国内外研究表明,大气污染对儿童肺功能和呼吸系统功能产生直接影响。这些研究既有横向研究,亦有纵向的队列研究。虽然近期的部分研究指出,PM2.5 中的氯、锌、铜、钒、铅、锡等可能是导致肺功能变化的主要污染源,但针对大气污染的具体污染物(固态或气态等)对儿童肺功能产生影响的原因等均未完全阐明,仍然需要开展进一步的流行病学调查研究。国内文献报道方面,主要横向比较了暴露在不同污染区对儿童肺功能等的影响,但是可以看出,儿童长期暴露在不同大气污染环境下,肺功能的变化状况及影响因素等的队列研究(纵向研究)仍未见报道,大气污染对儿童肺功能影响的机理机制仍未完全阐明。

(二)大气污染对儿童心血管和心肺耐力影响的研究

关于大气污染与心血管疾病的关系,大部分研究均表明,大气污染(主要为颗粒物)与成年人心血管等疾病存在密切的相关性。虽然大气污染对儿童心血管功

能有一定的影响,但这些研究均为横向研究,还有待进一步通过纵向研究等加以考证。

国内外针对大气污染与心肺耐力的相关性研究并不多见。虽然大部分研究均表明大气污染对儿童心肺耐力产生不利的影响,但从这些研究可以看出:(1)大气污染物对儿童各种生理参数的影响,如心脏速率、心肺循环、血液变化、肺弥散功能的影响并未完全阐明;(2)具体是哪种大气污染物(颗粒物、PM10 和 PM2.5,或气态 SO_2、NO_2 和 O_3 等)将对儿童心肺耐力产生不利影响等,并未完全阐明;(3)儿童暴露在多大浓度的大气污染环境下进行体育运动将对心肺耐力产生负面影响等并未阐明。

(三)大气污染对儿童心肺功能影响的研究

综上所述,今后应该主要开展大气污染对儿童心肺功能影响的队列研究,将有待解决以下问题:(1)不同空气质量环境下暴露将对儿童肺功能产生怎样的影响,明晰多大浓度的何种可吸入颗粒物(颗粒物、PM10 和 PM2.5)及表面附着物,或多大浓度的气态污染物(SO_2、NO_2 和 O_3 等)将对儿童肺功能产生负面影响;(2)不同空气质量环境下暴露将对儿童心血管功能产生怎样的影响,明晰多大浓度的何种可吸入颗粒物(颗粒物、PM10 和 PM2.5)及表面附着物,或多大浓度的气态污染物(SO_2、NO_2 和 O_3 等)将对儿童的心血管功能产生负面影响;(3)不同空气质量环境下暴露将对儿童心肺耐力产生怎样的影响,明晰多大浓度的何种可吸入颗粒物(颗粒物、PM10 和 PM2.5)及表面附着物,或多大浓度的气态污染物(SO_2、NO_2 和 O_3 等)将对儿童心肺耐力产生负面影响。

以上这些问题的解决将明晰周围空气可吸入颗粒污染等对儿童青少年心血管功能、呼吸功能和心肺耐力影响的剂量效应关系,这将为今后制定暴露在不同大气污染环境下儿童进行室内外体育活动的相关防治措施提供科学依据,将有助于全面提高儿童青少年的心肺功能水平。由于心肺耐力是儿童体质健康各组成部分的核心要素,儿童青少年心肺耐力水平的普遍提高,对儿童青少年体质健康的发展将起到重要的促进作用。

参考文献

[1]孙庆祝,郝文亭,洪峰.体育测量与评价[M].北京:高等教育出版社,2010.

[2]谢敏豪,李红娟,王正珍,等.心肺耐力:体质健康的核心要素:以美国有氧中心纵向研究为例[J].北京体育大学学报,2011,34(2):1-7.

[3]周桔.大气环境污染的健康效应研究回顾[J].中国科学院院刊,2013,28(3):371-377.

[4]张庆丰,克鲁克斯.迈向环境可持续的未来:中华人民共和国国家环境分析[M].北京:中国财政经济出版社,2012.

[5]郝建荣.环保部:2014年74个重点城市近九成空气质量不达标[EB/OL].[2015 - 02 - 02]. http://legal. people. com. cn/n/2015/0202/c188502 - 26494367. html.

[6]GAUDERMAN WJ,AVOL E,GILLILAND F,et al. The effect of air pollution on lung development from 10 to 18 years of age[J]. N Engl J Med,2004,351(11):1057 - 1067.

[7]LANGKULSEN U,JINSART W,KARITAK,et al. Respiratory symptoms and lung function in Bangkok school children [J]. EuR J Pub Health,2006,16(6):676 - 681.

[8]BARRAZA - VILLARREAL A,SUNYERJ,HERNANDEZ - CADENAL,et al. AiR Pollution,airway inflammation,and lung function in a cohort study of Mexico City school children[J]. Environ Health Perspect,2008,116(6):832 - 838.

[9]WU SW,DENG FR,WANG X,et al . Association of lung function in a panel of young healthy adults with various chemical components of ambient fine particulate air pollution in Beijing,China[J]. Atmos EnviRon,2013,77:873 - 884.

[10]GAO Y,CHAN EY,LI L,et al. Chronic effects of ambient air pollution on respiratory morbidities among Chinese children:A cross - sectional study in Hong Kong [J]. BMC Public Health,2014,14:105. doi:10. 1186/1471 - 2458 - 14 - 105.

[11]AMADEO B,ROBERT C,RONDEAU V,et al. Impact of close - proximity air pollution on lung function in schoolchildren in the French West Indies[J]. BMC Public Health,2015,15(1):45.

[12]胡衡生,黄励,张新英,等.大气环境质量对学龄儿童呼吸健康的影响[J].环境与健康杂志,2004,21(6):386 - 388.

[13]高红霞,孙淑丰,王艳茹,等.不同大气污染程度对小学生肺通气功能的影响[J].中国学校卫生,2004,25(5):564 - 565.

[14]刘嵘,董光辉,侯书文,等.室外空气污染对儿童呼吸系统健康的影响[J].中国公共卫生,2005,21(5):579 - 580.

[15]BAE S,PAN XC,KIM SY,et al. Exposures to particulate matter and polycyclic aromatic hydrocarbons and oxidative stress in schoolchildren[J]. Environ Health Perspect,2010,118(4):579 - 583.

[16]IANNUZZIA,VERGA MC,RENIS M,et al. Air pollution and carotid arterial stiffness in children[J]. Cardiol Young,2010,20(2):186 - 190.

[17]POURSAFA P,MANSOURIAN M,MOTLAGH ME,et al. Is air quality index associated with cardiometabolic risk factors in adolescents? The CASPIAN - III Study [J]. EnviRon Res,2014,134:105 - 109.

[18]肖晗,李子健,韩启德,等.大气污染颗粒物质与心血管病[J].中国病理生理杂志,2005,21(4):822 - 825.

[19]董凤鸣,莫运政,李国星,等. 大气颗粒物(PM10/PM2.5)与人群循环系统疾病死亡关系的病例交叉研究[J]. 北京大学学报:医学版,2013,45(3):398-404.

[20]YU IT,WONG TW,LIU HJ. Impact of air pollution on cardiopulmonary fitness in school-children[J]. J Occup Environ Med,2004,46(9):946-952.

[21]YANG G,EMILY YYC,ZHU YJ,et al. Adverse effect of outdoor air pollution on cardio-respiratory fitness in Chinese children[J]. Atmos Environ,2013,64:10-17. doi:10.1016/j.

[22]RAMíREZ A,SARMIENTOOL,DUPERLY J,et al. Should they play outside? Cardiorespiratory fitness and air pollution among schoolchildren in Bogotá[J]. Rev Salud Publica(Bogota),2012,14(4):570-583.

[23]刘晓莉,宋宪强,乔德才. 大气污染对户外体育锻炼人群心肺功能的影响[J]. 中国运动医学杂志,2007,26(6):692-695.

第四章

身体成分与体质指标关系研究

第一节　儿童青少年体脂肪与身体成分研究

目的:基于身体质量指数(BMI)与体脂肪率(BF%)不同肥胖分类标准的差异,考察儿童体质健康指标分布的异同。方法:以上海市393名学龄儿童为研究对象,通过整群抽样法,对参与研究的学生进行身体形态、身体成分及身体素质测量,通过LMS法和线性回归等方法,考察体征指标的分布特征。结果:基于BMI和BF%的不同分类标准,对应的腰围,基础代谢率,立定跳远等指标均反映出了较大差异,男、女生腰围,立定跳远,基础代谢率之间存在显著性差异。结论:BMI与"金标准"BF%划分的儿童肥胖率不一致,对应的各项体征指标的分布存在较大差异性。

世界各国儿童肥胖率的不断增长已成为不争的事实,肥胖可能导致心理和代谢性慢性疾病等问题的出现,更为严峻的是肥胖的儿童有高达80%的几率进入成年期后可能继续保持肥胖状态。与此同时,儿童肥胖的流行性筛查也成为一项巨大的挑战,有效识别儿童肥胖及其在不同阶段的发展特征是制定运动干预策略、实施干预手段的前提和基础。身体质量指数(Body Mass Index,BMI)、体脂肪率(Body Fat Percent,BF%)以及腰围(Waist Circumference,WC)是3种最为常用的检测儿童肥胖发生率的指标,而BMI因其方法的简便和极强的可操作性被世界各国广泛认可。世界卫生组织(WHO)、国际肥胖工作组(IOTF)、美国国家卫生统计中心(NCHS)、中国肥胖问题工作组(WGOC)等制定出台了基于BMI的肥胖分类标准,也是流行病学研究中的有效观测指标。但与此同时,对于BMI标准的有效性和普适性也一直存在各种疑问。K Widhalm认为BMI并不适用于所有儿童群体,统一的肥胖标准可能导致健康水平和疾病状况判断的失误。Gavin Sandercock等人的研究更认为BMI所划分的"超重"分类层次本身并不是一个健康问题。不同的肥胖分类标准结合起来考察,BMI 标准作为反映全身性肥胖的指标,即使儿童 BMI 值在正常范围之内,仍然可能具有较大的腰围值,使其处于较高的慢性心血管疾病的风险之中。同时,BMI 较低而体脂肪率较高的人群也显示了心血管疾病的更高患病风险。BMI 对于婴幼儿、老年人、运动员、军人以及不同种族人群等,无法像体脂肪率一样客观反映身体成分情况,可能会在身体成分方面产生误导性的信息。

基于 BMI 和 BF% 的不同分类标准,对肥胖的界定和划分还影响着其他身体形态、身体素质等指标优劣的评价,进而影响人们客观、真实地检测与评定儿童青少年的整体健康水平。因此,本研究基于 BMI 与 BF% 不同肥胖分类标准存在的差异,考察身体形态、身体成分和身体素质指标分布的异同。

一、研究对象与方法

(一)研究对象

以上海市区某小学的 393 名学生为研究对象(男 204 人、女 189 人),年龄跨度为 7~11 岁,平均年龄(8.25 ± 1.53)岁。通过整群抽样法,对参与研究的学生进行身体形态、身体成分及身体素质测量,以及人口统计学信息的基础调查。

(二)研究方法

按照《2010 全国学生体质健康调研报告》中的学生体质与健康调研检测细则,进行身体形态(身高、体重、腰围、臀围)、身体成分(基础代谢率、体脂肪率)和身体素质(坐位体前屈、立定跳远)的测试。其中身高、体重的测试采用传统的身高体重计测量(中体同方 ZSTF 型身高体重计,北京);体脂肪率、基础代谢率等身体成分指标采用生物电阻抗方法测量(JAWONioi353 人体成分分析仪,韩国)。

以《中国学龄儿童青少年超重和肥胖预防与控制指南》中的 BMI 和 BF% 分类标准,作为划分儿童正常与肥胖情况的依据。同时,通过 Lambda-Mu-Sigma(LMS)方法,求得本样本中儿童 BMI 和 BF% 在 P3、P5、P10、P15、P25、P50、P75、P85、P90、P95、P97 的百分位分布。本研究主要运用了描述性分析、卡方检验、单因素方差分析和多元线性回归等统计方法。统计分析工具为 SPSS22.0 和 LMS Chart Makerlightversion2.4,以 P<0.05 表示具有统计学意义。

二、研究结果

(一)儿童基本体征指标及百分位正常分布的对比

由表 4-1 可见,立定跳远和基础代谢率不存在性别差异,其他指标均反映出了男、女生之间显著的差异性；男生 BMI 平均值大于女生，但是女生的 BF% 要大于男生。儿童 BMI 和 BF% 百分位的正常分布由 LMS 法分析得出。由表 4－2、表 4－3 可见，男、女生的 BMI 分布均随年龄的增长而增加，整体趋势上，男生 BMI 在各年龄段均大于女生。在 7～11 岁期间，男生 BMI 逐年增长幅度相对平缓，女生则在 11 岁时表现出了较大幅度增长的变化趋势；女生 BF% 在各年龄水平上均高于男生，以 P50（即平均数）来观察，男生 BF% 随着年龄呈现递增的趋势，女生则是上下稍有浮动，相差不大。由表 4－4 可见，男、女生的 BMI、BF% 和腰围相互之间具有较高的相关性，且具有统计学意义。

表4－1 儿童基本体征指标正常分布一览

	N	男生	N	女生	F	P
年龄	204	8.62 ± 1.31	189	8.68 ± 1.31		
BMI	204	19.09 ± 3.35	189	17.61 ± 2.71	22.887	0.000**
BF%	189	14.77 ± 6.66	169	21.11 ± 5.09	100.711	0.000**
腰围	204	63.01 ± 9.35	189	58.04 ± 7.08	34.879	0.000**
腰臀比	203	0.84 ± 0.12	189	0.79 ± 0.06	28.512	0.000**
腰高比	204	0.46 ± 0.06	189	0.43 ± 0.04	48.668	0.000**
立定跳远	200	1.28 ± 0.20	185	1.25 ± 0.18	2.839	0.093
坐位体前屈	198	2.99 ± 6.40	187	7.44 ± 5.75	51.080	0.000**
基础代谢率	189	1114.95 ± 123.95	169	1108.42 ± 68.44	0.368	0.544

注：描述性分析，并根据性别进行单因素方差分析，$*P < 0.05$；$**P < 0.01$。

表 4 - 2 儿童 BMI 百分位分布一览

年龄		N	L	M	S	P3	P5	P10	P15	P25	P50	P75	P85	P90	P95	P97
7	男	55	0.61	17.36	0.14	13.53	13.93	14.59	15.06	15.81	17.36	19.18	20.28	21.09	22.38	23.29
	女	44	0.89	16.17	0.13	12.94	13.28	13.83	14.22	14.85	16.17	17.73	18.68	19.39	20.54	21.35
8	男	44	0.64	18.86	0.16	14.41	14.87	15.62	16.17	17.03	18.86	21.04	22.38	23.37	24.98	26.13
	女	49	0.77	17.22	0.14	13.56	13.94	14.57	15.02	15.73	17.22	18.99	20.07	20.87	22.16	23.07
9	男	47	0.57	19.44	0.16	14.62	15.12	15.93	16.52	17.46	19.44	21.80	23.25	24.33	26.07	27.31
	女	38	0.65	17.30	0.14	13.53	13.92	14.57	15.03	15.77	17.30	19.09	20.19	20.99	22.28	23.18
10	男	38	0.30	19.39	0.17	14.25	14.79	15.67	16.31	17.31	19.39	21.81	23.27	24.34	26.03	27.21
	女	41	0.42	17.80	0.14	13.77	14.20	14.90	15.40	16.18	17.80	19.65	20.77	21.57	22.85	23.73
11	男	19	0.01	19.60	0.18	13.96	14.57	15.56	16.26	17.36	19.60	22.14	23.64	24.72	26.40	27.55
	女	18	0.05	19.23	0.15	14.60	15.11	15.93	16.51	17.41	19.23	21.25	22.42	23.26	24.55	25.43

注:LMS 分析,L 为 lambda,即扭捏度;M 为 mu,即中位数;S 为 sigmaL,即变异系数。

表 4 – 3　儿童 BF% 百分位分布一览

年龄	性别	N	L	M	S	P3	P5	P10	P15	P25	P50	P75	P85	P90	P95	P97
7	男	46	0.38	11.41	0.50	3.51	4.21	5.43	6.37	7.93	11.41	15.71	18.38	20.33	23.45	25.63
	女	39	0.96	21.86	0.25	11.74	12.99	14.93	16.25	18.20	21.86	25.54	27.53	28.88	30.89	32.20
8	男	42	0.66	13.84	0.47	3.65	4.67	6.40	7.67	9.68	13.84	18.46	21.13	23.00	25.87	27.80
	女	44	0.51	20.98	0.24	12.65	13.58	15.08	16.14	17.76	20.98	24.47	26.45	27.84	29.96	31.37
9	男	46	0.83	14.69	0.44	3.68	4.91	6.91	8.32	10.47	14.69	19.11	21.56	23.25	25.79	27.46
	女	32	0.40	19.75	0.23	12.20	13.02	14.37	15.32	16.79	19.75	23.00	24.88	26.19	28.22	29.59
10	男	37	0.89	16.14	0.41	4.33	5.71	7.91	9.43	11.72	16.14	20.69	23.18	24.88	27.43	29.10
	女	36	0.60	19.94	0.23	11.95	12.86	14.32	15.33	16.89	19.94	23.19	25.01	26.28	28.20	29.47
11	男	18	0.89	18.23	0.40	5.38	6.89	9.29	10.95	13.44	18.23	23.16	25.86	27.70	30.46	32.26
	女	18	0.81	22.77	0.22	13.78	14.85	16.55	17.71	19.45	22.77	26.20	28.07	29.36	31.28	32.54

注:LMS 分析,L 为 lambda,即扭捏度;M 为 mu,即中位数;S 为 sigmaL,即变异系数。

表4-4 儿童 BMI、BF% 与腰围的相关关系一览

	BMI 与 BF%	BF% 与腰围	腰围与 BMI
男	0.759[**]	0.850[**]	0.758[**]
女	0.687[**]	0.536[**]	0.722[**]

注:* $P < 0.05$;* * $P < 0.01$。

(二)基于 BMI 与 BF% 肥胖分类标准的儿童体征指标对比

由表4-5可见,BMI 和 BF% 标准界定的男、女生肥胖的百分比分别是26.5%、11.6% 和25.9%、21.9%,BMI 标准界定的女生肥胖率明显低于 BF% 标准划分的肥胖率。BMI 标准的分组中,男、女生存在显著差异,BF% 标准分组中则没有。

表4-5 基于 BMI 与 BF% 分类标准的儿童肥胖率一览

	BMI							BF%				
	N	正常	N	超重	N	肥胖	F	N	正常	N	肥胖	F
男	99	48.5%	51	25.0%	54	26.5%		140	74.1%	49	25.9%	
女	125	66.1%	42	22.2%	22	11.6%	0.79[**]	132	78.1%	37	21.9%	17.25
总	224	57%	93	23.7%	76	19.3%		272	76.0%	86	24.0%	

注:描述性分析,并根据性别进行单因素方差分析,* $P < 0.05$;* * $P < 0.01$。

同时,将儿童 BMI 和 BF% 所界定的肥胖分组进行卡方检验。由图4-1、图4-2可见,BMI 与"金标准" BF% 划分的肥胖分组情况并不完全一致。在男生 BMI 正常和肥胖的分组中,BF% 正常和肥胖的比例分别为97.7% 和56.6%($\chi2 = 52.61, P < 0.001$);在女生 BMI 正常和肥胖的分组中,BF% 正常和肥胖的比例分别为94.4% 和81.8%($\chi2 = 66.04, P < 0.001$),BMI 对于女生肥胖的识别率高于男生。在 BF% 正常的分组中,男、女生 BMI 超重的比例分别高达66% 和66.7%。

由表4-6可见,依据 BMI 和 BF% 标准分别对身体形态、身体成分及身体素质指标进行分类对比,其中无论在 BMI 还是 BF% 分类标准中,BF% 在各个组别里均呈现女生大于男生的趋势,而 BMI 则相反,表现为男生大于女生。例如,BMI 和 BF% 肥胖组中,女生的 BF% 值(27.91 ± 3.75)和(28.25 ± 2.74)大于对应组别的男生(20.58 ± 5.49)和(23.52 ± 2.67)。同时 BMI 与 BF% 界定的分组中,女生 BF% 值的一致性较好(BMI 正常组 = 18.80 ± 3.91 和 BF% 正常组 = 19.11 ± 3.57;BMI 肥胖组 = 27.91 ± 3.75 和 BF% 肥胖组 = 28.25 ± 2.74),差异均在1% 以内,BMI 对于女生肥胖的识别度优于男生。

无论在 BMI 还是 BF% 分类标准中,腰围、腰臀比和腰高比均呈现了女生小于

男生的趋势(如女生腰围 BF% 肥胖 = 64.49 ± 7.94 < 男生腰围 BF% 肥胖 = 74.37 ± 7.38);男、女生肥胖组别的腰围、腰臀比和腰高比均大于正常组(如女生腰围 BF% 肥胖 = 64.49 ± 7.94 > 女生腰围 BF% 正常 = 56.37 ± 5.99),具有统计学意义。

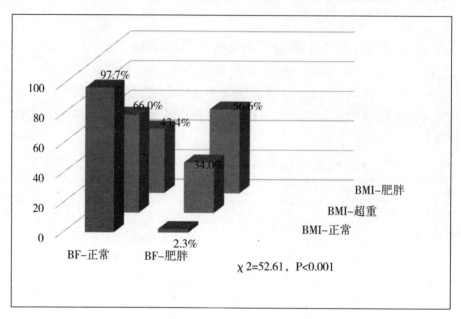

图 4 - 1　儿童 BMI 与 BF% 正常及肥胖比率一览(男)

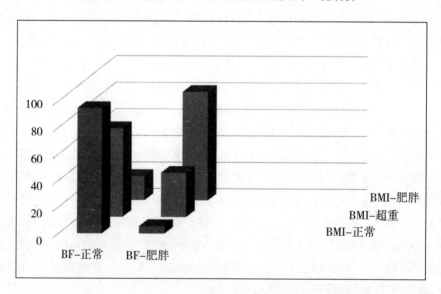

图 4 - 2　儿童 BMI 与 BF% 正常及肥胖比率一览(女)

表4-6 基于BMI与BF%分类标准的儿童体征指标一览

		BF%	F	BMI	F	腰围	F	腰臀比	F	腰高比	F	基础代谢率	F	坐位体前屈	F	立定跳远	F
BMI	男 正常	9.84±4.26		16.38±1.41		56.80±5.16		0.80±0.04		0.42±0.03		1061.72±96.15		3.45±5.98		1.35±0.19	
	男 超重	17.07±4.70	91.87**	20.04±1.31	273.13**	65.90±6.70	88.22**	0.87±0.20	9.73**	0.47±0.03	124.36**	1156.24±120.89	17.07**	2.21±6.53	0.62	1.26±0.20	13.56**
	男 肥胖	20.58±5.49		23.16±2.50		71.68±9.31		0.88±0.06		0.52±0.05		1162.36±134.35		2.94±7.04		1.18±0.18	
	女 正常	18.80±3.91		16.21±1.75		55.71±5.80		0.78±0.05		0.41±0.03		1099.46±64.27		6.86±5.57		1.27±0.17	
	女 超重	23.68±3.87	61.33**	19.35±1.29	149.18**	60.36±6.10	36.03**	0.80±0.05	6.51**	0.45±0.04	57.19**	1102.92±64.09	8.53**	7.45±5.98	4.18*	1.23±0.18	3.27*
	女 肥胖	27.91±3.75		22.28±2.02		66.90±7.23		0.82±0.05		0.48±0.04		1162.14±74.19		10.64±5.44		1.17±0.20	
BF%	男 正常	11.70±4.59		18.17±2.75		59.95±6.55		0.82±0.05		0.44±0.04		1079.09±99.70		3.71±6.38		1.31±0.21	
	男 肥胖	23.52±2.67	289.93**	22.70±2.20	108.15**	74.37±7.38	164.73**	0.91±0.20	25.75**	0.52±0.05	104.55**	1217.41±130.10	59.19**	0.69±6.34	7.97**	1.22±0.19	7.42*
	女 正常	19.11±3.57		17.03±1.92		56.37±5.99		0.78±0.05		0.41±0.04		1099.33±56.98		7.26±5.76		1.25±0.17	
	女 肥胖	28.25±2.74	207.90**	20.70±2.81	84.44**	64.49±7.94	45.66**	0.81±0.05	8.41**	0.47±0.04	53.65**	1140.84±93.07	11.28**	8.64±4.03	1.89	1.20±0.21	2.11

注:单因素方差分析,*P<0.05;**P<0.01;各项指标的单位分别是 BF%=%,BMI=kg/m²,腰围=cm,基础代谢率=kcal,坐位体前屈=cm,立定跳远=m。

105

对于基础代谢率,在 BMI 和 BF% 分组中呈现男生小于女生(如男生 BF% 正常 =1079.09 ±99.70 <女生同样的特点,即在正常组别中,基础代谢率表现为生 BF% 正常 =1099.33 ±56.98),但在肥胖组别中,则是男生大于女生(如男生 BF% 肥胖 = 1217.41 ± 130.10 > 女生 BF% 肥胖 = 1140.84 ± 93.07)。同时,BMI 与 BF% 划分的男、女生肥胖组别的基础代谢率均大于正常组(如女生 BF% 肥胖 = 1140.84 ±93.07 > 女生 BF% 正常 =1099.33 ±56.98),且具有统计学意义。

对于坐位体前屈,在 BMI 与 BF% 分组类别中反映出了不同的特征,在 BMI 分组中,男生的坐位体前屈成绩在各组别之间没有显著性差异,在 BF% 分组中,则是女生的成绩在各组别间没有显著性差异,而且在 BMI 与 BF% 分组中均呈现了肥胖组女生成绩优于正常组的特征(BMI 肥胖 = 10.64 ± 5.44 > BMI 正常 = 6.86 ±5.57;BF% 肥胖 =8.64 ±4.03 > BF% 正常 =7.26 ±5.76)。对于立定跳远, 在 BMI 与 BF% 分类标准中,均呈现了男生立定跳远成绩优于女生的趋势(如男生 BF% 肥胖 = 1.22 ±0.19 > 女生 BF% 肥胖 = 1.20 ±0.21);男、女生在 BMI 和 BF% 正常组别的成绩均优于肥胖组(如女生 BF% 正常 = 1.25 ± 0.17 > 女生 BF% 肥胖 = 1.20 ±0.21),但仅在 BMI 分组中具有统计学意义。

(三)儿童 BMI 与 BF% 不同体征影响指标的对比

由表4-7可见,不同身体形态、身体成分和身体素质指标对 BMI 与 BF% 肥胖分类标准产生了不同的影响作用。对于 BMI,仅有腰围和立定跳远产生了积极影响,男、女生的标准回归系数分别是78.6%、-13.8%和65.0%、-14.4%,贡献率为0.576 和0.579。对于 BF%,腰围、立定跳远以及基础代谢率均产生了积极影响,男、女生的标准回归系数分别是94.7%、-10.6%、-14.8%和86.8%、-18.1%、-41.4%,贡献为0.744 和0.428。其中,腰围在 BMI 与 BF% 中的标准回归系数均较高,尤其是在 BF% 中将近90%,即腰围每增加一个单位,BF% 就增加0.9 个单位;基础代谢率仅对 BF% 有解释作用,在 BMI 的回归方程中被排除,不具有统计学意义;立定跳远与 BMI 和 BF% 均呈现负相关关系,而坐位体前屈仅对女生 BMI 有解释作用,在其他组别均不具有统计学意义。

表4-7 儿童BMI与BF%的不同体征影响指标一览

			非标准化系数		标准回归系数	95%置信区间		P	调整 R^2	因变量预测值的标准误差
			回归系数	标准误		下限	上限			
BMI	男	常数	6.230	1.679		2.917	9.543	0.000**	0.576	2.155
		腰围	0.279	0.029	0.786	0.221	0.337	0.000**		
		立定跳远	-2.215	0.885	-0.138	-3.961	-0.469	0.013*		
		坐位体前屈	0.019	0.026	0.037	-0.032	0.070	0.467		
		基础代谢率	-0.002	0.002	-0.065	-0.006	0.003	0.447		
	女	常数	0.779	2.323		-3.808	5.366	0.738	0.579	1.704
		腰围	0.236	0.029	0.650	0.178	0.294	0.000**		
		立定跳远	-2.123	0.850	-0.144	-3.801	-0.444	0.014*		
		坐位体前屈	0.082	0.025	0.169	0.032	0.131	0.001**		
		基础代谢率	0.005	0.003	0.126	-0.002	0.011	0.147		
BF%	男	常数	-15.215	2.630		-20.405	-10.025	0.000**	0.744	3.375
		腰围	0.678	0.046	0.947	0.587	0.769	0.000**		
		立定跳远	-3.437	1.386	-0.106	-6.172	-0.702	0.000**		
		坐位体前屈	-0.006	0.041	-0.005	-0.086	0.075	0.891		
		基础代谢率	-0.008	0.004	-0.148	-0.015	-0.001	0.026*		
	女	常数	25.539	5.283		15.106	35.973	0.000**	0.428	3.877
		腰围	0.614	0.067	0.868	0.483	0.746	0.000**		
		立定跳远	-5.194	1.933	-0.181	-9.012	-1.376	0.008**		
		坐位体前屈	0.088	0.057	0.093	-0.024	0.200	0.122		
		基础代谢率	-0.031	0.008	-0.414	-0.046	-0.016	0.000**		

注：多元线性回归（Enter），* $P<0.05$；** $P<0.01$。

三、讨论与分析

（一）BMI 与 BF% 分类标准差异性特征的对比分析

根据观察，BMI 与 BF% 的肥胖分组情况并不完全一致，尤其是男生的肥胖比例在 BMI 和 BF% 的不同肥胖分类标准中差异较大，BMI 界定的肥胖儿童仅有 56.6% 的比例落在了 BF% 的肥胖分组中（图 4 - 1）。这与 Romero - corral 的研究结果相类，其对男性 BMI 肥胖检出率为 21%，而针对同样人群使用 BF% 标准的肥胖检出率则高达 50%。而女生 BMI 肥胖组的儿童有 81.8% 的比例落在了 BF% 的肥胖分组之中（图 4 - 2）。在 BF% 正常的分组中，男、女生 BMI 超重的比例分别高达 66% 和 66.7%，Franzosi 等人的研究也显示了依据 BMI 标准定义的超重人群，其慢性疾病的患病风险与正常人群并无显著差异，"超重"层次的具体划分及其与"正常"和"肥胖"之间的关系值得重新审视。肥胖或超重儿童的骨龄发育会有一定的提前，儿童的身高也往往呈现出肥胖组 > 超重组 > 正常组的特点，儿童正处于生长发育的特殊时期，超重不一定是脂肪的堆积，这些对于 BMI 的有效分类势必会产生影响。相比于 BMI 的分类标准，BF% 一直被认为是评价身体成分的理想指标，各地学者针对欧洲、澳洲、亚洲儿童青少年都尝试运用了 DEXA 方法检验 BIA 的可重复性和一致性，其结果的相关系数均在 0.9 以上，具有较好的替代性。当然，BIA 也不可避免地受到肥胖程度、年龄等因素的限制，可能存在 BF% 被低估或高估的问题。

在 BMI 和 BF% 的分组中，BF% 值在各组别均呈现了女生大于男生的特征，而 BMI 则表现为女生小于男生，这与我国学龄儿童的大样本调查结果的趋势相一致，但与国外男生 BMI 小于同龄女生的结果相反。整体来看，BMI 对于女生肥胖的识别度要高于男生，且主要作为全身脂肪的预测性指标。因此，笔者认为基于不同的肥胖分类标准，对比各项体征指标的差异性，有益于从不同侧面了解儿童的整体健康状况。

（二）BMI 与 BF% 分类标准下不同体征指标的对比分析

腰围、腰臀比、腰高比均呈现了男生组大于女生组、肥胖组大于正常组的趋势，同样与我国学龄儿童腰围的分布特征相一致。作为预测中心性肥胖的测试指标，它们也被认为是能够更加精确地反映身体脂肪含量，尤其是腰高比对儿童慢性心血管风险因素有更好的识别能力。从对比结果来看，在 BMI 肥胖分组中，男、女生腰围的平均值相差小于 5cm，但在 BF% 肥胖分组中则高达 10cm，腰臀比和腰高比也反映了同样的特征。BMI 反映身体整体性的肥胖，无法排除瘦体重较多而体脂肪量较少情况的干扰，从而影响其精确地区分肥胖与正常个体的敏感性。而腰围是反映腹型肥胖的理想指标,与 BF% 同样都具有反映人体脂肪分布尤其是内脏脂肪分布的特点,这可能是腰围在 BMI 与 BF% 的不同标准划分之下相差较大的原因之一。

本研究中,基础代谢率在 BMI 和 BF% 分类标准中均呈现了肥胖组儿童高于正常组儿童的特征,两者的差异具有显著性意义,与国内外学者的研究结果相一致。基础代谢率是维持人体最基本生命活动所必需的能量消耗,对于人体的代谢机能有重要影响作用。根据结果显示,BMI 和 BF% 的同组别中显示了性别上相反的趋势(表4-6),即基础代谢率在正常组表现为男生(正常 BMI = 1061.72 ± 96.15;正常 BF% = 1079.09 ± 99.70)小于女生(正常 BMI = 1099.46 ± 64.27;正常 BF% = 1099.33 ± 56.98),在肥胖组则是男生(肥胖 BMI = 1162.36 ± 134.35;肥胖 BF% = 1217.41 ± 130.10)大于女生(肥胖 BMI = 1162.14 ± 74.19;肥胖 BF% = 1140.84 ± 93.07)。Rodriguez 认为去脂体重是基础代谢率的主要影响因素之一,但是本研究结果出现的正常与肥胖分组中,男、女生基础代谢率相反的情况,还未见到相似的文献报道能够予以解释。Craig R 等人对以往研究的总结认为,分割诸多要素来观察基础代谢率的影响作用十分困难,尤其是这些要素本身又具有相关性的情况。

本研究中,坐位体前屈成绩在 BMI 和 BF% 肥胖分组中,反映出了不规律性的分布特征,BMI 和 BF% 肥胖组的女生成绩均优于正常组,且 BMI 分组(男生)和 BF% 分组(女生)中的坐位体前屈成绩,在正常与肥胖组别之间的差异不具有显著性(表4-6)。韩国学生在 BMI 和腰围的不同肥胖分组中,坐位体前屈成绩也都不具有显著性;台湾地区儿童在 BMI 分组中也显示了肥胖组男、女生坐位体前屈成绩均优于正常组,但同样不具有显著性差异。各地区出现了儿童坐位体前屈成绩女生优于男生、正常组优于肥胖组以及肥胖组大于正常组的不同研究结果。坐位体前屈作为一项反映柔韧性素质的重要指标,其与儿童肥胖相关联的紧密程度还不太清晰。对于立定跳远,在 BMI 和 BF% 中均反映出了男生成绩优于女生、正常组优于肥胖组的特征,这一结果也得到了国外相关研究的印证。

(三)不同体征指标对 BMI 与 BF% 分类标准的影响

本研究中,多元线形回归的分析结果显示,男、女生腰围对于 BMI 和 BF% 的标准回归系数较高(BMI:78.6% 和 65.0%;BF%:94.7% 和 86.8%),腰围与 BMI(男 0.758;女 0.722)、BF%(男 0.850;女 0.536)之间也具有高度的相关性。国晓燕等的研究也显示了"较大腰围""偏大腰围"与"适宜腰围"的对比中,儿童 BMI 值呈现了依次递减的特征。同样,王人卫和方礼钦在上海和广西地区的调研也反映了腰围对于 BF% 的积极贡献,但不同自变量组合也影响着腰围对于肥胖贡献度的大小。国际糖尿病联盟（IDF）将腰围作为儿童代谢综合症诊断标准的必要条件之一,以有效的反映内脏脂肪的分布,从而预测慢性代谢疾病的风险。由此看来,无论 BMI 还是 BF% 肥胖分类标准,腰围都具有重要的影响作用,儿童腰围增长的幅度和明显开始增长的年龄也不尽相同,人们应当着重关注腰围这一身体形态指标对儿童健康的影响。

基础代谢率指标仅对 BF% 具有影响作用,其所反映的能量消耗水平与直接反映身体成分的 BF% 具有紧密的关系,这一定程度上进一步说明,BMI 更多的意义可能在于反映全身性的肥胖情况,而不是脂肪的具体分布。张彩霞等对广州的114 名儿童进行了身体成分检测,在以"身高标准体重"所划分的肥胖与非肥胖分组中,基础代谢率也无显著性差异。儿童脂肪分布部位的不同将所致代谢机能的差异,因此更应区别开来考虑 BMI 与 BF% 对肥胖判定的不同特征。WHO 的研究报告显示,对于长期久坐的人,基础代谢率将占到总能量消耗的 60% ,但 Anderson 认为基础代谢率有效影响儿童肥胖的研究还不够充分,身体活动应该是始终值得关注的肥胖影响因素。

立定跳远与 BMI 和 BF% 均呈现了负相关的关系,即立定跳远成绩越差,BMI 或 BF% 值则越大,肥胖情况也有可能更为严重。作为一项爆发力的测试指标,立定跳远可能反映了下肢力量素质与儿童肥胖的内在关系,较多的体脂肪率可能增加身体的惰性,降低肌肉收缩的速度和爆发力。张亨菊等对济南市的 2300 儿童的检查显示,对照组儿童的立定跳远（156.53cm > 141.55cm, $P < 0.01$）和坐位体前屈（7.42cm > 4.28cm, $P < 0.01$）成绩均优于肥胖组儿童,且与 BMI 呈负相关关系,山东、湖北、江苏等地相关研究也反映了类似的结果。本研究中,坐位体前屈素质在各个回归方程模型中均不具有显著性意义（女生 BMI 组别除外）,与方差分析中坐位体前屈成绩分布不规律和相关性不显著的结果相一致。较差的柔韧性身体素质是否会导致儿童肥胖的发生,还未检索到相关研究报道,其关系尚不明确。

四、结论

儿童身体体征指标在 BMI 与 BF% 的不同肥胖分类标准中,存在着较大的差异。

儿童腰围指标对 BMI 和 BF% 肥胖分类标准同样都具有较强关联性。

儿童基础代谢率指标对 BF% 肥胖具有积极的影响作用,但对 BMI 没有。

儿童坐位体前屈所反映的柔韧性素质对 BMI 或 BF% 肥胖均没有显著影响作用。

参考文献

[1] MORRISON, K. M. , SHIN, S, TARNOPOLSKY, M. et al. Association of depression & health related quality of life with body composition in children and youth with obesity[J]. Journal of Affective Disorders,2015,172:18 - 23.

[2] TAYLOR VH,STONEHOCKER B,STEELE M,et al. An overview of treatments for obesity in a population with mental illness[J]. Can J Psychiatry,2012,57(1):13 - 20.

[3] WATERS, E. , SILVA - SANIGORSKI, A. D. , BURFORD, B. J. , et al. Interventions for preventing obesity in children[J]. Sao Paulo Medical Journal,2014,132(2):128 - 129.

[4] DEBBIE HOWES FLEMING. Health:Childhood Obesity an Increasing Problem in the U-nited States[EB/OL]. [2016 - 03 - 12]. http:// www. state - journal. com /spectrum /2012 /09 /15 /health - childhoodobesity - an - increasing - problem - in - the - united - states.

[5] NG M,FLEMING T,ROBINSON M,et al. Global,regional,and national prevalence of o-verweight and obesity in children and adults during1980 - 2013:a systematic analysis for the Global Burden of Disease Study 2013[J]. The Lancet,2014,384(9945):766 - 781.

[6] CATERSON, I. D. , GILL, T. P. Obesity:epidemiology and possible prevention[J]. Best Practice & Research Clinical Endocrinology &Metabolism,2002,16(4):595 - 610.

[7] WHO. Growth reference 5 ~ 19 years [EB/OL]. [2016 - 03 - 12]. http:// www. who. int /growthref /who2007 _bmi_for_age /en. 2015.

[8] WIDHALM,K. ,SCHöNEGGER,K. ,HUEMER,C. ,et al. Does the BMI reflect body fat in obese children and adolescents? A study using the TOBEC method. International journal of obesity and related metabolic disorders[J]. Journal of the International Association for the Study of Obesi-ty,2001,25(2):279 - 285.

[9] GAVIN SANDERCOCK. Poor fitness is a bigger threat to child health than obesity[EB/OL]. [2016 - 03 - 12]. http:/the conversation. com/poor-fitness-is-a-bigger-threat-to-child-health-than-obesity-43653. 2015 - 06.

[10] BABU, A. S. , VELUSWAMY, S. K. , MYERS, J. , et al. Metabolically healthy obese ver-sus cardiorespiratory fit obese:is it time to bring them together? [J]. Journal of the American Col-lege of Cardiology,2014,64(11):1183 - 1184.

[11] TAYLOR SA, HERGENROEDER AC. Waist circumference predicts increased cardio-metabolic risk in normal weight adolescent males [J]. Int J Pediatr Obes,2011,6(2):307 - 311.

[12] DEURENBERG - YAP,M. Body composition and diet of Chinese,Malays and Indians in Singapore[D]. Wageningen University,2000.

[13] PRENTICE, A. M. , JEBB, S. A. Beyond body mass index[J]. Obesity reviews,2001,2(3):141 - 147.

[14] 中国学生体质与健康研究组. 2010 年中国学生体质与健康调研报告[M]. 北京:高

等教育出版社,2012.

[15]中华人民共和国卫生部疾病预防控制局.中国学龄儿童少年超重和肥胖预防与控制指南[M].北京:人民卫生出版社,2008.

[16]COLE TJ. Centiles of mass index for Dutch children aged 0 – 20 years in 1980:A baseline to assess recent trends in obesity [J]. Ann Hum Bio,1999,l26(4):303 – 308.

[17]ROMERO – CORRAL A,SOMERS VK,SIERRA – JOHNSON J,et al. Accuracy of body mass index in diagnosing obesity in the adult general population[J]. International journal of obesity,2008,32(6):959 – 966.

[18]FRANZOSI MG. Should we continue to use BMI as a cardiovascular risk factor? [J]. Lancet,2006,368:624 – 625.

[19]FLEGAL KM,GRAUBARD BI,WILLIAMSON DF,et al. Cause – specific excess deaths associated with underweight,overweight,and obesity [J]. JAMA,2007,298:2028 – 2037.

[20]LEE JM. Insulin resistance in children and adolescents[J]. Reviews in Endocrine and Metabolic Disorders,2006(7):141 – 147.

[21]顾克凤.苏州城区6 – 12 岁儿童发育状况调查及青春发育与体脂肪关系的初步研究[D].苏州:苏州大学,2013.

[22]丁一.比较生物电阻抗,BMI 方法检测重庆市主城区儿童肥胖的研究[D].重庆:重庆医科大学,2010.

[23]TYRRELL VJ,RICHARDS G,HOFMAN P,et al. Foot – to – foot bioelectrical impedance analysis:a valuable tool for the measurement of body composition in children[J]. International journal of obesity and related metabolic disorders,2001,25(2):273 – 278.

[24]PITROBEIII A,ANDREOII A,CERVEIII V. Predicting fat-free mass in children using bioimpedance anaIysis[J]. Acta DiabetoIogica,2003,40(1):223 – 230.

[25]SUNG RYT,LAU P,YU CW. Measurement of body fat using Ieg to Ieg bioimpedance [J]. Arch Dis ChiId,2001,85(3):263 – 267.

[26]黄锟,陶芳标,任安,等.儿童青少年体成分不同测量方法比较[J].中国公共卫生,2007,23(11):1303 – 1305.

[27]EISENMANN JC,HEELAN KA,WELK GJ. Assessing body composition among 3-to 8-year-old children:Anthropometry,BIA,and DXA[J]. Obes Res,2004,12(10):1633 – 1640.

[28]叶广俊.现代儿童少年卫生学[M].北京:人民卫生出版社,1999.

[29]季成叶.中国学龄儿童青少年超重,肥胖筛查体重指数值分类标准[J].中华流行病学杂志,2004,25(2):97 – 102.

[30]PIETROBELLI A,FAITH MS,ALLISON DB,et al. Body mass index as a measure of adiposity among children and adolescents:a validation study[J]. The Journal of pediatrics,1998,132(2):204 – 210.

[31]BENFIELD LL,FOX KR,PETERS DM,et al. Magnetic resonance imaging of abdominal

adiposity in a large cohort of British children[J]. International Journal of Obesity, 2008, 32(1): 91 – 99.

[32]王晶晶,王海俊,刘佳帅,等. 超重肥胖小学生 BMI,腰围与体脂百分比及腹部脂肪率的关系[J]. 中华预防医学杂志,2013,47(7):603 – 607.

[33]季成叶,宋银子,马冠生,等. 中国学龄儿童青少年腰围的地区分布和人群特征[J]. 中华流行病学杂志,2010(6):603 – 608.

[34]HUXLEY R, MENDIS S, ZHELEZNYAKOV E, REDDY, S. , & CHAN, J. Body mass index, waist circumference and waist:hip ratio as predictors of cardiovascular risk – a review of the literature[J]. European Journal of Clinical Nutrition, 2010, 64(1):16 – 22.

[35]KAHN HS, IMPERATOREG, CHENG YJ. A population – based comparison of BMI percentiles and waist – to – height ratio for identifying cardiovascular risk in youth[J]. The Journal of pediatrics, 2005, 146(4):482 – 488.

[36]陈庆瑜,甘小玲,廖蓓,等. 应用不同肥胖判定标准判定肥胖的对比分析[J]. 岭南急诊医学杂志,2009,14(5):368 – 371.

[37]VAN MIL EG, WESTERTERP KR, KESTER AD, et al. Energy metabolism in relation to body composition and gender in adolescents[J]. Arch Dis Child, 2001, 85(1):73 – 78.

[38]邬盛鑫,马受良,马军,等. 北京市海淀区儿童青少年体成分研究[J]. 中国学校卫生,2009,30(11):1014 – 1016.

[39]张彩霞,蒋卓勤. 儿童基础代谢率与人体组成的关系[J]. 中国临床营养杂志,2004,12(1):26 – 29.

[40]RODRIGUEZ G, MORENO LA, SARRIA A, et al. Determinants of resting energy expenditure in obese and nonobese children and adolescents[J]. J Physiol Biochem, 2002, 58(11): 9 – 15.

[41]CRUZ – NETO AP, GARLAND T, JR. , Abe, A. S[J]. Zoology, 2001, 104, 49 – 58.

[42]CRAIG R. WHITE. , ROGER S. SEYMOUR. Mammalian basal metabolic rate is proportional to body mass[J]. PNAS, 2003, 100(7):4046 – 4049.

[43]KIM JW, SEO DI, SWEARINGIN, B. , et al. Association between obesity and various parameters of physical fitness in Korean students[J]. Obesity Research & Clinical Practice, 2013, 7 (1):e67 – e74.

[44]SERYOZHA GONTAREV, KALAC RUZDIJA. The Association of Weight Status with Physical Fitness among Macedonian Children[J]. Advances in Life Sciences and Health, 2015, 2 (1):79 – 90.

[45]米杰,胡跃华. 单纯性肥胖对儿童形态,生理功能和运动能力的影响[J]. 实用儿科临床杂志,2011,26(19):1465 – 1467.

[46]SERYOZHA GONTAREV, KALAC RUZDIJA. The Association of Weight Status with Physical Fitness among Macedonian Children[J]. Advances in Life Sciences and Health, 2015, 2

(1):79 - 90.

[47]国晓燕,季成叶. 女青少儿腰围与性发育关系研究[J].中国儿童保健杂志,2010,18(6):450 - 452.

[48]王人卫,武宝爱,毕玉萍,等. 上海市成年人体脂率推测公式研究[J].中国运动医学杂志,2010(5):584 - 587.

[49]方礼钦,华岩. 广西壮族男大学生体脂率推测方程的建立[J].中国组织工程研究,2010,14(43):8154 - 8157.

[50]ZIMMET P,ALBERTI G,KAUFMAN F,et al. The metabolic syndrome in children and adolescents[J]. Lancet,2007,369(9579):2059 - 2061.

[51]郭强,尹小俭,季浏. 世界各国儿童青少年腰围分布特征研究[J].中国体育科技,2012(5):109 - 115.

[52]张彩霞,蒋卓勤. 儿童基础代谢率与人体组成的关系[J].中国临床营养杂志,2004,12(1):26 - 29.

[53]汪笛,梁黎. 腹型肥胖对儿童,青少年代谢的影响及评价标准的确立[J].临床儿科杂志,2010,28(12):1113 - 1116.

[54]WORLD HEALTH ORGANIZATION. Obesity:preventing and managing the global epidemic. Report of a WHO Consultation(WHO Technical Report Series 894)[R].2000.

[55]ANDERSON,P. M.,BUTCHER,K. F. Childhood obesity:trends and potential causes[J]. The Future of children,2006,16(1):19 - 45.

[56]张迎修. 不同体脂含量儿童身体机能素质比较[J].中国学校卫生,2007,28(10):903 - 904.

[57]姚兴家,王金行. 小学生身体成分与身体素质的研究[J].中国学校卫生,1994,15(1):5 - 6.

[58]张亨菊,李耀,管晓丽. 单纯性肥胖儿童体质状况调查分析[J].预防医学文献信息,2003,9(2):139 - 140.

[59]田甜,薛建,王硕,等. 山东省7～18岁儿童青少年营养状况与体能相关性分析[J].中国儿童保健杂志,2014,22(8):813 - 815.

[60]蒋汝刚,林静. 单纯性肥胖对儿童形态,生理机能和运动能力的影响[J].中国儿童保健杂志,2007,14(6):632 - 633.

[61]王文军,王国祥,岳春林. 苏州市区小学生肥胖对身体素质的影响[J].中国校医,2011,25(11):810 - 811.

第二节　儿童青少年腰围与身体成分研究

目的:了解中国儿童青少年腰围正常值分布,为建立中国学龄儿童青少年腰围超重与肥胖筛查标准提供依据。方法:以 2008 年全国学生体质健康监测 15 省市区 146306 名 7~18 岁汉族中小学生为参照人群,以 LMS 法建立腰围界值点分布,并运用 ROC 曲线法分析和判断腰围的超重和肥胖界值点。结果:BMI 与腰围间相关系数,男生普遍在 0.8 以上,女生除 7 岁外均在 0.7 以上;在超重层面上腰围界值点,男孩 7~12 岁主要集 P70(腰围:58.1~68.3cm),13~18 岁主要集在 P75(腰围:71.5~76.0cm),女孩 7~8 岁主要集在 P75(腰围:56.3~58.1cm),9~18 岁主要集中在 P80(腰围:61.3~72.9cm),在肥胖层面上腰围界值点,男孩 7~12 岁主要集中在 P85(腰围:62.4~73.8cm),13~18 岁主要集中在 P90(腰围:78.8~82.1cm),女孩 7~10 岁主要集中在 P85(腰围:59.1~65.3cm),11~18 岁主要集中在 P90(腰围:70.1~76.4cm)。结论:研究提供了中国儿童青少年腰围界值点分布,建议在超重层面上,腰围界值点男性为 P75,女性为 P80;在肥胖层面上,腰围界值点青春期前为 P85,青春期后期为 P90(中国男女生青春期分别为 13 岁和 11 岁左右)。

一、问题的提出

儿童青少年肥胖不仅在欧美等发达国家盛行,近年来,发展中国家儿童青少年的肥胖状况也越来越令人堪忧,BMI(Body Mass Index)作为儿童青少年超重与肥胖的评价标准已经得到世界各国的认可,WHO、CDC(Centers for Disease Control)、IOTF(International Obesity Task Force)、WGOC(中国肥胖工作组)等权威机构依据不同的研究方法分别制定了各自的 BMI 标准,这些标准对于评价儿童青少年的超重和肥胖起到了重要的促进作用。近年来,国内外对于儿童青少年的腹部肥胖问题的研究越来越重视,并且诸多研究指出腹部肥胖与中心性肥胖密切相关,相对于 BMI,腰围(waist circumference,WC)更能直接反映儿童青少年的内脏脂肪堆积状态,能更好地预测儿童代谢综合征和慢性心脑血管疾病的风险程度。有关腰围标准的研究,世界各国方法各异,各国制定的标准也均不统一,在中国目前仍然还没有权威统一的儿童青少年腰围标准出台。

国际上,LMS 法对于研究儿童青少年腰围标准起到了重要的作用。西班牙(6~14.9 岁),澳大利亚(7~15 岁)和加拿大(11~18 岁)儿童青少年的腰围研究中,运用 LMS 法分别选取 P5、P10、P25、P50、P75、P90 和 P95 百分位分析了儿童青少年的腰围分布,结果基本相同,即腰围均随年龄增加而增长,且各年龄男生腰围值均大于女生。波兰(7~19 岁)儿童青少年腰围的研究指出,P50 和 P90 腰围值均高于土耳其、英国和加拿大,但要显著小于西班牙和美国。土耳其(7~17 岁)的研究表明,该国儿童青少年腰围 P50 值大于英国和日本,但与美国博格拉萨的儿童青少年相比却要小。由于各国儿童生长发育年龄不完全一致,瑞士(6~13岁)仅选取了 P5、P50、P85、P90 和 P95 等百分位点进行了相关研究,该研究表明,在 10 岁时,儿童青少年的 P85、P90 和 P95 女生腰围趋于相同甚至还高于男生。英国(5~16.9 岁)的儿童青少年研究指出,女生腰围在 13 岁以后出现生长增长峰值。德国(3~11 岁)的研究表明,该国儿童腰围与其他欧洲国家相比处于平均水平位置,建议将 P90 以下界定为儿童青少年正常腰围的界值点。在亚洲,日本(6~15 岁)用 ROC(Receiver Operator Characteristic Curve)曲线法筛查了儿童青少年腰围,提出了 82cm 为诊断腹型肥胖的界值点,印度(3~16 岁)儿童青少年研究发现,女生的腰围峰值出现在 14 岁,该国男女生的腰围值均大于欧洲同龄儿童,与亚洲其他国家相比,其儿童青少年腰围值也要偏大,该研究建议 P75 为印度儿童肥胖的界值点。中国香港 6~18 岁儿童青少年的腰围值略小于中国大陆地区,十分相近。马来西亚(6~16.9 岁)儿童青少年腰围研究报道,马来西亚的中国儿童青少年腰围值在马来西亚人、印度人和其他种族人群中为最高,该国儿童从 10 岁开始腰围值在 P50 时与其他国家无差异,但 P90 百分位要高于其他国家,因此提出也许 P90 可以作为马来西亚儿童肥胖的腰围界值点。在中国国内,季成叶(7~18 岁)根据中国汉族儿童青少年的腰围数据,提出了中国儿童青少年腰围的正常值。孟玲慧(3~18 岁)建议 P80 腰围值为慢性心血管疾病危险因素发生的界值点。谢蓉蓉报道,代谢综合征组儿童的腰围显著高于正常组和单纯性肥胖组。陶芳标(7~22 岁)针对中国安徽儿童青少年腰围研究结果表明,青春期女性的腰围值大于男性的腰围值,城市男生大于农村男生,提出了制定全国统一腰围、腰臀比参考值的建议。

综合国内外研究可见,对于儿童青少年腰围超重和肥胖的切点研究多选取在 P75~P95,多采用 LMS 法确定百分位界值点,而使用 ROC 曲线方法分析腰围界值点则鲜有报道,因此本文尝试以中国肥胖工作组制定的儿童青少年 BMI 超重和肥胖筛查标准为基准,运用 LMS 法结合 ROC 曲线等方法分析中国儿童青少年腰围的界值点。

二、研究对象和方法

(一)研究对象

研究对象为 7~18 岁中国儿童青少年,数据采集来自"2008 年全国学生体质健康调研",所有对象均为在读的汉族中小学生。"全国体质健康调研"数据覆盖了北京、山西、内蒙古、辽宁、江苏、黑龙江、福建、河南、湖北、湖南、广东、重庆、云南、甘肃和新疆 15 个省市地区。本研究样本总量 146306 名学生,其中男生 73857

名,女生 72449 名。

（二）研究方法

本研究已通过了北京大学伦理委员会的认定,测试开始前均将测试的目的等向学生和家长做了全面而详细的解释。每名学生在测试前均进行常规的医疗检查,研究对象中均不包含身体或精神上残障者。身高和体重的测量采用同一型号器材,按照 Cameron 规范程序进行操作,要求受试学生着轻薄服装、赤脚,在放松状态下测量。全国学生体质调研团队由专业技术人员组成,其都要求通过了人体测量学的课程培训,并集中在 2008 年 5 ~ 7 月进行测试。

本研究中腰围的平滑曲线采用 LMS 方法,按照性别和年龄分别对 P5、P10、P15、P20、P25、P30、P35、P40、P45、P50、P55、P60、P65、P70、P75、P80、P85、P90 和 P95 百分位分布进行分析。LMS 法由英国学者 Cole（1990）首创,为国际通行的生长发育标准制定方法。LMS 法可拟合指标的 Z 标准差,将非正态分布资料转换成正态分布百分位数曲线,并自动平滑、修匀曲线。运用 ROC 曲线法求得的敏感度及特异度,分析男女 7 ~ 18 岁 P5、P10、P15、P20、P25、P30、P35、P40、P45、P50、P55、P60、P65、P70、P75、P80、P85、P90 和 P95 腰围值的切点。

ROC 曲线是以敏感度（sensitivities）为纵坐标,1 - 特异度（1 - specificities）为横坐标绘制的曲线。敏感度和特异度是用来判断试验准确性的指标,敏感度越高,漏诊率越低,特异度越高,误诊率越低。本研究以中国肥胖问题工作组 2004 年发布的中国学龄儿童 BMI 分类筛查标准为基准,通过 ROC 曲线法等来分析中国儿童青少年腰围的切点值。例如对于 7 岁男生,其 P5 切点的腰围值定义成“ < P5 和 ≥P5”两类层次,而对于 BMI 超重层次,依据中国学龄儿童体重指数值分类标准定义成小于和大于等于 BMI 标准值两类层次,7 岁男孩 BMI 超重为 17.4,则定义成“BMI < 17.4 和 BMI≥17.4”两类层次,求出其相应的敏感度和特异度,然后得到曲线上的点到坐标（0,1）的距离

$$距离 = \sqrt{(1 - \text{Sensitivity})2 + (1 - \text{Specificity})2}$$,最后通过比较这些距离,距离最短所对应的百分位即为该年龄的界值点,依据此方法分别求得各年龄的肥胖界值点。

数据分析采用 SPSS18.0,以 P < 0.05 表示具有统计学意义。

三、研究结果

（一）儿童青少年腰围值百分位分布

儿童青少年腰围的百分位曲线分布运用 LMS 法绘制而成（图 4 - 3、图 4 - 4）;表 4 - 8 及表 4 - 9 显示,男生、女生的腰围分布都随年龄的增长而增加,男生腰围在各年龄段均大于女生。

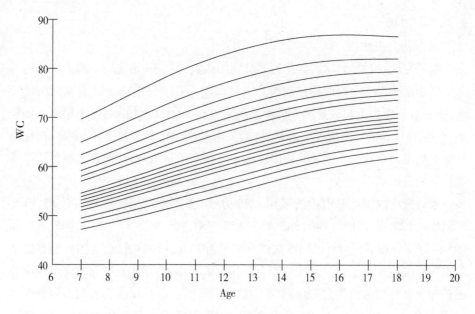

图 4 – 3　7 ~ 18 岁儿童青少年腰围百分位分布 – 男（LMS）

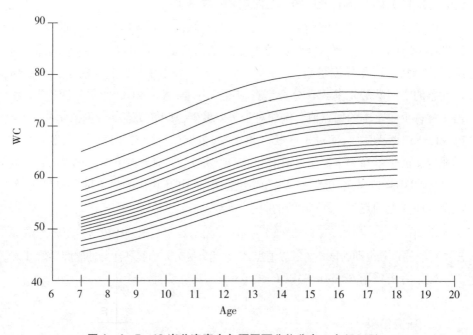

图 4 – 4　7 ~ 18 岁儿童青少年腰围百分位分布 – 女（LMS）

表4-8 7~18岁百分位分布腰围值-男

Age(y)	N	L	M	S	P5	P10	P15	P25	P30	P35	P40	P45	P50	P65	P70	P75	P80	P85	P90	P95
7	6235	2.74	54.57	0.11	47.21	48.52	49.49	51.06	51.77	52.46	53.15	53.85	54.57	57.05	58.05	59.21	60.61	62.40	64.98	69.68
8	6232	2.62	56.36	0.11	48.48	49.88	50.92	52.6	53.36	54.1	54.84	55.58	56.36	59.01	60.08	61.32	62.82	64.75	67.51	72.54
9	6212	2.51	58.24	0.12	49.85	51.34	52.44	54.24	55.04	55.83	56.62	57.42	58.24	61.07	62.21	63.53	65.13	67.18	70.12	75.46
10	6238	2.42	60.18	0.12	51.31	52.89	54.05	55.95	56.8	57.63	58.46	59.31	60.18	63.16	64.36	65.76	67.44	69.6	72.69	78.29
11	6223	2.36	62.07	0.12	52.82	54.47	55.68	57.66	58.55	59.41	60.28	61.16	62.07	65.16	66.42	67.86	69.61	71.85	75.04	80.8
12	6128	2.34	63.85	0.12	54.37	56.06	57.31	59.33	60.25	61.13	62.02	62.92	63.85	67.01	68.29	69.77	71.55	73.82	77.06	82.89
13	6227	2.36	65.53	0.12	55.96	57.67	58.93	60.98	61.9	62.8	63.69	64.6	65.53	68.72	70.00	71.48	73.26	75.54	78.77	84.56
14	6147	2.4	67.09	0.11	57.53	59.25	60.51	62.55	63.47	64.37	65.25	66.16	67.09	70.24	71.52	72.98	74.74	76.98	80.15	85.81
15	6398	2.44	68.43	0.11	58.98	60.68	61.93	63.96	64.86	65.75	66.62	67.51	68.43	71.53	72.77	74.2	75.91	78.09	81.17	86.61
16	6236	2.46	69.47	0.1	60.18	61.86	63.1	65.09	65.98	66.85	67.71	68.57	69.47	72.48	73.69	75.07	76.72	78.81	81.75	86.91
17	6101	2.46	70.23	0.1	61.14	62.8	64.01	65.96	66.84	67.68	68.52	69.36	70.23	73.15	74.31	75.64	77.22	79.21	81.99	86.83
18	5480	2.44	70.84	0.1	61.95	63.59	64.78	66.69	67.54	68.36	69.18	70	70.84	73.65	74.76	76.03	77.54	79.43	82.05	86.56

表4-9 女子7~18岁百分位分布腰围值-女

Age(y)	N	L	M	S	P5	P10	P15	P25	P30	P35	P40	P45	P50	P65	P70	P75	P80	P85	P90	P95
7	5947	2.78	52.28	0.1	45.67	46.86	47.74	49.15	49.79	50.4	51.02	51.64	52.28	54.45	55.32	56.33	57.53	59.06	61.23	65.09
8	6147	2.57	53.82	0.1	46.8	48.07	49.01	50.51	51.19	51.84	52.49	53.15	53.82	56.11	57.02	58.07	59.33	60.92	63.16	67.11
9	5964	2.38	55.56	0.1	48.11	49.46	50.46	52.05	52.77	53.46	54.15	54.84	55.56	57.96	58.91	60.01	61.32	62.97	65.28	69.3
10	6061	2.22	57.55	0.11	49.67	51.11	52.17	53.86	54.61	55.34	56.07	56.8	57.55	60.06	61.05	62.19	63.55	65.25	67.62	71.7
11	6173	2.09	59.72	0.11	51.47	52.99	54.1	55.87	56.66	57.42	58.18	58.94	59.72	62.32	63.35	64.52	65.91	67.65	70.06	74.17
12	6116	1.99	61.88	0.1	53.34	54.93	56.08	57.91	58.73	59.52	60.29	61.08	61.88	64.54	65.59	66.78	68.19	69.94	72.36	76.45
13	6111	1.91	63.76	0.1	55.06	56.68	57.86	59.74	60.57	61.37	62.16	62.95	63.76	66.45	67.5	68.69	70.09	71.84	74.23	78.23
14	6118	1.84	65.23	0.1	56.48	58.12	59.31	61.2	62.04	62.84	63.63	64.43	65.23	67.91	68.95	70.13	71.51	73.22	75.55	79.42
15	6382	1.77	66.29	0.1	57.56	59.21	60.4	62.29	63.12	63.92	64.71	65.49	66.29	68.92	69.94	71.09	72.44	74.1	76.35	80.06
16	6231	1.71	66.93	0.09	58.3	59.94	61.12	62.99	63.82	64.6	65.38	66.15	66.93	69.5	70.5	71.62	72.92	74.52	76.69	80.23
17	6188	1.65	67.22	0.09	58.72	60.35	61.52	63.36	64.17	64.94	65.7	66.45	67.22	69.72	70.68	71.76	73.02	74.57	76.64	80.01
18	4991	1.59	67.32	0.09	58.98	60.59	61.74	63.55	64.34	65.1	65.84	66.57	67.32	69.75	70.68	71.73	72.94	74.42	76.40	79.61

（二）儿童青少年腰围与 BMI 腰围相关系数

表 4 - 10 显示,腰围与 BMI 相关分析中,男生的相关系数普遍在 0.8 以上,女生除了 7 岁外,其他年龄女生均在 0.7 以上,且男生总体要大于女生,男女均具有统计学意义。

表 4 - 10 7 ~ 18 岁儿童青少年腰围与 BMI 相关系数

年龄	7	8	9	10	11	12	13	14	15	16	17	18
腰围 vs. BMI												
男	.717**	.778**	.832**	.857**	.846**	.840**	.828**	.858**	.836**	.817**	.831**	.776**
女	.585**	.707**	.742**	.804**	.810**	.754**	.802**	.808**	.762**	.739**	.710**	.730**

注:P < 0.05 * , P < 0.01 * * 。

（三）各年龄腰围界值点

从表 4 - 11 可以看出,在超重层面上腰围界值点,男孩 7 ~ 12 岁主要集中 P70（腰围:58.1.0 ~ 68.3cm）,13 ~ 18 岁主要集中在 P75（腰围:71.5 ~ 76.0cm）,敏感度和特异度分别在为 0.808 ~ 0.922 和 0.824 ~ 0.912,女孩 7 ~ 8 岁主要集中在 P75（腰围:56.3 ~ 58.1cm）,9 ~ 18 岁主要集中在 P80（腰围:61.3 ~ 72.9cm）,敏感度和特异度分别在 0.770 ~ 0.905 和 0.811 ~ 0.983。

表 4 - 11 7 ~ 18 岁腰围界值点及相应的敏感度和特异度（以 BMI 超重为基准,男）

年龄	超重			
	界值点到坐标(0,1)的距离	界值点(百分位)	敏感度	特异度
7	0.215	p70	0.877	0.824
8	0.165	p70	0.913	0.86
9	0.154	p70	0.918	0.87
10	0.152	p75	0.876	0.912
11	0.151	p70	0.904	0.883
12	0.167	p70	0.892	0.873
13	0.146	p75	0.908	0.887
14	0.141	p75	0.922	0.882
15	0.17	p75	0.889	0.871

年龄	超重			
	界值点到坐标(0,1)的距离	界值点(百分位)	敏感度	特异度
16	0.197	p75	0.864	0.858
17	0.165	p80	0.865	0.906
18	0.222	p80	0.808	0.889

表 4-12 显示,在肥胖层面上腰围界值点,男孩 7~12 岁主要集中在 P85(腰围:62.4~73.8cm),13~18 岁主要集中在 P90(腰围:78.8~82.1cm),敏感度和特异度分别为 0.872~0.937 和 0.868~0.943,女孩 7~10 岁主要集中在 P85(腰围:59.1~65.3cm),11~18 岁主要集中在 P90(腰围:70.1~76.4cm),敏感度和特异度分别为 0.789~0.936 和 0.881~0.932。

表 4-12　7~18 岁腰围界值点及相应的敏感度和特异度(以 BMI 超重为基准,女)

年龄	超重			
	界值点到坐标(0,1)的距离	界值点(百分位)	敏感度	特异度
7	0.251	p75	0.803	0.845
8	0.192	p75	0.879	0.851
9	0.175	p80	0.861	0.894
10	0.157	p80	0.905	0.875
11	0.151	P85	0.904	0.983
12	0.167	P80	0.892	0.873
13	0.170	P80	0.876	0.877
14	0.202	P80	0.887	0.832
15	0.214	P80	0.830	0.870
16	0.224	P80	0.821	0.866
17	0.251	P85	0.770	0.899
18	0.225	P80	0.877	0.811

四、讨论与分析

挪威(P95)、德国(P85)、印度(P75)以及马来西亚(P95)等诸多国家采用了不同的百分位分析了各国儿童青少年的腰围肥胖界值点,中国肥胖问题工作组在制定中国儿童青少年 BMI 筛查标准时也采用了 P85 和 P90、P85 和 P95、P90 和 P95 三组百分位切点作为超重与肥胖的界值点进行比较。本研究分别根据性别和年龄选取和比较了 P5、P10、P15、P20、P25、P30、P35、P40、P45、P50、P55、P60、P65、P70、P75、P80、P85、P90 和 P95 百分位曲线下的敏感度和特异度,分析了 7～18 岁儿童青少年腰围的界值点分布,研究结果表明,在界定超重腰围界值点分析中,男性腰围的界值点主要集中在 P75 百分位左右(见表 4－11),而女性腰围界值点主要集中在 P80 左右(见表 4－12),此时敏感度和特异度值也均最大;在界定肥胖腰围切点分析中,男女明显表现出青春发育的特点,即青春期前期主要集中在 P85 百分位,青春期后期主要集中在 P90 百分位(见表 4－7 和表 4－8)。这一结果与马冠生分析儿童青少年血液指标的异常分布的"拐点",同时利用中国成人腰围标准"反推",所得出的以 P75 和 P90 作为儿童青少年心血管疾病危险开始增加和明显增加的界值点略有不同。这可能与儿童青少年青春期发育特征相关。青春期是人类生命最重要的发育过程,幼儿期体重的过快增加就有可能导致第二性征的过早出现,Aksglaede L 发现女生第二性征乳腺发育年龄从 10.88 岁(1993 年)提前到了 9.86 岁(2008 年)。中国儿童青少年生长突增开始年龄,女生一般为 9～11 岁,男生 11～13 岁,女生比男生提前两岁。另外,对于儿童青少年,中心性肥胖的确是慢性心血管疾病的潜在风险因素,但往往并不完全反应在血液的生化指标当中,运用这些指标来判断儿童青少年的代谢综合征等更多在于提高预测、预防的作用。由此可以看出,在制定儿童青少年腰围界值点时,既要考虑儿童青少年的血液等指标,同时也应该充分考虑到儿童青少年的生长突增期的特征,本研究得到的结果充分反映了儿童青少年生长发育的这一特点。

如前所述,尽管 BMI 主要反映全身性肥胖,而腰围主要反映中心性肥胖,但国外许多学者针对 BMI 和腰围间的相关性做了诸多研究。本研究结果也表明,男生腰围和 BMI 相关系数普遍在 0.8 以上,女性普遍在 0.7 以上,且男生的相关系数总体大于女性,同时具有统计学意义(见表 4－10)。这与荷兰(r＝0.7)、希腊(r＝0.9)、日本(r＝0.9)等国研究两者间具有较高相关性的结果基本一致。挪威分析了 4～8 岁儿童青少年腰围时,选取了 P3,P10,P25,P50,P75,P90 和 P97 百分位,发现 BMI 与腰围间相关性高达 0.907,且以 IOTF 的 BMI 分布为标准,通过 ROC 曲线得出腰围的超重与肥胖的切点分别为 P85 和 P95。Uruwan Yamborisuta 研究发现泰国 5～6 岁男女儿童腰围和 BMI 的相关系数超过 0.9,同时该研究以 IOTF～BMI 为参考标准提出了儿童腰围的超重和肥胖的界值点。Veldhuisetal 报告,如果 BMI 继续作为评价儿童(5 岁左右)超重和肥胖的标准的话,那么该群体中根据 WC(腰围)被定义为超重的部分儿童(相对高或矮)则会被忽视,因此对于这些儿童不应单纯仅考虑 BMI,而同时也应该考虑他们的腰围。许多学者已经根据 IOTF (International Obesity Task Force)的 BMI 标准制定了腰围的界值点,由此可以看出仅用单一的标准,如 BMI 或腰围来判断儿童青少年的超重或肥胖确实存在一定的局限性,因此在评价儿童青少年超重和肥胖时,同时考虑采用这两种方法,再结合其他身体形态指标进行评价,有效性会更高,同时也更加合理。另外,由于身高与腰围成正比例关系(本研究男女腰围与身高的相关系数分别为 0.618 和 0.649),即身高高的儿童青少年腰围也高,本研究以 BMI 作为标准来推测腰围的界值点,而 BMI 等于体重(kg)除以身高(m)的平方,这就克服了单纯只依赖腰围来判断儿童超重和肥胖的缺陷。综合以上的分析和研究结果,本研究运用 ROC 曲线法,以中国肥胖工作组制定的儿童青少年 BMI 超重和肥胖筛查标准为基准,通过研究发现 7~18 岁的儿童青少年腰围超重与肥胖的界值点,即在超重层面上,男性主要集中在 P75,女性主要集中在 P80;在肥胖层面上,男女青春期前主要集中在 P85,在青春期后期主要集中在 P90。

五、结论

本文以 2008 年全国学生体质健康监测 15 省市区 146306 名 7~18 岁汉族中小学生为参照人群,以 LMS 法建立腰围界值点分布,并运用 ROC 曲线法分析判断腰围的超重与肥胖的界值点,通过研究,建议在超重层面上,腰围界值点男性为 P75,女性为 P80;在肥胖层面上,男女腰围界值点青春期前期为 P85,青春期后期为 P90(中国男女儿童青少年青春期分别为 13 岁和 11 岁左右)。

参考文献

[1]ORGANISATION. W H. Obesity:preventing and managing the global epidemic[J]. Report of a WHO consultation,1998.

[2]WHO. WHO Controlling the global obesity epidemic[EB/ OL].

[3]LA MORENO,I PINEDA,G RODR? GEZ,et al. Waist circumference for the screening of the metabolic syndrome in children[J]. Taylor & Francis. 2002,91:1307 – 1312.

[4]MORIMOTO A,NISHIMURA R,KANDA A,et al. Waist circumference estimation from BMI in Japanese children[J]. Diabetes Research and Clinical Practice,2007,75(1):96 – 98.

[5]Epidemiological survey for the prevalence of overweight and abdominal obesity in Greek adolescents. Obesity(Silver Spring),2008,16(7):1718 – 1722.

[6]NUTR A J C. Clustering of cardiovascular disease risk factors among obese schoolchildren: the Taipei Children Heart study. [J]. Am J Clin Nutr,1998,67(6):1141 – 1146.

[7]MAFFEIS C,PIETROBELLI A,GREZZANI A,et al. Waist circumference and cardiovas-

cular risk factors in prepubertal children[J]. Obes Res,2001,9(3):179 – 187.

[8]L A MORENO,J FLETA,L MUR,G RODRíGUEZ,et al. Waist circumference values in Spanish children Gender related differences [J]. European Journal of Clinical Nutrition June 1999, 53(6):429 – 433.

[9]EISENMANN JC. Waist circumference percentiles for 7 to 15 year old Australian children [J]. Acta Paediatrica,2005,94(6):1182 – 1185.

[10]KATZMARZYK PT. Waist circumference percentiles for Canadian youth 11 – 18y of age [J]. Eur J Clin Nutr,2004,58(7):1011 – 1015.

[11]L. OSTROWSKA NAWARYCZ et al. Percentile distributions of waist circumference for 7 – 19 – year – old Polish children and adolescents[J]. obesity reviews,2010,11:281 – 288.

[12]NIHAL HATIPOGLU,MUMTAZ M,SELDA SEYHAN. Waist circumference percentiles for 7 to 17 – year – old Turkish children and adolescents[J]. Eur J Pediatr,2008,167:383 – 389.

[13]ISABELLE,MARISA,RACHEL S. Waist circumference and waist – to – height ratio percentiles in a nationally representative sample of 6 – 13 year old children in Switzerland[J]. Swiss Med Wkly,2011,141:w13227.

[14]HD MCCARTHY,KV JARRETT AND HF CRAWLEY. The development of waist circumference percentiles in British children aged 5. 0 – 16. 9 y[J]. European Journal of Clinical Nutrition,2001,55:902 – 909.

[15]SCHWANDT P,KELISHADI R,HAAS GM. First reference curves of waist circumference for German children in comparison to international values:the PEP Family Heart Study[J]. World J Pediatr,2008,4(4):259 – 66.

[16]KOHTARO,HIDEMASA,AKIRA et al. Threshold values of visceral fat and waist girth in Japanese obese children[J]. Pediatrics International,2005,47:498 – 504.

[17]REBECCAKURIYAN,TINKUTHOMAS,DEEPAP LOKESH,et al. Waist Circumference and Waist for Height Percentiles in Urban South Indian Children Aged 3 – 16 Years[J]. Indian Pediatr,2011,48(10):765 – 71.

[18]RITA YT SUNG,HUNG – KWAN SO,KAI – CHOW CHOI,et al. Waist circumference and waist – to – height ratio of Hong Kong[J]. BMC Public Health,2008,8:324.

[19]BEE KOON POH,AHMAD NURUL JANNAH,LAI KHUEN CHONG,et al. Waist circumference percentile curves for Malaysian children and adolescents aged 6. 0 – 16. 9 years[J]. BMC Public Health,2011,6(3 – 4):229 – 235.

[20]季成叶,马军,何忠虎等. 中国汉族学龄儿童青少年腰围正常值[J]. 中国学校卫生,2010(3):257 – 259.

[21]孟玲慧,米杰,程红等. 北京市3 ~ 18 岁人群腰围和腰围身高比分布特征及其适宜界值的研究[J]. 2007(4):245 – 252.

[22]谢蓉蓉,李桂梅,霍美玲等. 腰围/身高比值:预测儿童代谢综合征有效简便的中心

性肥胖指标[J].中国儿童保健杂志,2007(2):175-177.

[23]陶芳标,袁长江,阚敏等. 安徽省 7 ~ 22 岁学生腰围臀围及腰臀比的特征分析[J].中国学校卫生,2006(12):1016-1022.

[24]CAMERON N. The methods of auxological anthropometry[J]. Human growth,1978,2(1):35-90.

[25]COLE TJ. Centiles of mass index for Dutch children aged 0-20 years in 1980:A baseline to assess recent trends in obesity[J]. Ann Hum Biol. 1999,26(4):303-308.

[26]中国肥胖问题工作组. 中国学龄儿童青少年超重与肥胖筛查体重指数值分类标准[J].中华流行病学杂志. 2004,25(2):97-102.

[27]B BRANNSETHER,M ROELANTS,R BJERKNES. Waist circumference and waist-to-height ratio in Norwegian children 4-18 years of age-Reference values and cut-off levels[J]. Foundation Acta Peadiatrica,2011,100(12):1576-1582.

[28]中华人民共和国卫生部疾病预防控制局. 中国学龄儿童青少年超重和肥胖预防与控制指南[M].北京:人民卫生出版社. 2008.

[29]马冠生,季成叶,马军等. 中国 7 ~ 18 岁学龄儿童青少年腰围界值点研究[J].中华流行病学杂志,2010,6(31):609-615.

[30]季成叶. 生长发育一般规律及调查方法与评价[J].中国学校卫生,2000,21(1):77-79.

[31]HERNáNDEZ,MARíA ISABEL. Pubertal development in girls born small for gestational age[J]. J Pediatr Endocrinol Metab,2008,21(3):201-208.

[32]AKSGLAEDE L,S? RENSON K,PETERSEN JH,et al. Recent Decline in Age at Breast Development:The Copenhagen Puberty Study[J]. Pediatrics,2009,123:e932-e939.

[33]王娟. 儿童青少年发育研究的进展[J].江苏预防医学,2006,17(1):79-81.

[34]FREDRIKS A M,VAN BUUREN S,FEKKES M,et al. Are age references for waist circumference,hip circumference and waist-hip ratio in Dutch children useful in clinical practice?[J]. Eur J Pediatr,2005,164(4):216-222.

[35]DIMITRIOS PAPANDREOU,et al. First reference curves of waist circumference and waist-to-height ratio of 607 children from Thessaloniki,northern in Greece[J]. Nutrition & Food Science4,2010,40 Iss(4):371-377.

[36]HIROTAKA OCHIAI,TAKAKO SHIRASAWA,RIMEI NISHIMURA,et al. Relationship of body mass index to percent body fat and waist circumference among schoolchildren in Japan-the influence of gender and obesity:a population-based cross-sectional study[J]. BMC Public Health,2010,10:493.

[37]URUWAN YAMBORISUTA,NAOKO SAKAMOTOB,WANPHEN WIMONPEERAPAT-TANAC. Waist circumference and body fat distribution indexes as screening tools for the overweight and obesity in Thai preschool children[J]. Obesity Research & Clinical Practice 4, 2010,

e307 – e314.

[38]LYDIAN VELDHUIS,INEKE VOGEL,WILMA JANSEN, et al. Moderate agreement between body mass index and measures of waist circumference in the identification of overweight among 5 – year – old children;the ' Be active,eat right' study[J]. BMC Pediatrics,2013,13;63.

[39] FREDRIKS AM, VAN BUUREN S, FEKKES M, VERLOOVE – VANHORICK SP. Are age references for waist circumference, hip circumference and waist – hip ratio in Dutch children useful in clinical practice? [J]. Eur J Pediatr,2005,164;216 – 22.

[40]JANSSEN I, KATZMARZYK PT, SRINIVASAN SR, et al. Combined influence of body mass index and waist circumference on coronary artery disease risk factors among children and adolescents[J]. Pediatrics,2005,115;1623 – 30.

第三节　儿童青少年体质量指数与心肺耐力研究

目的:分析中国汉族7~18岁儿童青少年体质量指数(BMI)和20m往返跑(20mSRT)的相关性,为促进不同营养状况儿童青少年的体质健康提供科学依据。方法:在华东、华北、中南、西北、西南和东北六个区域中采用随机个案法抽取17280名7~18岁汉族儿童青少年作为研究对象,运用20mSRT进行心肺耐力水平测试,并采用单因素方差分析、线性回归等方法探讨BMI和20mSRT之间的相关性。结果:中国汉族男性儿童青少年20mSRT总体成绩消瘦、正常、超重和肥胖组分别为32.20、35.23、28.84和22.29次,女生分别为25.22、26.13、23.36和18.39次,男女生成绩均为正常组>消瘦组>超重组>肥胖组(P值均<0.05)。BMI – Z分范围是 – 3.0~8.0,无论男女,不同BMI – Z分组青少年的20mSRT – Z分差异均具有统计学意义(P值均<0.01)。无论男女,BMI – Z分在接近正常范围区间,20mSRT – Z较高;而在较高和较低区间时,20mSRT – Z较低。结论:体重正常组汉族儿童青少年心肺耐力水平高于消瘦、超重和肥胖组,BMI – Z分和20mSRT – Z分之间大体呈"抛物线"变化趋势。

近几十年来,随着生活方式的改变,儿童青少年心肺耐力水平下降已经成为全球面临的巨大挑战。作为体质健康的核心要素,心肺耐力综合反映人体摄取、转运和利用氧气的能力,对青少年健康成长至关重要。诸多研究表明,超重肥胖与儿童青少年心肺耐力具有较强相关性:Welk等研究显示,超重肥胖率的增加是导致匈牙利青少年心肺耐力水平下降的重要风险因素;智利一项研究表明,超重、肥胖儿童青少年的心肺耐力水平低于正常体重儿少群体;李晓彤等研究证实,青少年心肺耐力水平与肥胖呈负相关;另外,还有一些研究关注营养状况与儿童青少年心肺功能之间的关系,结果大多表明超重肥胖是导致儿童青少年心肺功能下降的重要原因之一,而心肺功能下降将会在很大程度上提升个体患心血管疾病和代谢综合症的概率。

在我国,儿童青少年 BMI 与心肺耐力之间关系的研究主要集中于个别年龄段和群体,研究对象具有一定的局限。另外,一些反映心肺功能与 BMI 关系的研究较多采用"医疗指标"对研究对象进行测试,不能客观反映儿童青少年的"心肺耐力"水平。因此,本研究通过 20m 往返跑(20mSRT)对汉族儿童青少年进行心肺耐力水平测试,探讨我国汉族儿童青少年 BMI 和心肺耐力之间的关系,为促进儿童青少年的体质健康提供科学依据。

一、对象与方法

(一)研究对象

课题组于 2015—2016 年在华东、华北、中南、西北、西南和东北六个区域 7 ~ 18 岁的儿童青少年中,采用随机个案法每个年龄随机抽取男女生各 120 名,共计 17280 名,男、女生各 8640 名。

(二)研究方法

身高和体重测量按照《全国学生体质健康调研工作手册中实施细则》进行,要求学生穿着轻便服装、脱鞋子测量身高体重,数值精确到小数点后 1 位。利用身高、体重测量值计算出体质量指数 BMI = 体重(kg)/身高^2(m^2)。

20mSRT 测试方法:测试者热身后站在相隔 20m 的 2 条横线其中 1 条,按音乐节奏以每分钟为 1 级进行由慢到快地往返跑,初始级速度为 8.0km/h,第 2 级为 9.0km/h,随后每升高 1 级跑速加快 0.5km/h;当测试者不能维持音乐所设定的速度中途停止跑步,或连续 2 次不能在音乐响起前到达端线,终止测试,以往返跑总次数记为最终成绩。对测试过程中可能影响测试结果可靠性的多种因素(受试者测试动机、测试环境条件等)进行严格控制。

(三)统计方法

依据本研究汉族儿童青少年性别 – 年龄 BMI 和 20mSRT 的均值和标准差,通过 Z 分 =(测量值 – 均值)/标准差公式,对上述指标进行标准化转换。不同营养状况青少年 20mSRT 成绩及不同 BMI – Z 分组青少年 20mSRT – Z 比较采用单因素方差分析;BMI – Z 和 20mSRT – Z 的相关采用线性回归分析,在描述不同 BMI – Z 组 20mSRT – Z 分变化趋势的基础上建立以 20mSRT – Z 为因变量,以 BMI – Z 和

（BMI - Z）2 为自变量的线性回归模型。检验水准 α = 0.05。

二、结果

（一）不同年龄组各营养状况汉族儿童青少年 20mSRT 成绩比较

见表 4 - 13。

表 4 - 13 不同性别、不同年龄和不同营养状况汉族儿童青少年的 20mSRT 成绩（次）

性别	年龄/岁	消瘦	正常	超重	肥胖	P
男生	7	15.52 ± 5.71	14.79 ± 6.83	16.05 ± 7.73	14.48 ± 6.75	
	8	18.68 ± 7.68	18.66 ± 8.37	17.95 ± 8.29	16.22 ± 7.97	*
	9	19.44 ± 10.29	22.84 ± 10.50	21.04 ± 10.29	17.75 ± 8.72	*
	10	19.82 ± 10.97	26.37 ± 11.91	24.11 ± 11.01	21.60 ± 10.21	*
	11	23.31 ± 11.62	29.09 ± 11.50	25.45 ± 10.66	22.86 ± 9.96	*
	12	27.77 ± 12.42	30.66 ± 11.90	28.61 ± 10.89	24.20 ± 9.58	*
	13	38.49 ± 14.95	40.52 ± 17.20	33.85 ± 15.14	29.17 ± 13.19	*
	14	45.09 ± 19.36	45.19 ± 17.17	38.07 ± 16.53	32.69 ± 12.01	*
	15	38.06 ± 18.60	45.76 ± 18.3	40.17 ± 15.37	33.43 ± 14.69	*
	16	43.00 ± 18.25	43.25 ± 19.34	37.89 ± 18.72	30.63 ± 15.78	*
	17	39.51 ± 18.32	43.74 ± 19.21	41.48 ± 18.67	29.48 ± 11.17	*
	18	45.27 ± 21.13	46.68 ± 19.44	40.00 ± 13.97	34.21 ± 16.12	*
	合计	32.20 ± 18.65	35.23 ± 19.02	28.84 ± 15.35	22.29 ± 11.91	*
女生	7	13.18 ± 3.93	14.32 ± 5.79	13.34 ± 5.83	14.43 ± 9.49	
	8	17.03 ± 7.35	17.04 ± 7.44	17.74 ± 6.95	16.06 ± 5.77	
	9	20.50 ± 8.62	20.35 ± 8.91	20.68 ± 9.52	18.06 ± 8.39	
	10	21.02 ± 9.73	22.62 ± 9.64	22.08 ± 9.73	19.80 ± 8.35	
	11	24.12 ± 10.12	25.69 ± 10.52	23.16 ± 9.63	16.29 ± 8.19	*
	12	27.91 ± 10.77	27.64 ± 10.29	23.89 ± 9.42	22.23 ± 9.50	
	13	34.43 ± 13.26	31.78 ± 12.66	29.28 ± 10.83	22.78 ± 11.10	*
	14	27.14 ± 12.94	31.54 ± 12.10	30.21 ± 11.64	22.29 ± 9.94	*
	15	30.03 ± 13.55	31.74 ± 12.79	28.45 ± 12.52	27.00 ± 9.25	
	16	29.52 ± 12.23	28.32 ± 10.83	26.13 ± 7.25	20.73 ± 8.16	
	17	27.65 ± 12.53	29.00 ± 10.89	24.12 ± 8.51	24.17 ± 5.71	*
	18	29.29 ± 18.74	29.99 ± 14.56	31.20 ± 18.64	17.00 ± 5.79	
	合计	25.22 ± 12.31	26.13 ± 12.27	23.36 ± 10.95	18.39 ± 9.11	*

表 4 - 13 显示,我国不同营养状况的汉族男性儿童青少年 20mSRT 成绩,在消瘦、正常、超重和肥胖组分别为 32.20、35.23、28.84 和 22.29 次,女生分别为 25.22、26.13、23.36 和 18.39 次,均为正常组 > 消瘦组 > 超重组 > 肥胖组。大部分年龄段学生 20mSRT 成绩为正常组最高,消瘦、超重次之,肥胖组最低,其中 8 ~ 18 岁和总体上男生不同营养状况组间差异均有统计学意义,女生 11 ~ 14、17 岁和总体上不同营养状况组间差异也均有统计学意义(P 值均 < 0.05)。

(二)BMI - Z 分与 20mSRT - Z 分的相关性

如表 4 - 14 所示,BMI 的 Z 分范围是 - 3.0 ~ 8.0,根据 BMI 的 Z 分对汉族儿童青少年 20mSRT - Z 进行分组,每 0.5 个单位为 1 组,共分为 14 组。分别计算各 BMI - Z 分组青少年 20mSRT - Z 的均数和标准差,并通过方差齐性检验分别判断男女生及总体 20mSRT - Z 的方差是否一致;描述 20mSRT - Z 分随 BMI - Z 分的变化趋势,即调整年龄、性别因素的影响,分析 20mSRT - Z 在各 BMI - Z 分组的分布特征,结果显示,无论男女,不同 BMI - Z 分组青少年的 20mSRT - Z 差异均有统计学意义(P 值均 < 0.01)。

表 4 - 14 不同性别、不同 BMI - Z 组别汉族儿童青少年的 20mSRT - Z

BMI - Z 分分组	男生	女生	合计
- 3 ~ - 2.5	- 0.55 ± 1.30	- 0.26 ± 1.30	- 0.41 ± 1.20
- 2	- 0.67 ± 0.56	- 0.58 ± 1.34	- 0.61 ± 1.10
- 1.5	- 0.32 ± 0.89	- 0.10 ± 1.10	- 0.21 ± 1.01
- 1	- 0.14 ± 0.96	- 0.08 ± 0.97	- 0.11 ± 0.96
- 0.5	0.02 ± 1.01	- 0.06 ± 0.93	- 0.02 ± 0.98
0	0.01 ± 0.99	- 0.07 ± 0.99	- 0.03 ± 0.99
0.5	- 0.07 ± 0.97	- 0.09 ± 0.97	- 0.08 ± 0.97
1	- 0.2 ± 0.94	- 0.10 ± 0.98	- 0.16 ± 0.96
1.5	- 0.26 ± 0.90	- 0.25 ± 0.92	- 0.26 ± 0.91
2	- 0.50 ± 0.75	- 0.29 ± 0.91	- 0.40 ± 0.83
2.5	- 0.56 ± 0.74	- 0.47 ± 0.90	- 0.52 ± 0.81
3	- 0.49 ± 1.02	- 0.35 ± 0.96	- 0.43 ± 0.99
3.5	- 0.60 ± 0.87	- 0.53 ± 0.70	- 0.57 ± 0.78
3.5 ~ 8.0	- 0.83 ± 0.75	- 0.50 ± 0.73	- 0.65 ± 0.75
F 值	19.107	6.008	23.976
P 值	< 0.001	< 0.001	< 0.001

依据 20mSRT – Z 在不同 BMI – Z 组间呈现先上升后下降的变化趋势,提出 20mSRT – Z 与 BMI – Z 间的二次函数关系的假设。为验证这种假设是否成立,建立了以 20mSRT – Z 为因变量,以 BMI – Z 和(BMI – Z)2 为自变量的线性回归模型:

20mSRT – Z = a(BMI – Z)2 + b(BMI – Z) + c

其中 a 为方程的二次项系数,b 为一次项系数,c 为常数。

如表 4 – 15 所示,17280 名汉族学龄儿童青少年 20mSRT – Z 与 BMI – Z 和 (BMI – Z)2 的回归系数均有统计学意义(P 值均 <0.01),20mSRT – Z 与 BMI – Z,(BMI – Z)2 均呈负相关,即表明 20mSRT – Z 与 BMI – Z 和(BMI – Z)2 构成开口朝下的二次函数,20mSRT 随着 BMI – Z 分的先升高后下降。

图 4 – 5 为 BMI – Z 与 20mSRT – Z 的关系曲线,无论男女,BMI – Z 分在 –2Z ~ 0 间,20mSRT – Z 较高,而在较高 BMI – Z 分和较低 BMI – Z 分时,20mSRT – Z 分较低。

表 4 – 15　不同性别汉族儿童青少年 BMI – Z 与 20mSRT – Z 的线性回归关系

性别	变量	β	$S_{\bar{x}}$	t 值	P 值
男生	BMI – Z^2	– 0.037	0.006	– 6.554	0.000
	BMI – Z	– 0.081	0.013	– 6.261	0.000
女生	BMI – Z^2	– 0.023	0.005	– 4.647	0.000
	BMI – Z	– 0.046	0.013	– 3.498	0.000
合计	BMI – Z^2	– 0.028	0.004	– 7.568	0.000
	BMI – Z	– 0.065	0.009	– 7.083	0.000

三、讨论

研究结果显示,体重正常组儿童青少年心肺耐力水平分别高于消瘦、超重和肥胖组。国内外研究大多证实肥胖与心肺耐力水平呈负相关:Duncan 等研究表明,亚洲儿童青少年心肺耐力下降趋势与超重肥胖率快速上升紧密相关。芬兰一项针对 15 ~ 16 岁体重正常和超重青少年心肺耐力的研究表明,体重正常青少年的心肺耐力水平比超重者表现更好,原因在于超重群体体力活动水平相比正常群体较低。Stratton 等对 1998—2004 年间英国 9 ~ 11 岁儿童的健康水平和 BMI 长期趋势进行研究发现,英国儿童体质健康下降趋势与同期 BMI 的年增长率有关,在所有体质健康指标中,心肺耐力水平下降较快,故而认为体力活动减少,静态生活方式增多导致超重肥胖率上升,青少年运动能力减弱,还影响个体参与锻炼的兴

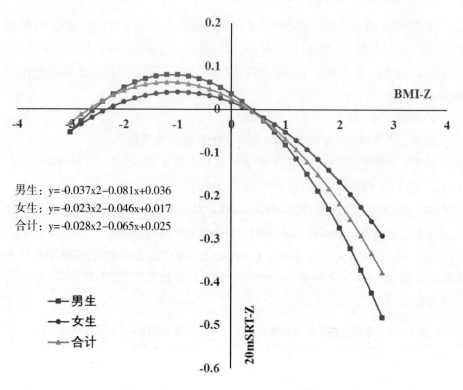

男生：y=-0.037x2-0.081x+0.036
女生：y=-0.023x2-0.046x+0.017
合计：y=-0.028x2-0.065x+0.025

图4-5　不同性别汉族儿童青少年 BMI-Z 与 20mSRT-Z 关系曲线图

趣。Alasiri 等研究表明,超重肥胖儿童青少年不仅运动能力较差,在运动兴趣方面也不及体重正常者,最终体现为心肺耐力水平方面表现较差。对肥胖进行的生物学机制研究证明,相比正常人群,体重过重和多余脂肪会降低个体运动耐受力和有氧代谢能力。所以,提高儿童青少年心肺耐力水平,不仅有助于改善心肺功能,而且能够有效控制超重肥胖的发生。

另外,研究结果显示,消瘦儿童青少年的 20mSRT 成绩高于超重、肥胖组。一项针对塞舌尔儿童青少年体质健康的研究显示,相比超重、肥胖群体,消瘦者在耐力与灵敏性方面表现更好,但超重肥胖者在力量方面占有优势。Malina 等研究表明,消瘦者在耐力方面优于超重肥胖群体。以上研究均认为消瘦者相比超重、肥胖者,体力活动水平较高是耐力水平表现较好的重要原因。不过,虽然消瘦儿童青少年心肺耐力水平相比超重肥胖者较好,但在其他方面如力量、柔韧性、协调性等体能指标方面,表现不仅比正常者差,相比超重肥胖群体也处于劣势。在我国,虽然目前儿童少年超重肥胖率呈快速上升趋势,但不能掩盖我国诸多农村地区、少数民族地区儿童少年营养不良问题依然存在的事实。所以,在关注消瘦群体心肺耐力的同时,必须要注意"体质健康"整体优劣,不能因为消瘦群体心肺耐力相对较好而忽视其他指标。

本研究对不同 BMI - Z 组青少年 20mSRT - Z 变化描述发现,无论男女,20mSRT - Z 分均随 BMI - Z 的增加呈先上升后降低的变化趋势。为进一步探讨 BMI - Z 分与 20mSRT - Z 分的相关性,提出 BMI - Z 分与 20mSRT - Z 分呈二次函数关系的假设。分析结果显示,男女生及总体的(BMI - Z)2 分和 BMI - Z 分与 20mSRT - Z 分的回归系数均有统计学意义,验证了假设。该种近似抛物线变化趋势与之前诸多研究均具有相似之处。本研究探讨标准化转换后两指标 Z 分间变化关系,便于简洁、直观地分析 BMI 和 20mSRT 相关性。通过分析发现,BMI - Z 处于正常人群范围时,相应 20mSRT - Z 也较好;与之相反,BMI - Z 分过低、过高,20mSRT - Z 均较差。提示:不仅需要考虑超重肥胖对儿童青少年心肺耐力的影响,还必须警惕消瘦对心肺耐力的负面作用。在儿童青少年发展过程中,保证营养均衡、体重适中,可在很大程度上促进心肺耐力的发展。

参考文献

[1]MAÏTÜ V L,WENDY V L,LEA M,et al. Levels of physical activity and sedentary time among 10 - to 12 - year - old boys and girls across 5 European countries using accelerometers:an observational study within the energy - project[J]. Int J Behav Nutr Phys Act,2012,9(1):1 - 8.

[2]LEE D,ARTERO E G,SUI X,et al. Mortality trends in the general population:the importance of cardiorespiratory fitness[J]. J Psychopharmacol,2010,24(Suppl 4):27 - 35.

[3]WELK G J,SAINTMAURICE P F,CSÜNYI T. Health - related physical fitness in hungarian youth:age,sex,and regional profiles[J]. Res Q Exerc Sport,2015,86(1):45 - 57.

[4]HERNÜNDEZ - MOSQUEIRA C,FERNANDES D S S,FERNANDES F J. Physical fitness reference tables for females in the 10 to 14 age range in Chillán Chile[J]. Rev Salud Pub(Bogota),2015,17(5):667 - 676.

[5]李晓彤,李新,王艳,等.12 ~ 14 岁少年体力活动、心肺耐力与肥胖三者关系[J].中国学校卫生,2017,38(10):1496 - 1499.

[6]MOREIRA C,SANTOS R,JC D F J,et al. Metabolic risk factors,physical activity and physical fitness in azorean adolescents:a cross - sectional study[J]. BMC Public Health,2011,11(1):1 - 7.

[7]SOARES N M M,MELO E V D,SOARES N M M,et al. Influence of sexual maturation on cardiorespiratory fitness in school children[J]. Rev Bras Cineantropom Desempenh Hum,2014,16(2):223 - 232.

[8]KODAMA S,SAITO K,TANAKA S,et al. Cardiorespiratory fitness as a quantitative predictor of all - cause mortality and cardiovascular events in healthy men and women:a meta - analy-

sis[J]. JAMA,2009,301(19):2024 - 2035.

[9] RONQUE E R V, CYRINO E S, MORTATTI A L, et al. Relacão entre aptidão cardiorrespiratória e indicadores de adiposidade corporal em adolescents[J]. Rev Paul Pediatr, 2010,28(3):296 - 302.

[10]全国学生体质健康调研组.2014年全国学生体质健康调研手册[M].北京:高等教育出版社,2014.

[11]DUNCAN J M,GRANT R T. Evolution and variability in fitness test performance of Asian children and adolescents[J]. Med Sport Sci,2007,50(50):143 - 167.

[12] PALOMÄKI S, HEIKINARO - JOHANSSON, HUOTARI P. Cardiorespiratory performance and physical activity in normal weight and overweight finnish adolescents from 2003 to 2010 [J]. J Sport Sci,2015,33(6):588 - 596.

[13]STRATTON G,CANOY D,BODDY LM,et al. Cardiorespiratory fitness and body mass index of 9 - 11 - year - old English children:a serial cross - sectional study from 1998 to 2004[J]. Int J Obes,2007,31(7):1172 - 1178.

[14]ALASIRI ZA,SHAHEEN A A M. Body mass index and health related physical fitness in Saudi girls and adolescents aged 8 - 15 years[J]. OJTR,2015,3(4):116 - 125.

[15]YI C H,MALINA R M. Body mass index and individual physical fitness tests in Taiwanese youth aged 9 - 18 years[J]. Int J Pediatr Obes,2010,5(5):404 - 411.

[16]PASCAL B,ROBERT A,HILLARY B. Strong inverse association between physical fitness and overweight in adolescents:a large schoolbased survey[J]. Int J Behav Nutr Phy,2007,4(1): 1 - 8.

[17]MALINA R M,PEÑA REYES M E,TAN S K,et al. Physical fitness of normal,stunted and overweight children 6 - 13 years in Oaxaca, Mexico[J]. Eur J Clin Nutr, 2011, 65 (7): 826 - 834.

[18]田甜,薛建,王硕,等. 山东省7~18岁儿童青少年营养状况与体能相关性分析 [J].中国儿童保健杂志,2014,22(8):813 - 818.

[19]赵玉秋,王法艳,朱鹏,等. 体重指数与儿童青少年体能指数关联性研究[J].中华流行病学杂志,2012,33(3):265 - 268.

[20] HUANG Y C,MALINA R M. BMI and health - related physical fitness in Taiwanese youth 9 - 18 years[J]. Med Sci Sport Exer,2007,39(4):701 - 708.

第五章

心理与体能的关系研究

第一节　儿童青少年心理亚健康与体能研究

　　研究目的:探讨不同心理健康状态下青少年的体能状况,分析影响青少年心理亚健康的影响因素,进一步充实青少年心理亚健康与体能状况的现有研究,为今后改善青少年的心理亚健康问题和提高青少年健康体能提供一定的科学依据。研究方法:本研究以选取4个区域(东北、华东、西南、中南),在四个区域中分别以吉林、上海、四川和云南、海南五个省份和直辖市为代表,在各区域中采取随机个案法抽取13~18岁每年龄组男女生各110人左右,共计5345名青少年为研究对象进行健康体能测试与心理健康问卷调查,进一步了解青少年心理亚健康与体能状况。研究结果:(1)青少年心理亚健康检出率方面,总体上女生高于男生,超重组心理亚健康检出率最高,正常组最低,13~15岁心理亚健康检出率高出16~18岁3.8%,差异有统计学意义($P<0.05$)。(2)不同体能水平青少年心理亚健康检出率方面,总体上:高水平体能青少年心理亚健康的检出率低于低水平青少年,其中女生握力不同水平心理亚健康检出率差异有统计学意义($P<0.05$),仰卧起坐不同水平青少年心理亚健康检出率差异有统计学意义($P<0.05$),女生五十米跑不同水平心理亚健康检出率有显著性差异,差异有统计学意义($P<0.05$),20m往返跑不同水平青少年心理亚健康检出率有显著性差异,差异有统计学意义($P<0.05$)。研究结论:青少年心理亚健康检出率总体上女生高于男生;不同体能水平状况下,高水平体能青少年心理亚健康检出率总体上低于低水平青少年。

　　青少年时期是个体身心健康和各项身体素质发展的关键时期,青少年的体质健康水平不仅关系个人健康成长和幸福生活,而且关系整个民族的健康素质,也关系我国人才培养质量的进一步提升。经济条件、物质基础和生活方式等诸多因素的改变,青少年的健康状况会受到一定程度的影响,因此需要密切关注青少年的身心健康。

青少年正处于儿童向成人过渡的时期,是发育发展的关键时期,心理活动较为活跃,各种心理素质正在形成但尚未稳定,可塑性较大,易变性较强。在社会的急速变迁,经济的快速增长与伦理价值的多元选择背景下,青少年的成长伴随着学业、交友和生理变化等方面的多变与复杂的压力,导致很多青少年容易出现处于心理健康与心理疾病状态之间的"亚健康状态",对青少年心理健康造成不良影响。同时由于饮食方式和生活环境的重大改变造成营养过剩、体力活动减少等现象使青少年的超重肥胖率不断上升,青少年的心理健康与身体健康状况越发值得社会关注。青少年的肥胖问题不仅影响该阶段的生理健康与心理健康以及对现代社会的适应力,也会对其体能产生一定的负面影响。体能下降会降低青少年的活动积极性,体力活动的减少又会加重肥胖,如此周而复始进入恶性循环。因此,我们需要对青少年心理健康与体能状况不断加深了解与掌握。

基于以上背景,本研究选取 4 个行政区域(东北、华东、西南、中南),在四个区域中分别以吉林、上海、四川和云南、海南五个省份和直辖市为代表,在各区域中采取随机个案法抽取 13~18 岁每年龄组男女生各 110 人左右,共计 5345 人进行体能测试和心理亚健康问卷调查,旨在从心理健康的视角了解青少年的心理亚健康状况与体能状况,探讨不同心理健康状况下青少年的体能状况和心理亚健康的影响因素,进而为今后改善青少年心理亚健康问题和提高青少年健康体能提供参考借鉴。

一、研究对象与方法

(一)研究对象

本研究于 2015—2016 年,选取 4 个行政区域(东北、华东、西南、中南),在四个区域中分别以吉林、上海、四川和云南、海南五个省份和直辖市为代表,在各区域中采取随机个案法抽取 13~18 岁每年龄组男女生各 110 人左右,共计 5345 名,剔除无效问卷后,最终对 5292 份有效测试结果进行分析。

(二)研究方法

研究方法采用文献资料法、体质测量法、问卷调查法和数理统计方法等。

二、研究结果

(一)青少年心理亚健康检出率状况分布

从表5-1可以看出,总体上女生心理亚健康检出率高于男生。男女生均为15岁心理亚健康检出率最高,18岁最低。其中18岁女生心理亚健康检出率高出男生5.7%,差异有统计学意义($P < 0.05$)。男女生心理亚健康检出率均随年龄增长而降低,其中14~17岁男生心理亚健康检出率高于女生,13、18岁检出率低于女生,18岁男生心理亚健康检出率最低为12.1%。

表5-1 不同性别青少年心理亚健康的检出率

年龄	男	女	χ2	P
13	88(19.5)	110(24.7)	3.525	0.060
14	99(22.2)	104(21.2)	0.725	0.395
15	106(24.1)	97(21.5)	0.845	0.385
16	105(23.9)	90(20.2)	1.751	0.186
17	89(19.9)	87(19.2)	0.080	0.777
18	51(12.1)	76(17.8)	5.514	0.019
合计	538(20.3)	564(21.3)	0.800	0.371

注:( )内数字为检出率/%

(二)不同体能水平的心理亚健康青少年检出率比较

由表5-2显示,男生中握力总体低水平心理亚健康检出率高与高水平青少年,高年龄段低于低年龄段,其中18岁青少年心理亚健康检出率最低。女生总体握力低水平心理亚健康检出率高与高水平青少年,总体趋势与男生基本一致,且女生总体握力不同水平心理亚健康检出率之间的差异有统计学意义($P < 0.05$)。

表5-2 握力不同水平的心理亚健康青少年检出率比较

	年龄	低水平	高水平	χ2	P 值
男	13	45(19.7)	43(19.2)	1.186	0.287
	14	45(20.5)	54(20.9)	0.071	0.820
	15	49(23.4)	57(24.7)	0.450	0.506
	16	51(23.1)	54(24.7)	1.539	0.221
	17	41(19.8)	48(19.7)	0.142	0.723
	18	26(13.1)	25(11.2)	3.736	0.072
	13~15	139(21.0)	154(22.8)	0.669	0.428

	年龄	低水平	高水平	χ2	P 值
	16 ~ 18	118(18.8)	127(18.6)	0.925	0.944
	合计	257(20.9)	281(19.9)	0.316	0.595
女	13	61(24.9)	49(24.4)	5.046	0.027
	14	56(24.5)	48(24.1)	1.012	0.364
	15	48(21.4)	49(20.7)	1.528	0.251
	16	46(19.4)	44(18.1)	0.654	0.479
	17	44(18.1)	43(17.9)	2.422	0.149
	18	39(19.2)	37(16.7)	0.861	0.374
	13 ~ 15	165(23.9)	146(23.3)	0.080	0.795
	16 ~ 18	129(20.2)	124(18.1)	0.974	0.327
	合计	294(23.2)	270(19.7)	4.829	0.028

注:( )内为检出率%

由表5-3显示,男生中立定跳远成绩总体低水平心理亚健康检出率高与高水平者,且13~15岁心理亚健康检出率高于16~18岁,且18岁青少年心理亚健康检出率最低。女生检出率趋势与男生基本一致,随着年龄增长,立定跳远不同水平下青少年心理亚健康检出率均有所下降。

表5-3 立定跳远不同水平的心理亚健康青少年检出率比较

	年龄	低水平	高水平	χ2	P 值
男	13	48(20.6)	45(18.3)	0.393	0.554
	14	46(22.0)	48(21.4)	0.008	0.987
	15	50(23.7)	53(22.5)	0.034	0.911
	16	52(23.7)	53(24.0)	0.003	0.876
	17	45(23.2)	44(17.4)	2.320	0.151
	18	28(13.5)	26(10.7)	0.794	0.455
	13 ~ 15	144(22.1)	149(21.8)	0.018	0.895
	16 ~ 18	125(20.2)	120(14.7)	1.616	0.228
	合计	269(21.1)	269(19.6)	0.985	0.334
女	13	56(26.3)	54(23.2)	0.581	0.510
	14	51(23.3)	53(26.1)	0.451	0.572
	15	51(24.1)	46(19.2)	1.539	0.251
	16	51(23.5)	39(17.0)	2.897	0.099

年龄	低水平	高水平	χ^2	P 值
17	47(19.6)	40(19.2)	0.001	0.988
18	47(17.6)	29(17.2)	0.028	0.896
13~15	158(24.5)	153(22.7)	0.638	0.437
16~18	145(19.9)	108(18.2)	0.645	0.440
合计	303(22.1)	261(20.5)	0.906	0.343

注:( )内为检出率%

由表5-4显示,总体上男生仰卧起坐总体低水平心理亚健康检出率高与高水平者,随着年龄增长,仰卧起坐不同水平下心理亚健康检出率均有所下降,18岁青少年心理亚健康检出率最低。女生仰卧起坐不同水平下心理亚健康检出率趋势与男生基本一致,且女生总体仰卧起坐不同水平心理亚健康检出率之间的差异有统计学意义($P<0.05$)。

表5-4　仰卧起坐不同水平的心理亚健康青少年检出率比较

	年龄	低水平	高水平	χ^2	P 值
男	13	49(22.6)	39(16.6)	2.577	0.123
	14	51(23.1)	48(21.3)	0.196	0.733
	15	55(21.6)	51(27.6)	2.110	0.175
	16	68(26.8)	37(19.9)	2.797	0.113
	17	48(19.5)	41(20.4)	0.054	0.813
	18	30(12.0)	21(12.2)	0.068	0.980
	13~15	155(22.4)	138(21.4)	0.184	0.668
	16~18	146(19.5)	99(17.7)	0.650	0.432
	合计	301(20.9)	237(19.7)	0.560	0.467
女	13	67(28.3)	43(20.6)	3.540	0.062
	14	60(25.3)	44(23.8)	0.131	0.734
	15	59(22.6)	38(20.6)	0.442	0.563
	16	55(22.1)	35(17.8)	1.275	0.286
	17	56(21.3)	31(16.2)	1.831	0.186
	18	43(17.8)	33(17.9)	0.360	0.809
	13~15	186(25.3)	125(21.4)	2.750	0.097
	16~18	154(20.4)	99(17.3)	2.046	0.158
	合计	340(22.8)	224(19.4)	4.363	0.031

注:( )内为检出率%

由表 5 - 5 显示,总体上男生坐位体前屈成绩总体低水平心理亚健康检出率高与高水平者,随着年龄增长,坐位体前屈不同水平下青少年心理亚健康检出率均有所下降,18 岁青少年心理亚健康检出率最低。女生坐位体前屈成绩不同水平下心理亚健康检出率趋势与男生基本一致。

表 5 - 5　坐位体前屈不同水平的心理亚健康青少年检出率比较

	年龄	低水平	高水平	χ^2	P 值
男	13	45(19.9)	43(19.0)	0.056	0.906
	14	53(25.0)	46(19.7)	1.838	0.209
	15	47(24.7)	59(23.6)	0.076	0.822
	16	43(23.2)	105(23.9)	0.068	0.655
	17	41(21.9)	48(18.5)	0.818	0.401
	18	20(11.7)	31(12.4)	0.041	0.880
	13 ~ 15	145(23.1)	148(20.8)	0.981	0.354
	16 ~ 18	104(19.2)	141(18.4)	0.116	0.774
	合计	249(21.3)	289(19.6)	1.143	0.285
女	13	59(26.5)	51(22.9)	0.772	0.442
	14	45(23.9)	59(25.2)	0.092	0.820
	15	45(23.6)	52(20.0)	0.827	0.417
	16	55(27.5)	35(14.2)	12.064	0.001
	17	33(17.2)	54(20.6)	0.838	0.399
	18	29(16.8)	47(18.6)	0.231	0.700
	13 ~ 15	149(24.8)	162(22.6)	0.845	0.363
	16 ~ 18	117(19.7)	136(17.9)	1.690	0.204
	合计	266(22.8)	298(20.2)	2.691	0.104

注:( )内为检出率%

由表 5 - 6 显示,总体上男生反复横跨低水平心理亚健康检出率高与高水平者,随着年龄增长,不同水平下心理亚健康检出率均有所下降,18 岁青少年心理亚健康检出率最低。女生反复横跨不同水平下心理亚健康检出率趋势与男生基本一致,且女生总体不反复横跨同水平心理亚健康检出率差异有统计学意义($P <$ 0.05),13 ~ 15 岁低水平体能青少年心理亚健康检出率高于高水平青少年,差异有统计学意义($P < 0.05$)。

表5-6　反复横跨不同水平的心理亚健康青少年检出率比较

	年龄	低水平	高水平	χ2	P 值
男	13	49(22.5)	39(16.7)	2.430	0.124
	14	56(25.0)	43(19.4)	2.047	0.172
	15	56(26.4)	50(21.9)	1.209	0.315
	16	61(25.8)	44(21.6)	1.103	0.315
	17	47(22.1)	42(17.9)	1.185	0.288
	18	31(13.4)	20(10.5)	0.791	0.453
	13 ~ 15	161(24.6)	132(19.3)	5.532	0.021
	16 ~ 18	139(20.4)	106(16.9)	2.679	0.103
	合计	300(11.3)	238(18.1)	7.667	0.006
女	13	54(27.1)	56(22.7)	1.182	0.320
	14	52(26.3)	52(23.2)	0.526	0.498
	15	62(25.7)	97(21.5)	5.456	0.022
	16	56(25.1)	34(15.2)	6.737	0.013
	17	43(19.8)	44(18.6)	0.114	0.811
	18	40(18.8)	36(16.9)	0.256	0.704
	13 ~ 15	168(22.7)	143(19.0)	5.201	0.023
	16 ~ 18	139(21.3)	114(16.9)	4.057	0.050
	合计	307(23.8)	257(19.0)	9.073	0.003

注:( )内为检出率%

由表5-7显示,男生20m往返跑总体低水平心理亚健康检出率高与高水平者,随年龄增长,不同水平下心理亚健康检出率均有所下降,18岁青少年心理亚健康检出率最低,其中18岁以及总体男生20m往返跑成绩不同水平下心理亚健康检出率有差异性,差异有统计学意义($P < 0.05$)。女生检出率趋势与男生基本一致,心理亚健康检出率随年龄下降且低水平心理亚健康检出率高于高水平,其中女生总体20m往返跑成绩不同水平心理亚健康检出率有显著性差异,差异有统计学意义($P < 0.05$)。

表5-7　20m往返跑不同水平的心理亚健康青少年检出率比较

	年龄	低水平	高水平	χ2	P 值
男	13	53(20.6)	35(17.9)	0.506	0.549
	14	59(24.1)	40(19.9)	1.118	0.305
	15	61(25.7)	45(22.2)	0.762	0.223

	年龄	低水平	高水平	χ^2	P 值
	16	65(27.4)	40(19.7)	3.588	0.072
	17	55(21.7)	34(17.6)	1.121	0.339
	18	38(15.3)	13(7.5)	5.933	0.015
	13~15	173(23.4)	120(20.0)	2.206	1.144
	16~18	158(21.4)	87(15.3)	7.915	0.005
	合计	331(22.4)	207(17.7)	8.857	0.003
女	13	68(28.0)	42(20.7)	3.167	0.079
	14	60(26.4)	44(22.6)	0.845	0.367
	15	61(24.3)	36(18.0)	2.619	0.108
	16	54(22.5)	36(17.5)	1.737	0.195
	17	54(21.9)	33(15.9)	2.548	0.121
	18	43(18.5)	33(17.0)	0.167	0.705
	13~15	189(26.2)	122(20.4)	6.128	0.013
	16~18	151(21.0)	102(16.8)	3.756	0.058
	合计	340(23.6)	224(18.6)	9.862	0.002

注:( )内为检出率%

三、分析与讨论

研究结果显示青少年心理亚健康检出率中不同性别青少年女生心理亚健康检出率高出男生;不同营养状况下超重组心理亚健康检出率最高,正常组最低;不同年龄段的青少年 13~15 岁心理亚健康检出率高出 16~18 岁 3.8%,差异有统计学意义($P < 0.05$)。有学者指出,初步进入青春期的青少年因为身体的成长变化以及周围环境的改变,会增加青少年焦虑、沮丧等不良情绪的产生。有研究指出因为性别差异,男女生身体发育时间稍有差异,与女生对外界依赖相比男生更倾向于依赖自己,因此自我评价方面受外界影响程度会小于女生。芬兰学者 Kaltiala - Heino 等在青春期学生的心理健康的研究中指出初潮、遗精等第二性征的出现更容易使 11~13 岁青少年出现焦虑、不安的负面情绪,而且指出 11~13 岁女生比同龄男生更易出现情绪问题。男生受心理障碍影响更小,因为同龄女生比男生更易受外界环境的影响,而且女生更关注自己与他人的评价,从而影响到她们的自尊心。对于 18 岁青少年心理亚健康检出率较少,有研究指出 18 岁青少年与 13~15 岁青少年不同,他们已处于青春期并在一定程度上渐渐习惯青春期一系列

的变化,身体发育趋于成熟,因此心理状态比 13~15 岁青少年更为稳定。因此,青春期身体发育、对生活的适应等带来一系列的变化可能对青少年的心理健康产生一定影响,导致青少年在青春期早期以及性别上心理亚健康检出率的差异。

以 BMI 划分超重、肥胖,来反映儿童青少年的营养状况,同时其作为儿童青少年超重肥胖的评价标准,来反映儿童青少年的身体成分状况也得到了学术界的认可。本研究中显示心理亚健康的青少年超重、肥胖发生率会高于心理正常青少年。一项新加坡研究指出,超重肥胖会影响青少年体型,从而影响他们对自己的评价,以及外界对自己体型的负面评价,进而产生一些负面情绪如自卑、焦虑、禁食或者更加暴饮暴食。负面情绪又会持续影响身心健康形成恶性循环,最终导致超重肥胖青少年心理亚健康问题隐患增加,该研究结论与本研究结果显示一致。欧洲学者 Bruffaerts 在一项跨越国家的研究中采用心理障碍评分的方法测得随着 BMI 的增加心理障碍得分越高。超重肥胖人群更易产生负面情绪,从而导致超重肥胖人群心理亚健康问题高于正常人群。

综上所述,我们可以推断进入青春期的青少年尤其是女生因受身体心理以及外界环境一系列的影响更易产生负面情绪,进而导致心理亚健康检出率升高,与此同时相对于高中生来说初中生更易受到影响。体质指数与心理健康有相关性,超重肥胖青少年相对于正常体型青少年更易产生焦虑不安等负面情绪。

为方便比较不同体能水平青少年心理亚健康检出率,将所测得各体能指标按照不同年龄、性别进行标准化,通过 Z 分 = (测量值 - 均值)/标准差,计算相对应 Z 分。本研究将所有体能指标成绩划分为高低 2 个水平,即 Z 分≤0 为低水平,Z 分 > 0 为高水平。研究结果显示,各体能指标青少年总体低水平心理亚健康检出率高于高水平者,且随着年龄增加心理亚健康检出率降低,18 岁青少年心理亚健康检出率最低。有学者针对 10~14 岁有心理障碍的青少年研究对受试者进行 BMI、20 米往返跑、俯卧撑、垂直跳以及平衡测试来衡量儿童青少年的体能状况,结果显示心理健康青少年体能状况普遍好于心理障碍儿童青少年。Haugland 等研究表明,学习环境、生活环境与交际环境都会对青少年心理健康产生一定影响,生活压力较小者不易产生负面影响,心肺耐力水平差别最为显著。Ruggero 等研究结果表明,体能的改善对抑郁症的防治具有明显作用,建议通过增强学生的体能对抑郁状态进行干预。因此,为改善青少年心理健康状况,可从提高青少年体能状况着手,改善青少年身心健康状态,使青少年得以全面发展。

参考文献

[1]马军. 中国学校卫生/儿少卫生发展[J]. 中国儿童卫生,2015,36(1):6-9.

[2]WESTLING E,ANDREWS J A,PETERSON M. Gender differences in pubertal timing,social competence,and cigarette use: a test of the ear - ly maturation hypothesis [J]. J Adoles Health,2012,51(2):150 - 155.

[3]Jane Mendle,Paige Harden,Brooks - Gunn J. Developments Tortoise and Hare:Pubertal Timing,Pubertal Tempo,and Depressive Symptoms in Boys and Girls[J]. Dev Psychol. 2010,46 (5):1341 - 1353.

[4]彭子文,麦锦城,何燕嫦,等. 广州市中学生亚健康状况及其影响因素分析[J].中国学校卫生,2010,31(5):526 - 528.

[5]马军,冯宁,张世伟. 肥胖与体重正常7 - 15 岁儿童身体成分变化比较[J].中国学校卫生,2006,(10):866 - 868.

[6]Mølgaard C,Michaelsen K F. Changes in body composition during growth in healthy school-age children [J]. Applied Radiation & Isotopes. 1998,49(6):577 - 579.

[7]Subramaniam,M. ,et al. ,Body mass index and risk of mental disorders in the general population:Results from the Singapore Mental Health Study [J]. Journal of Psychosomatic Research,2013,74(2):135 - 141.

[8]Bruffaerts R,Demyttenaere K,Vilagut G,Martinez M. The relation between bodymass index,mental health,and functional disability:a European population perspective[J]. Can J Psychiatry,2008,53(10):679 - 88.

[9]Berktaş N,Yanarda M,Yılmaz I,Aras Ö,The effects of inclusion class programmes on physical fitness for children with mental challenges[J]. Dev Neurorehabil,2011,14(6):389 - 93.

[10]HAUGLAND S,WOLD B,TORSHEIM T. Relieving the pressure? The role of physical activity in the relationship between school - relatedstress and adolescent health complaints[J]. Res Q Exerc Sport,2003,74(2):127 - 135.

[11]RUGGERO,PETRIE T,SHEINBEIN S,et al. Cardiorespiratory fitness may help in protecting against depression among middle school adolescents [J]. J Adoles Health,2015,57(1):60 - 65.

第二节　儿童青少年心理亚健康与心肺耐力研究

目的:了解中国汉族青少年20m 往返跑(20mSRT)与心理亚健康的相关性,为促进心理亚健康青少年的体质健康提供科学依据。方法:在华东、华北、中南、西北、西南和东北地区采用随机个案法随机抽取8595 名汉族青少年(13~18 岁),采用20mSRT 和青少年亚健康多维评定问卷(Multidimensional Sub - health Questionnaire of Adolescents,MSQA)中的心理部分进行心肺耐力和心理亚健康测试。结果:中国汉族青少年心理亚健康状态总检出率分别为 20.9% 和 21.3% ,13～18 岁男性青少年心理亚健康状态检出率为 13.2%～24.7% ,其中 18 岁最低(13.2%),14 岁最高(24.7%);女性青少年检出率为 15.4%～25.9% ,其中 18 岁最低(15.4%),13 岁最高(25.9%)。高等级 20mSRT 成绩男性青少年心理亚健康状态总体检出率为 18.1% ,低等级检出率为 23.1% ,差异有统计学意义($\chi 2 = 15.713$,$P < 0.05$);女性青少年分别为 19.5% 和 22.6% ,差异有统计学意义($\chi 2 = 6.035$,$P < 0.05$)。多因素 Logistic 回归分析显示,地区(西南、西北和中南)、年龄(青春期后期)和 20mSRT(高等级)是儿童青少年心理亚健康状态检出率较低的主要影响因素(P 值均 < 0.05)。结论:青春期前期及心肺耐力水平较差的青少年心理亚健康状态检出率较高。

青少年期作为儿童向成人过渡的时期,各种心理素质正在形成,但尚未稳定。伴随着学业、交友和生理变化等方面多变与复杂的压力,导致青少年容易出现心理"亚健康状态"。相关数据显示,我国 17 岁以下的儿童青少年中,至少有 3000 万人经常受到各种情绪障碍和行为问题的困扰,对其成长造成了严重的负面影响。国外研究表明,心理健康问题会使青少年出现超重和肥胖的概率增加,体质健康也会处于较低水平。我国学者主要针对大学生心理健康与体质健康之间的关系进行研究,结果显示,大学生心理健康水平与体质健康呈正相关。作为体质健康核心要素,心肺耐力与青少年心理健康的关系的研究受到高度关注。Sigfusdottir 等研究显示,经历家庭矛盾的冰岛女性青少年与未经历者相比,心肺耐力水平更低。Shomaker 等研究表明,有抑郁倾向青少年的心肺耐力水平低于无抑郁倾向者。在我国,大部分研究关注青少年心理疾病、心理问题与体质健康之间的关系,而非心理亚健康问题;另外,研究对象被局限在个别群体,代表性也有所不足。本研究分别运用"青少年心理亚健康评定问卷"和 20m 往返跑(20mSRT)对汉族儿童青少年进行心理亚健康和心肺耐力调查,试图揭示心理亚健康与心肺耐力之间的相互关系,为促进汉族青少年的身心健康发展提供参考。

一、对象与方法

(一)研究对象

课题组于 2015—2016 年,华东、在华北、中南、西北、西南和东北六个区域中的中学生(13～18 岁)每个年龄组中,采用随机个案法抽取男、女生各 120 名,共计 8640 名,剔除无效问卷后,最终对 8595 份有效测试结果进行分析。其中男生 4292 名,女生 4303 名。

（二）问卷调查法

为了解汉族青少年心理亚健康状况，运用齐秀玉等编制的"青少年亚健康多维评定问卷中的心理部分（Multidimensional Sub-health Questionnaire of Adolescents，MSQA）"，对13～18岁学龄青少年进行心理亚健康调查。心理亚健康评价指标分为心理亚健康症状、心理亚健康状态和心理健康3种类型。心理维度共包括39个评定条目，每个条目共有6个评定等级（1 = 持续 >3 个月；2 = 持续 >2 个月；3 = 持续 >1 个月；4 = 持续 >2 周；5 = 持续 >1 周；6 = 无或持续 ≤1 周），等级越低，表示亚健康症状持续时间越长。心理亚健康又可进一步分成情绪问题、品行问题和社会适应问题3个维度。39个条目累计心理亚健康症状持续时间 >1个月的条目数 ≥8，即评定为心理亚健康状态；同时39个条目中有18个条目属于情绪问题维度，若有3个及以上达到症状持续时间超过1个月，即界定为情绪亚健康；有8个条目属于品行问题维度，有1个以上达到该症状持续时间超过1个月，即界定为品行亚健康；有13个条目属于社会适应困难维度，有4个以上达到该症状持续时间超过1个月，即界定为社会适应亚健康。该问卷信效度较好。

（三）20mSRT 测试

测试者热身后站在相隔20m 的两条端线其中的1条，按音乐节奏，以每分钟为1级进行由慢到快地往返跑，初始级速度为8.0km/h，第2级为9.0km/h，之后每升高1级跑速加快0.5km/h；当测试者不能维持音乐所设定的速度中途停止跑步，或连续2次不能在音乐响起前到达端线，终止测试，以往返跑总次数为最终成绩。对测试过程中可能影响测试结果可靠性的多种因素（受试者测试动机、测试环境条件等）进行了严格控制。

将20mSRT 测量值按不同性别、年龄的均值和标准差进行标准化，通过Z 分 = （测量值 – 均值）/标准差，计算相应 Z 分。为便于 20mSRT 成绩评价，本研究将20mSRT 成绩划分为高低2个等级，即 Z 分 ≤0 为低等级，Z 分 >0 为高等级。

（四）统计分析

采用 SPSS19.0 进行数据分析，首先，采用 Pearsonχ^2 检验对不同等级 20mSRT 成绩青少年的心理亚健康状态检出率进行比较。运用多因素 Logistic 回归模型分析地区、年龄、20mSRT 等级等因素对心理亚健康状况的影响，以 $P < 0.05$ 为差异有统计学意义。

二、结果

（一）汉族中学生心理亚健康状态检出率

表5－8显示，在心理亚健康状态检出率方面，我国汉族中学男生总体检出率

为20.9%,其中18岁最低(13.2%),14岁最高(24.7%)。情绪亚健康总体检出率为27.1%,其中18岁最低(18.2%),13岁最高(34.1%);品行亚健康总体检出率为27.2%,其中18岁最低(17.1%),13岁最高(36.9%);社会适应困难亚健康总体检出率为16.9%,其中18岁最低(11.9%),14岁最高(19.0%)。汉族中学女生心理亚健康状态总体检出率为21.3%,其中18岁最低(15.4%),13岁最高(25.9%)。情绪亚健康总体检出率为27.6%,其中18岁最低(20.8%),13岁最高(33.9%);品行亚健康总体检出率为26.1%,其中18岁最低(18.2%),13岁最高(34.7%);社会适应困难亚健康总体检出率为16.8%,其中18岁最低(11.8%),15岁最高(20.3%)。

表5-8 不同性别和不同年龄汉族青少年心理亚健康状况检出率/%

性别	年龄/岁	心理亚健康状态	情绪问题	品行问题	社会适应困难
男生	13	169(24.4)	233(34.1)	253(36.9)	129(18.9)
	14	178(24.7)	232(32.2)	222(30.8)	137(19.0)
	15	161(22.4)	199(27.6)	214(29.7)	133(18.5)
	16	155(21.7)	186(25.8)	187(26.0)	120(16.7)
	17	139(19.3)	180(25.0)	169(23.5)	122(16.9)
	18	94(13.2)	131(18.2)	123(17.1)	86(11.9)
	合计	898(20.9)	1161(27.1)	1168(27.2)	727(16.9)
女生	13	182(25.9)	238(33.9)	244(34.7)	139(19.8)
	14	134(18.6)	179(24.4)	184(25.6)	92(12.8)
	15	184(25.6)	231(32.1)	211(29.3)	146(20.3)
	16	157(21.8)	201(27.9)	192(26.7)	132(18.3)
	17	149(20.7)	192(26.7)	160(22.2)	127(17.6)
	18	111(15.4)	150(20.8)	131(18.2)	85(11.8)
	合计	917(21.3)	1191(27.7)	1122(26.1)	721(16.8)

(二)不同心肺耐力水平中学生心理亚健康状态检出率

表5-9显示,高等级20mSRT成绩中学男生的心理亚健康状态总体检出率为18.1%,低等级检出率为23.1%,差异有统计学意义($P<0.05$)。在13～18岁各年龄段,13和15岁青少年的差异均有统计学意义,均为高等级20mSRT成绩心理亚健康检出率低于低等级群体。高等级20mSRT成绩中学女生的心理亚健康状态总体检出率为19.5%,低等级检出率为22.6%,差异有统计学意义($P<0.05$)。

表 5－9 不同年龄和不同 20mSRT 等级青少年心理亚健康状态检出率/%

年龄/岁	等级	男生			女生		
		心理亚健康状态	χ^2值	P 值	心理亚健康状态	χ^2值	P 值
13	低等级	136(32.3)	36.185	0.000	118(29.6)	6.757	0.009
	高等级	33(12.2)			64(21.0)		
14	低等级	102(26.6)	1.603	0.205	81(19.1)	0.137	0.711
	高等级	76(22.6)			53(18.0)		
15	低等级	93(23.8)	1.081	0.030	111(26.6)	0.523	0.469
	高等级	68(20.6)			73(24.2)		
16	低等级	88(22.1)	0.103	0.748	93(23.1)	0.868	0.352
	高等级	68(21.1)			64(20.2)		
17	低等级	82(20.0)	0.256	0.613	84(21.3)	0.174	0.677
	高等级	57(18.4)			65(20.0)		
18	低等级	54(13.5)	0.090	0.764	68(16.5)	0.875	0.350
	高等级	41(12.8)			43(14.0)		
合计	低等级	555(23.1)	15.713	0.000	555(22.6)	6.035	0.014
	高等级	343(18.1)			362(19.5)		

（三）心理亚健康状态影响因素 Logistic 回归分析

以是否处于心理亚健康状态为因变量（否 ＝0，是 ＝1），以地区、性别、20mSRT 分类、年龄、BMI 分级作为自变量进行二分类 Logistic 回归分析，结果显示，西南、西北和中南地区中学生心理亚健康状态检出率分别是华北地区的 0.74、0.73、0.71 倍；较低水平 20mSRT 青少年心理亚健康状态检出率为较高者的 1.27 倍；年龄对心理亚健康状态也产生影响，年龄越小，心理亚健康状态检出率越高。见表 5－10。

表 5－10 汉族青少年心理亚健康状态多因素 logistic 回归分析

变量	OR 值（OR 值95％CI）	P 值
地区		
西南	0.74(0.62～0.89)	0.001
西北	0.73(0.61～0.87)	0.001
东北	0.87(0.73～1.00)	0.127
中南	0.71(0.60～0.86)	0.000
华东	1.04(0.87～1.23)	0.679

变量	OR 值(OR 值95% CI)	P 值
华北	1.00	
性别		
男生	0.97(0.87~1.08)	0.556
女生	1.00	
年龄	0.90(0.88~0.93)	0.000
20mSRT 分类		
较低水平	1.27(1.14~1.41)	0.000
较高水平	1.00	
BMI 分级		
超重/肥胖	1.09(0.94~1.27)	0.273
正常	1.00	

三、讨论

本研究显示,我国汉族男女中学生心理亚健康状态检出率分别为20.9%和21.3%。相比以往运用同样的心理测量工具进行的研究所得到的结果,本研究中的检出率较高,一方面可能与调查对象不同有关;另一方面也可能是青少年心理亚健康状态发生率随时间推移呈上升趋势。

本研究表明,无论男女,心理亚健康状态检出率以及3个维度亚健康的检出率,均为18岁最低,13岁较高。对于儿童青少年而言,青春期标志着心理健康的转折点,特别是青春期前期的心理健康将与个体精神健康和行为问题的风险增加密切相关。究其原因,主要是因为刚步入青春期的青少年,随着身体发育改变,以及周围环境的变化,通常意味着焦虑、沮丧等不良情绪的出现概率增加。一项针对芬兰青春期男女心理健康的研究显示,初潮、遗精等第二性征的变化导致11~13岁青少年更多地呈现"不安""焦虑""担忧"等负面情绪。我国一项对"小学生升学准备"的调查发现,初一新生升学准备不足首先体现在小学生对升学心理准备不足,原因在于小学生心理发展的滞后性不足以化解各种相对青少年较为尖锐的矛盾,常常会出现各种心理矛盾心境,必然产生负面影响。相比13~15岁阶段的学生,18岁的青少年已经处于青春期晚期,身体发育趋于成熟,而且在经历中学阶段的学习与生活后,已经比较适应现状,心理变化更为稳定。有研究证实,高中生表现在自我心理调控、心理抗压、人际交往等方面的能力,明显好于初中生。因此,青春期不同阶段呈现的不同身心发育特征、对中学生活的适应状况等因素可能导致青少年在青春期前期的心理亚健康检出率偏高。

本研究显示,高等级20mSRT成绩青少年的心理亚健康状态检出率低于低等级群体。Haugland等研究表明,学业、家庭与交友压力较大学生的健康水平相比较压力较小者更差,心肺耐力水平差别最为显著。Ruggero等研究结果表明,心肺耐力水平的改善对抑郁症的防治具有明显作用,建议通过增强学生的心肺耐力水平对抑郁状态进行干预。以往的研究大多采用的心理健康测量工具是针对"心理疾病"的临床诊断工具,这些测量工具基于焦虑、情绪障碍、敌对、抑郁等心理疾病因子采集项目,更适合用于临床研究、心理咨询及精神科学等领域。在未来的研究中需要进一步对心理亚健康、心理疾病、心理问题与心肺耐力之间的关系进行论证与探讨,从而能够更为明确地界定与区分不同心理健康状况对心肺耐力的影响程度。

多因素Logistic回归分析结果显示,相比其他地区,华北、华东地区青少年心理亚健康状态检出率更高,西南、中南、西北地区检出率较低。随着社会的快速改变,对青少年心理健康造成影响的因素越来越复杂,如经济发展、学业压力、交际压力、家庭经济收入等因素均会对青少年产生影响。相比中西部地区,华北、华东地区经济更为发达,社会环境变化更快,但相应地区青少年可能也面临更多、更复杂的社会冲突与变化,对于该地区青少年的心理亚健康状态检出率较高可能具有一定的影响。提示:在后续研究中,应该进一步调查不同地区儿童青少年的心理健康状况,并探讨心理健康状况呈现地区差异的原因,从而能够有针对性地根据不同地区的实际情况制定不同的干预措施。

参考文献

[1]辛自强,张梅.1992年以来中学生心理健康的变迁:一项横断历史研究[J].心理学报,2009,41(1):69-78.

[2]张世平.中国儿童的生存与发展[M].北京:中国妇女出版社,2006.

[3]ANDERSON S E,HE X,SARAH S S,et al. Externalizing behavior in early childhood and body mass index from age 2 to 12 years:longitudinal analyses of a prospective cohort study[J]. BMC Pediatr,2010,10(1):1-8.

[4]ROTTENBERG J,YAROSLAVSKY I,CARNEY R M,et al. The association between major depressive disorder in childhood and risk factors for cardiovascular disease in adolescence[J]. Psychos Med,2014,76(2):122-127.

[5]孙乡,戴剑松.学生体质与心理健康的关系研究[J].中国体育科技,2007,43(6):

95－98.

[6]孙立海. 大学生心理健康水平与其体质状况的相关性研究[J]. 中国体育科技, 2007,43(5):80－82.

[7]SIGFUSDOTTIR I D, ASGEIRSDOTTIR B B, SIGURDSSON F, et al. Physical activity buffers the effects of family conflict on depressed mood:a study on adolescent girls and boys[J]. J Adoles,2011,34(5):895－902.

[8]SHOMAKER L B,TANOFSKYKRAFF M,ZOCCA J M,et al. Depres－sive symptoms and cardiorespiratory fitness in obese adolescents[J]. J Adolesc Health,2012,50(2):87－92.

[9]齐秀玉,陶芳标,胡传来,等. 中国青少年亚健康多维问卷编制[J]. 中国公共卫生, 2008,24(9):1025－1028.

[10]王亚,王宏,李建桥,等. 重庆库区县不同监护类型中学生亚健康状态调查研究 [J]. 中国全科医学,2017,20(1):104－108.

[11]管佩钰,王宏,郭靖,等. 重庆市中学生心理亚健康状态与社会支持的相关性研究 [J]. 现代预防医学,2016,43(2):14－21.

[12]MENDLE J, HARDEN K P, BROOKSGUNN J, et al. Development′s tortoise and hare: pubertal timing,pubertal tempo,and depressive symptoms in boys and girls[J]. Dev Psychol,2010, 46(5):1341－1353.

[13]WESTLING E, ANDREWS J A, PETERSON M. Gender differences in pubertal timing, social competence,and cigarette use:a test of the early maturation hypothesis[J]. J Adoles Health, 2012,51(2):150－155.

[14]KALTIALA－HEINO R,MARTTUNEN M,RANTANEN P,et al. Early puberty is associ－ated with mental health problems in middle adolescencent[J]. Soc Sci Med, 2003, 57(6): 1055－1064.

[15]张向葵,曲蕆. 小学生升学准备不足:现状调查及原因分析[J]. 东北师范大学学报 (哲学版),2010(2):141－146.

[16]彭子文,麦锦城,何燕嫦,等. 广州市中学生亚健康状况及其影响因素分析[J]. 中 国学校卫生,2010,31(5):526－528.

[17]梅松丽,李晶华,冯晓黎,等. 长春市初中生心理亚健康状况调查及其影响因素分 析[J]. 卫生研究,2007,36(2):215－216.

[18]HAUGLAND S, WOLD B, TORSHEIM T. Relieving the pressure? The role of physical activity in the relationship between school－related stress and adolescent health complaints[J]. Res Q Exerc Sport,2003,74(2):127－135.

[19]RUGGERO C J, PETRIE T, SHEINBEIN S, et al. Cardiorespiratory fitness may help in protecting against depression among middle school adolescents[J]. J Adoles Health,2015,57(1): 60－65.

[20]龚定宏. 上海市某社区中小学学生心理健康状况[J]. 中国健康心理学杂志,2014,

24(8):1248－1252.

[21]OLDS T,TOMKINSON G R,LEGER L,et al. Worldwide variation in the performance of children and adolescents:an analysis of 109 studies of the 20－m shuttle run test in 37 countries [J]. J Sports Sci,2006,24(10):1025－1038.

[22]邹志春,陈佩杰,庄洁. 上海城区 7～17 岁学生 20 米往返跑成绩和最后跑速变化分析[J]. 中国运动医学杂志,2011,30(1):11－15.

[23]TAKAHASHI Y,KUMAKURA N,MATSUZAKA A,et al. Validity of the multistage 20－m shuttle－run test for Japanese children,adolescents,and adults[J]. Pediatr Exerc Sci,2004,16 (2):113－125.

[24]CRAIG C L,SHIELDS M,LEBLANC A G,et al. Trends in aerobic fitness among Canadians,1981 to 2007－2009[J]. Appl Physiol,2012,37(3):511.

[25]WELK G J,SAINT P F,LAURSON K,et al. Field evaluation of the new FITNESSGRAM criterion－referenced standards[J]. Am J Prev Med,2011,41(4 Suppl 2):S131.

[26]马冠生,刘爱玲,李艳平,等. 北京市城区四～六年级小学生体力活动现状[J]. 中国学校卫生,2003,24(4):307－309.

[27]TROIANO R P,BERRIGAN D,DODD K W,et al. Physical activity in the United States measured by accelerometer[J]. Med Sci Sport Exer,2008,40(6):1188－1189.

[28]TROST S G,PATE R R,SALLIS J F,et al. Age and gender differences in objectively measured physical activity in youth[J]. Med Sci Sport Exer,2002,34(2):350－355.

[29]李红娟,季成叶,杨业鹏,等. 体脂及瘦素对女性青春期性发育调控的双生子研究 [J]. 中国学校卫生,2005,26(1):1－2.

[30]王晓燕,张倩,杜维婧,等. 青春期学生体重指数与体脂百分比比较[J]. 实用预防医学,2006,13(3):628－629.

[31]孙亚男,刘华军,崔蓉. 中国地区经济差距的来源及其空间相关性影响:区域协调发展视角[J]. 广东财经大学学报,2016,31(2):4－15.

[32]焦亮亮,张玉超,赵春晓. 大学生体质健康相关因素及干预对策研究[J]. 辽宁体育科技,2016,38(3):51－58.

[33]中国学生体质与健康研究组. 2014 年中国学生体质与健康调研报告[M]. 北京:高等教育出版社,2016,443－458.

[34]张继国,王惠君,王志宏,等. 中国 6～17 岁儿童青少年 15 年体质指数分布的变化[J]. 卫生研究,2008,37(6):728－732.

[35]ALASIRI Z A,SHAHEEN A A M. Body mass index and health related physical fitness in Saudi girls and adolescents aged 8－15 years[J]. Open J Ther Reha,2015,3(4):116－125.

[36]董彦会,王政和,杨招庚,等. 2005 年至 2014 年中国 7～18 岁儿童青少年营养不良流行现状及趋势变化分析[J]. 北京大学学报医学版,2017,49(3):424－432.

[37]USAJ A,BURNIK S. The influence of high－altitude acclimatization on ventilatory and

blood oxygen saturation responses during normoxic and hypoxic testing[J]. J Hum Kinet,2016,50 (1):125 – 133.

[38]ERZURUM S C,GHOSH S,JANOCHA A J,et al. Higher blood flow and circulating NO products offset high – altitude hypoxia among Tibetans[J]. P Natl Acad Sci USA,2007,104(45): 17593 – 17598.

[39]GREKSA L P,HAAS J D. Physical growth and maximal work capacity in preadolescent boys at high – altitude[J]. Hum Biol,1982,54(4):677 – 695.

[40]GREKSA L P. Developmental responses to high – altitude hypoxia in Bolivian children of European ancestry:a test of the developmental adaptation hypothesis[J]. Am J Hum Biol,1990,2 (6):603 – 612.

[41]UENO T,TAKEMURA Y,SHIJIMAYA K,et al. Effects of high environmental temperature and exercise on cardiorespiratory function and metabolic responses in steers[J]. Jarq,2015,35 (2):137 – 144.

[42]KAMBAYASHI I,MORITA N,OKUDA T,et al. Physical fitness and athletic ability before and after snowfall and cold winter months in elementary school children in Hokkaido[J]. J Hokkaid Univ Educ,2013,64(1):137 – 147.

第六章

留守、随迁、农民工子女体质健康研究

第一节　留守、随迁和城市儿童营养状况比较研究

　　研究目的：了解留守儿童、随迁儿童和城市儿童的体格发育和营养状况。研究方法：随机选取江苏省南京市、安徽省砀山县和萧县9～13岁留守、随迁和城市儿童共1936人（男生1069人，女生867人）作为研究对象，分析和比较留守儿童、随迁儿童和城市儿童的营养状况。研究结果：(1)体格方面，总体上城市儿童男生身高、体重和BMI在三组中最高，其中身高比随迁儿童（最低组）高2.5cm，体重和BMI比留守儿童（最低组）分别高出4.2kg和1.3kg/m²；女生身高、体重和BMI最高同样为城市儿童最高，比随迁儿童（最低组）分别高2.7cm、1.6kg和0.4kg/m²；(2)营养不良检出状况：城市儿童、随迁儿童和留守儿童，男生生长迟滞率分别为0.4%、1.2%和1.9%，女生分别为0.5%、1.7%和2.6%，消瘦方面，男生分别为9.8%、8.9%和18.6%，差异具有统计学意义（P＜0.001），女生分别为9.0%、11.6%和15.3%，差异不具有统计学意义（P＜0.001）；(3)城市、随迁和留守儿童超重和肥胖检出率方面，男生分别为17.9%和10.6%、10.4%和8.9%、10.0%和3.3%，其中城市和留守儿童之间差异具有统计学意义（P＜0.05），女生超重和肥胖检出率分别为6.3%和4.1%、5.6%和2.6%、2.6%和5.7%，差异不具有统计学意义；(4)生活习惯方面，城市儿童一日三餐摄取状况，食物的摄取频率均好于随迁儿童和留守儿童，差异具有统计学意义（P＜0.05）。研究结论：城市儿童在身高发育等方面好于随迁儿童和留守儿童；留守儿童营养不良比例（主要为消瘦）高于城市和随迁儿童，城市儿童超重和肥胖比例则高于随迁和留守儿童；与城市儿童相比，留守儿童日常生活习惯和食物摄取方面相对较差，其营养状况亟待改善。

儿童时期是人体生长发育的关键时期。在此期间,营养作为身体发育最重要的物质基础,在保证儿童身体健康成长过程中起到了重要的作用。影响儿童生长发育的因素主要有遗传、经济水平、文化程度和环境等。除去遗传这一先天因素,后天环境的转变是影响儿童体格发育的主要原因。

从上世纪 80 年代中期开始至 2014 年,我国流动人口由 600 万增加到 2.45 亿,其中 80% 的人口是从农村流入城市。近年来流动人口的特点也在不断变化,表现为由单身流动向夫妻流动和举家迁徙转变,农村出生的儿童随父母到城市生活,造成大批随迁儿童。另一方面,由于城市融入性体制障碍的存在,大量农民工的未成年子女无法和他们一起到城市生活,他们只能选择将孩子留在农村托由其他亲人代为照看,从而产生了一个新的儿童群体——"留守儿童"。诸多研究表明,家庭生活环境的转变对儿童身体发育产生较大的影响。Labree 等对瑞典的部分移民儿童家庭调查发现,移民儿童由于缺乏相关健康知识,导致营养水平不够、参与体育锻炼的较少和超重肥胖比例增大等现象。StillmanS 等对由汤加进入新西兰的儿童(3~5 岁)身高进行研究表明,移居生活使得儿童身高增加,生长迟滞率减小,但是同时 BMI 和肥胖率也增加。该研究同时指出,导致这一结果的主要原因是饮食的改变而非直接的收入变化。AkreshIR 的研究表明,由于饮食等习惯的不同,出生在美国以外,而之后移居到美国的西班牙人的超重和肥胖率要低于出生在美国的西班牙人。Fujiwara1999 年以生活在日本本土的日本人和生活在美国夏威夷的日本人的研究表明,因环境和生活习惯的不同,前者的身高和体重要比后者的身高和体重要矮和轻。尹小俭等的研究表明,虽然上海市农民工子女学龄儿童(随迁儿童)与上海城市学龄儿童(城市儿童)身高不存在显著差异,但是上海市农民工子女学龄儿童超重及肥胖率仍然显著低于上海城市学龄儿童,针对国内留守儿童营养状况的研究,岳莉等对留守儿童与城市儿童进行对比发现,农村留守儿童对营养健康知识了解较少,多数儿童有不良饮食习惯,且身体发育迟缓率较城市儿童高出很多,营养不良状况堪忧。于冬梅等对中国 13 个省市贫困地区留守儿童身体发育状况的调查表明,母亲在外打工的留守儿童生长迟滞率显著高于母亲在家儿童的生长迟滞率。

综上所述,国内外有关流动儿童体格等与流入地儿童体格等之间的比较多见,流动儿童(随迁儿童)与流入地(本研究为城市儿童)和流出地儿童(本研究为留守儿童)三者之间的比较研究相对较少,因此,本研究将通过比较和分析留守儿童、随迁儿童和城市儿童三者之间体格发育和营养状况的不同特征,试图探究造成三者之间体格发育和营养差异的诸多原因,为将来制定不同群体儿童健康干预措施等提供参考。

一、研究对象和方法

（一）研究对象

随机选取南京、安徽省砀山县和萧县 9～13 岁城市、随迁和留守儿童共 1,936 人（男生 1,069 人，女生 867 人；其中城市男生 521 人，女生 443 人；随迁男生 338 人，女生 231 人；留守男生 210 人，女生 193 人）作为研究对象。本研究随迁儿童和留守儿童其户籍均为农村户籍，随迁儿童至少在父母工作城市生活一年以上。留守儿童则指父母在外务工（或 1 人在外务工）由亲人代为照顾的农村户口籍儿童。本研究所有研究对象均为汉族学生，且问卷调查显示约 95% 随迁儿童均来自安徽省。

（二）研究方法

1. 问卷调查

为了了解该群体学龄儿童的生活习惯等方面的内容，调查组从 2011 年 5 月进行了问卷调查。本次研究共发放问卷 2000 份，回收有效问卷 1936 份，有效回收率达 96.8%。本次问卷调查采用自填式问卷调查的形式进行，鉴于本研究对象中的小学部分的学生年龄偏小，调查组事先要求学龄儿童必须在班主任或家长的陪同下完成问卷调查。本研究问卷调查采用特尔菲法，选取 25 名体育和医学方面的专家（均在该领域有 10 年以上工作经验）经过发放《指标内容效度专家调查表》的形式，专家们在背靠背、互不通气的情况下独立地填写调查表。在集中专家们的意见后，再次制定调查表发给专家们，经过 3 轮的反馈后最后形成本研究调查问卷，经证明该问卷的效度良好。

2. 体格测试

身高和体重等测试按照《2005 全国学生体质健康调研报告》中国学生体质与健康调研检测细则进行。测试人员为所调查学校的相关体育教师等，测试前进行统一培训。身高、体重测试使用的器材是中体同方生产的 ZSTF 型身高体重计，测定前校对 0 点，被测定者赤足、穿薄衣，立正姿势站在底板上。

为了解城市儿童、随迁儿童和留守儿童营养状况（主要为营养不良和营养过剩），首先根据中国 GB/T 学校卫生标准，计算出儿童青少年生长迟滞和消瘦的比例，营养不良专指热量 - 蛋白质不良，儿童青少年正在旺盛生长，体格发育和营养关系密切，因此常利用身高、体重等体格指标制成标准，评价此类营养不良。营养不良主要有两种表现：（1）生长迟滞，以身高不足为主要表现，属长期营养不良；（2）消瘦，指 BMI 低于下限，属于现时性营养不良。本研究营养不良通过生长迟滞率和消瘦率来加以表达。在计算营养不良比例时，首先根据中国 GB/T 学校卫生标准中的年龄别身高标准算出生长迟滞的比例,然后运用年龄别 BMI 标准算出除却生长迟滞部分后的消瘦率。其次,本研究根据《中国学龄儿童青少年超重、肥胖筛查 BMI 分类标准》计算出儿童超重和肥胖的比例,将超重和肥胖作为营养过剩的评价指标。

统计分析采用 F 检验、卡方检验等,统计软件为 SPSS18.0,以 $P < 0.05$ 为具有统计学意义。

二、研究结果

（一）城市、随迁和留守儿童少年体格发育比较

表 6-1 和表 6-2 显示,随着年龄的增长城市、随迁和留守男女儿童的身高、体重都在不断增长,但是增幅不同,整体上的差异比较明显。总体上城市儿童男生身高、体重和 BMI 在三组中最高,其中身高比随迁儿童(最低组)高 2.5cm,体重和 BMI 比留守儿童(最低组)分别高 4.2kg 和 1.3kg/m²;女生中身高、体重和 BMI 最高组同样为城市儿童比随迁儿童(最低组)分别高 2.7cm、1.6kg 和 0.4kg/m²,差异均分别具有统计学意义($P < 0.05$)。

（二）城市、随迁和留守儿童少年营养不良检出率比较

从表 6-3 中可以看出城市、随迁和留守儿童少年男生营养不良的检出率,其中城市男生 9~13 岁生长迟滞的现象基本消失,仅为 0.4%;随迁儿童生长迟滞的检出率为 1.2%;留守儿童为 1.9%,三组之间虽有差异,但是不具有统计学意义。消瘦的检出率,留守儿童消瘦检出率最高达 18.6%,差异具有统计学意义($P < 0.05$)。表 6-4 为女生营养不良检出率,从总体上可以看出,城市、随迁和留守儿童生长迟滞率分别为 0.5%、1.7% 和 2.6%,消瘦率分别为 9.0%、11.6% 和 15.3%,在三组之间,留守儿童消瘦率最高,城市和留守儿童之间差异显著,具有统计学意义($P < 0.05$)。

表6-1　城市、随迁和留守儿童青少年身高、体重和BMI比较（男）

年龄	城市儿童				随迁儿童				留守儿童			
	N	身高	体重	BMI	N	身高	体重	BMI	N	身高	体重	BMI
男生												
9	53	137.7±7.2	35.4±8.4△	18.7±4.3	46	134.6±6.5*	30.3±5.9*	16.7±2.5*	22	134.0±9.1	31.2±5.1	17.4±2.5
10	129	140.2±6.9	37.4±11.3	18.9±5.1	66	138.8±5.9	34.9±7.7	18.0±3.3	17	141.0±8.5	36.5±10.6	18.2±4.5
11	129	148.9±7.6△	42.0±10.6	18.9±4.2	72	141.8±7.3*	37.3±10.6*	18.4±4.1	37	145.8±8.2☆	38.9±9.7	18.2±4.1
12	150	154.7±8.5	46.3±10.5△	19.2±3.4△	97	150.7±8.3*	43.9±10.4	19.3±4.4	46	152.7±9.6	40.2±6.3☆	17.2±2.0☆
13	60	158.9±9.4	49.2±12.1△	19.3±3.6△	57	157.0±9.0	47.2±12.4	19.0±4.1	88	158.1±6.8	44.7±9.1	17.8±3.3
合计	521	148.4±10.7△	42.5±11.9△	19.1±4.5△	338	144.5±10.8*	39.3±11.2*	18.4±3.7*	210	146.9±11.4☆	38.3±9.4	17.8±3.3☆
女生												
9	65	136.1±6.2	32.0±6.5△	17.3±3.3△	47	132.2±5.1*	29.1±5.2*	16.5±2.1	11	133.1±5.6☆	32.7±9.3☆	18.5±5.5
10	112	140.7±6.7	34.3±8.1	17.4±4.2	44	136.8±7.6*	32.7±10.2	17.4±4.5	23	137.5±6.4☆	30.3±3.4☆	16.1±2.4
11	109	145.9±6.2	35.0±5.6	16.4±2.2	45	141.4±9.4*	34.8±8.3	17.2±2.8	33	142.2±9.7	36.2±8.3☆	18.0±4.1☆
12	123	153.4±6.8	42.4±7.9	17.8±2.7	59	151.2±7.6*	39.7±7.2*	17.3±2.7	32	152.5±7.9	38.3±5.7☆	16.4±2.0☆
13	34	154.9±6.3△	45.0±9.0	18.8±3.5	36	155.2±6.2	42.0±7.3	17.3±2.2	94	159.4±6.5☆	46.0±9.5☆	18.1±3.3
合计	443	146.0±9.3△	37.2±8.6△	17.5±3.2	231	143.3±11.2*	35.6±9.0*	17.1±3.0	193	144.9±11.9☆	36.7±10.1☆	17.4±3.4☆

注：（1）城市和留守比较"△"，随迁和城市比较"*"，留守和随迁比较"☆"，$P<0.05$；（2）F检验。

表6-2　城市、随迁和留守儿童青少年身高、体重和BMI比较（女）

年龄	城市儿童				随迁儿童				留守儿童			
	N	身高	体重	BMI	N	身高	体重	BMI	N	身高	体重	BMI
9	65	136.1±6.2	32.0±6.5△	17.3±3.3△	47	132.2±5.1*	29.1±5.2*	16.5±2.1	11	133.1±5.6☆	32.7±9.3☆	18.5±5.5
10	112	140.7±6.7	34.3±8.1	17.4±4.2	44	136.8±7.6*	32.7±10.2	17.4±4.5	23	137.5±6.4☆	30.3±3.4☆	16.1±2.4
11	109	145.9±6.2	35.0±5.6	16.4±2.2	45	141.4±9.4*	34.8±8.3	17.2±2.8	33	142.2±9.7	36.2±8.3☆	18.0±4.1☆
12	123	153.4±6.8	42.4±7.9	17.8±2.7	59	151.2±7.6*	39.7±7.2*	17.3±2.7	32	152.5±7.9	38.3±5.7☆☆	16.4±2.0☆
13	34	154.9±6.3△	45.0±9.0	18.8±3.5	36	155.2±6.2	42.0±7.3	17.3±2.2	94	159.4±6.5☆	46.0±9.5☆	18.1±3.3
合计	443	146.0±9.3△	37.2±8.6△	17.5±3.2	231	143.3±11.2*	35.6±9.0*	17.1±3.0	193	144.9±11.9	36.7±10.1☆	17.4±3.4☆

注：（1）城市和留守比较"△"，随迁和城市比较"*"，留守和随迁比较"☆"，P＜0.05；（2）F检验。

表6-3　城市、随迁和留守儿童青少年营养不良检出率(%)

年龄	城市儿童				随迁儿童				留守儿童			
	N	生长迟滞	消瘦	非营养不良	N	生长迟滞	消瘦	非营养不良	N	生长迟滞	消瘦	非营养不良
男生												
9	53	0.0△	7.5	92.5	46	0.0	4.3*	95.7	22	4.5	0.0	95.5
10	129	0.0△△	4.7△△	95.3	66	0.0	4.5	95.5	17	5.9☆☆	23.5☆	70.6
11	129	0.0	14.0	86.0	72	4.2*	8.3	91.5	37	0.0	18.9	81.1
12	150	0.7	10.0	89.3	97	1.0	9.3	90.7	46	4.3	17.4	78.3
13	60	1.7	13.3	85.0	57	0.0	17.5	82.5	88	0.0	22.7	77.3
合计	521	0.4	9.8△△	89.8	338	1.2	8.9	89.9	210	1.9	18.6☆☆	79.5
女生												
9	65	0.0	7.7	92.3	47	0.0	8.5	91.5	11	0.0	18.2	81.8
10	112	0.0	13.4	86.6	44	2.3	9.1	88.6	23	4.3	13.0	82.6
11	109	0.0△△	13.8	86.2	45	6.7*	6.7	86.7	33	9.1	15.2	75.8
12	123	0.8	7.3△△	91.9	59	0.0	11.9	88.1	32	0.0	21.9	78.1
13	34	2.9	3.0	94.1	36	0.0	22.2**	77.8	94	1.1	8.5	90.4☆
合计	443	0.5	9.0△	89.3	231	1.7	11.6	87	193	2.6	15.3	84.4

注：(1)城市和留守比较"△"，随迁和城市比较"☆"，留守和随迁比较"*"，P<0.05；(2)χ^2检验。

表6-4 城市、随迁和留守儿童青少年营养不良检出率(%)女

年龄	城市儿童				随迁儿童				留守儿童			
	N	生长迟滞	消瘦	非营养不良	N	生长迟滞	消瘦	非营养不良	N	生长迟滞	消瘦	非营养不良
9	65	0.0	7.7	92.3	47	0.0	8.5	91.5	11	0.0	18.2	81.8
10	112	0.0	13.4	86.6	44	2.3	9.1	88.6	23	4.3	13.0	82.6
11	109	0.0△△	13.8	86.2	45	6.7*	6.7	86.7	33	9.1	15.2	75.8
12	123	0.8	7.3△△	91.9	59	0.0	11.9	88.1	32	0.0	21.9	78.1
13	34	2.9	3.0	94.1	36	0.0	22.2**	77.8	94	1.1	8.5	90.4☆
合计	443	0.5	9.0△	89.3	231	1.7	11.6	87	193	2.6	15.3	84.4

注:(1)城市和留守比较"△"P<0.05,随迁和城市比较"*"P<0.05,留守和随迁比较"☆"P<0.05;(2)χ²检验。

161

(三)城市、随迁和留守儿童超重和肥胖率比较

总体上表6-5显示,男生城市、随迁和留守儿童超重和肥胖的比例分别为17.9%和10.6%,10.4%和8.9%以及10.0%和3.3%;其中城市和留守儿童之间,随迁儿童与留守儿童之间差异具有统计学意义(P<0.05)。对于女生表6-6显示,总体上城市、随迁和留守儿童超重和肥胖的比例分别为6.3%和4.1%,5.6%和2.6%,2.6%和5.7%,城市、随迁和留守儿童之间分别不存在统计学差异。

表6-5 城市、随迁和留守儿童少年超重和肥胖检出率(男,%)

年龄	城市儿童				随迁儿童				留守儿童			
	N	超重	肥胖	正常	N	超重	肥胖	正常	N	超重	肥胖	正常
9	53	15.1	18.9	66.0	46	4.3	8.7	87.0	22	18.2☆	9.1	72.7
10	129	15.5	14.7	69.8	66	10.6	9.1	80.3	17	5.9	17.6	76.5
11	129	16.3	10.9	72.9	72	12.5	8.3	79.2	37	21.6	5.4	73.0
12	150	21.3△	6.0	72.7	97	10.3	10.3	79.4	46	6.5☆	0.0	93.5
13	60	20.0△	5.0	75.0	57	12.3	7.0	80.7	88	3.4☆	2.3	94.3
合计	521	17.9△	10.6	71.6	338	10.4	8.9	80.8	210	10.0☆	3.3	86.7

注:(1)城市和留守比较"△"P<0.05,随迁和城市比较"*"P<0.05,留守和随迁比较"☆"P<0.05;(2)χ² 检验。

表6-6 城市、随迁和留守儿童少年超重和肥胖检出率(女,%)

年龄	城市儿童				随迁儿童				留守儿童			
	N	超重	肥胖	正常	N	超重	肥胖	正常	N	超重	肥胖	正常
9	65	9.2△	9.2	81.5	47	6.4	6.4	87.2	11	19.4☆	17.0	63.6
10	112	6.3△	8.9	84.8	44	4.5	4.5	90.9	23	0.0☆	4.3	95.7
11	109	2.8△	0.9	96.3	45	6.7	2.2	91.1	33	12.1	6.1	81.8
12	123	5.7△	0.8	93.5	59	8.5*	0.0	91.5	32	0.0	0.0	100.0
13	34	14.7	0.0	85.3	36	0.0*	0.0	100	94	1.1	4.3	94.7
合计	443	6.3	4.1	89.6	231	5.6	2.6	91.8	193	2.6	5.7	91.7

注:(1)城市和留守比较"△"P<0.05,随迁和城市比较"*"P<0.05,留守和随迁比较"☆"P<0.05;(2)χ² 检验。

(四)日常生活习惯

从表6-7中可以看出,无论男女生,留守儿童上、下学走路、骑车的较多,城市儿童大部分由家长接送,随迁儿童则选择乘公交的占多数,三组之间差异具有统计学意义。

表6-7　城市、随迁和留守少年儿童日常生活习惯

		男生				女生			
		城市儿童	随迁子女	留守儿童	c^2	城市儿童	随迁子女	留守儿童	c^2
N		521	338	210		443	231	193	
上、下学采用的主要方式	走路	187(36.7)	135(41.3)	121(57.6)	***	133(30.3)	98(43.2)	97(50.3)	***
	家长接送	225(44.2)	96(29.4)	21(10.0)		240(54.7)	73(32.2)	25(13.0)	
	骑车	40(7.9)	23(7.0)	65(31.0)		23(5.2)	2(0.9)	68(35.2)	
	乘公交	69(11.2)	84(22.3)	3(1.4)		47(9.8)	58(23.8)	3(1.5)	
周一到周五睡眠时间	7小时以下	377(74.2)	264(80.5)	170(81.0)	***	349(79.7)	187(81)	149(77.2)	***
	7-8小时	99(19.5)	48(14.6)	35(16.7)		73(16.7)	31(13.7)	38(19.7)	
	8-9小时	23(4.5)	12(3.7)	3(1.4)		12(2.7)	6(2.7)	6(3.1)	
	9小时以上	9(1.8)	4(1.2)	2(1.0)		4(0.9)	2(0.9)	0(0.0)	
每天看电视、用电脑时间	0.5小时以下	76(14.8)	33(10.0)	16(7.6)		52(11.8)	28(12.2)	17(8.8)	
	0.5-1小时	356(54.7)	229(59.0)	144(61.0)		325(61.9)	168(62.3)	124(55.5)	
	1-2小时	92(18.0)	85(25.6)	37(17.6)		85(19.3)	55(22.1)	46(23.8)	
	2小时以上	63(12.5)	17(5.4)	29(13.8)		31(7.0)	8(3.5)	23(11.9)	

注：卡方检验，*** $p < 0.001$；** $p < 0.01$；* $p < 0.05$。

留守儿童学习日睡眠时间小于 7 小时的比例为最高;在用电脑和看电视时间上最多的是留守儿童,超过两小时的男女生分别有 13.8% 和 11.9% ,三组之间差异明显,具有统计学意义。

(五)饮食习惯

从表 6-8 可以看出,城市儿童无论男女生每日吃早餐的比例在三组中最高,最低的为随迁儿童;吃零食最多为留守儿童,女生尤为明显比例达到 18.6% ;喝碳酸饮料最多的也是留守女生,每周 6~7 天的比例占总人数的 12.4% ,差异具有统计学意义。表 6-9 显示,无论男女生,每一类别食物在每周 6~7 天都食用的比例中,城市儿童在三组中比例最大,随迁儿童次之,留守儿童最少,经卡方检验三组之间均存在统计学差异。

三、分析与讨论

本研究结果表明,城市儿童在身高等体格发育方面好于随迁儿童和留守儿童。对于儿童青少年而言,影响身高等体格发育的主要因素有遗传和环境因素(社会经济因素和自然环境因素)等。由于本研究对象均为汉族,且主要来源于江苏南京和安徽省,总体而言江苏南京和安徽省大体处于相同的纬度等区域,属于相邻省份,其气温、日照和海拔等自然条件相差不大,因此造成城市儿童身高等体格发育指标好于随迁儿童和留守儿童的主要原因应该为社会经济因素,而社会经济因素中最主要的应该为家庭收入和父母受教育程度等。在家庭收入方面,低收入家庭更有可能购买大量廉价的、不健康的食品,甚至有些家庭因为无法购买足够的食物而导致儿童挨饿等。同时贫困的家庭可能因为无法购买诸如医疗保险等健康服务产品,从而导致儿童患病时得不到及时的治疗。这些饮食和健康服务等方面的不充足阻止了儿童的生长发育。尹小俭等研究指出,造成我国儿童青少年体格城乡差异的主要原因为城乡之间家庭人均收入的差异。近年来虽然我国农民工收入得到一定幅度增长,但总体水平偏低,仍然存在稳定性不高和保障水平低下等问题。国家统计资料显示,2010 年江苏城镇居民人均纯收入为 22944.26 元,而安徽农村居民家庭人均纯收入则为 5285.17 元。在父母受教育方面,诸多研究表明,父母受教育高的要比受教育低的家庭儿童体格发育高大。本研究调查显示,随迁家庭母亲受教育程度在初中或初中以下的比例高于 80% ,而城市家庭母亲有高中学历的占 33.8% ,大学占 40.5% 。由此不难推测,正是由于家庭收入和受教育程度存在城乡差异,从而可能导致随迁儿童和留守儿童蛋白质摄入不足,影响身高等体格发育。

表6-8 城市、随迁和留守儿童少年饮食习惯

		男生				女生			
		城市儿童	随迁子女	留守儿童	χ²	城市儿童	随迁子女	留守儿童	χ²
N		521	338	210		443	231	193	
早餐	每周0-1天	18(3.8)	18(6.1)	20(9.5)	**	16(3.8)	11(5.1)	12(6.2)	
	每周2-3天	24(5.0)	24(8.1)	11(5.2)		8(1.9)	6(2.8)	9(4.7)	
	每周4-5天	33(6.9)	37(12.5)	15(7.1)		34(8.1)	30(13.8)	15(7.8)	
	每周6-7天	404(84.30)	217(73.3)	164(78.1)		361(86.2)	170(78.3)	157(81.3)	
中餐	每周0-1天	22(4.7)	22(7.7)	1(0.5)	***	17(4.1)	9(4.3)	1(0.5)	
	每周2-3天	11(2.4)	14(4.9)	12(5.7)		9(2.2)	4(1.9)	5(2.6)	
	每周4-5天	39(8.3)	51(18)	14(6.7)		31(7.6)	28(13.5)	18(9.3)	
	每周6-7天	396(84.6)	197(69.4)	183(87.1)		353(86.1)	166(80.2)	169(87.6)	
晚餐	每周0-1天	23(5.0)	28(10.0)	5(2.4)	**	14(3.4)	10(4.9)	6(3.1)	
	每周2-3天	11(2.4)	11(3.9)	12(5.7)		8(2.0)	7(3.4)	7(3.6)	
	每周4-5天	16(3.5)	18(6.4)	14(6.7)		20(4.9)	16(7.8)	18(9.3)	
	每周6-7天	407(89.1)	224(79.7)	179(85.2)		364(89.7)	171(83.8)	162(83.9)	
零食	每周0-1天	230(45.8)	117(36.2)	83(39.5)	*	156(35.8)	79(35.1)	59(30.6)	*
	每周2-3天	131(26.1)	107(33.1)	63(30.0)		167(38.3)	86(38.2)	73(37.8)	
	每周4-5天	57(11.4)	46(14.2)	26(12.4)		62(14.2)	42(18.7)	25(13.0)	
	每周6-7天	84(16.7)	53(16.4)	38(18.1)		51(11.7)	18(8.0)	36(18.6)	
碳酸饮料	每周0-1天	300(58.9)	167(50.5)	106(50.5)		285(64.8)	144(62.9)	94(48.7)	***
	每周2-3天	131(25.7)	99(29.9)	54(25.7)		107(24.3)	60(26.2)	53(27.5)	
	每周4-5天	35(6.9)	30(9.1)	30(14.3)		31(7.0)	16(7.0)	22(11.4)	
	每周6-7天	43(8.4)	35(10.6)	20(9.5)		17(3.9)	9(3.9)	24(12.4)	

注：卡方检验，*** p<0.001；** p<0.01；* p<0.05。

表6-9　城市、随迁和留守儿童日常食物摄取状况

		男生				女生			
N		城市儿童 521	随迁子女 338	留守儿童 210	c^2	城市儿童 443	随迁子女 231	留守儿童 193	c^2
蔬菜	每周0-1天吃	31(6.0)	21(6.3)	40(19.0)	***	21(4.8)	13(5.7)	28(14.5)	***
	每周2-3天吃	65(12.6)	68(20.5)	68(32.4)		46(10.5)	40(17.5)	62(32.1)	
	每周4-5天吃	117(22.7)	76(22.9)	52(24.8)		86(19.6)	58(25.3)	54(28.0)	
	每周6-7天吃	308(58.7)	173(50.3)	50(23.8)		290(65.1)	120(51.5)	49(25.4)	
水果	每周0-1天吃	31(6.6)	29(8.8)	21(10.0)	***	16(3.6)	14(6.2)	12(6.2)	***
	每周2-3天吃	71(13.7)	76(23.0)	69(32.9)		34(7.7)	41(18.1)	64(33.2)	
	每周4-5天吃	107(20.7)	107(32.3)	76(36.2)		74(16.8)	63(27.8)	68(35.2)	
	每周6-7天吃	305(59.0)	119(36.0)	44(21.0)		316(71.8)	109(48.0)	49(25.4)	
肉或鱼类	每周0-1天吃	32(6.2)	32(9.6)	48(22.9)	***	34(7.7)	24(10.5)	33(17.1)	***
	每周2-3天吃	95(18.4)	81(24.3)	108(51.4)		101(22.9)	74(32.5)	100(51.8)	
	每周4-5天吃	141(27.3)	100(30.0)	29(13.8)		114(25.8)	77(33.8)	38(19.7)	
	每周6-7天吃	248(48.1)	120(36.0)	25(11.9)		193(43.7)	53(23.2)	22(11.4)	
牛奶、乳制品	每周0-1天吃	53(10.3)	48(14.3)	36(17.1)	***	43(9.8)	28(12.3)	35(18.1)	***
	每周2-3天吃	102(19.8)	96(28.7)	91(43.3)		77(17.5)	61(26.8)	84(43.5)	
	每周4-5天吃	110(21.4)	100(29.9)	52(24.8)		118(26.8)	68(29.8)	43(22.3)	
	每周6-7天吃	250(48.5)	91(27.2)	31(14.8)		203(46.0)	71(31.1)	31(16.1)	
粮食类	每周0-1天吃	30(5.8)	21(6.3)	38(18.1)	***	20(4.5)	10(4.4)	22(11.4)	***
	每周2-3天吃	33(6.4)	33(9.9)	34(16.2)		25(5.7)	21(9.3)	35(18.1)	
	每周4-5天吃	59(11.4)	35(10.5)	44(21.0)		50(11.3)	32(14.2)	39(20.2)	
	每周6-7天吃	394(76.4)	245(73.4)	94(44.48)		347(78.5)	163(72.1)	97(50.3)	

注:卡方检验，*** $p < 0.001$；** $p < 0.01$；* $p < 0.05$。

　　本研究结果显示,留守儿童营养不良比例(主要为消瘦)高于城市和随迁儿童。如前所述,营养不良表现为两种,即生长迟滞和消瘦。生长迟滞主要以身高不足为主要表现,属于长期营养不良。本研究结果可以看出,无论城市还是随迁和留守儿童,生长迟滞的比例并不高,由此可以认为儿童长期营养不良状况基本上得到改善。但是在留守儿童中以低于 BMI 下限的现实性营养不良,即消瘦的比例仍然较高,这说明留守儿童的饮食习惯和营养状况亟待解决。留守儿童营养不良比例高于城市和随迁儿童,这与其家庭收入、父母亲教育水平和饮食习惯等密切相关。YinXJ 等通过对藏族儿童的追踪研究发现,与 1995 年相比 2010 年藏族儿童的营养不良状况得到改善,这与近年来我国藏族地区经济水平不断提高密切相关。相关研究也指出,妇女的受教育水平是预防儿童发生生长迟滞危险的主要因素,因为拥有高学历的母亲,会对她们的孩子的营养习惯进行有益的指导并产生重要的影响作用。如前所述,城市父母由于受教育程度总体比农村高,他们将会更加注重儿童营养的均衡发展,在平时会购买大量的水果、蔬菜、奶制品和蛋类等食物为儿童补充足量的营养。在饮食习惯方面,叶立娜等指出,农村留守儿童普遍存在能量和蛋白质的摄入不足,能量来源构成中脂肪偏低,且早餐比例偏低,膳食摄入不合理较为明显。陈心容等的研究表明,许多留守儿童在农村是由爷爷、奶奶等老年人抚养,他们缺乏营养知识,容易造成留守儿童的营养不良。本研究调查结果同样显示,城市儿童一日三餐摄取状况和食物的摄取频率均好于随迁儿童和留守儿童。由此可以推测,正是由于留守儿童的家庭经济收入、妇女受教育水平和生活习惯等方面与城市之间存在差异,从而导致留守儿童营养不良的比例高于城市。

　　本研究结果指出,与留守儿童营养不良比例较高相反,城市儿童超重和肥胖比例则高于留守儿童。随着中国社会经济的不断发展,儿童超重和肥胖的发生率在不断增加。不良的饮食行为、饮食结构不合理和身体活动不足是导致肥胖发生的重要环境危险因素。顾昉等研究指出,食物中以肉食为主的男生超重和肥胖的比例最高。本研究结果表 6-9 显示,城市男童、随迁男童和留守男童"每周 6~7 天吃肉或鱼"的比例分别为 48.1%,35.0% 和 11.9%;女童分别为 46.0%,31.1% 和 16.1%。久坐行为,如写作业、看电视、电影或玩视频游戏,很少参加中等或高强度的身体锻炼,同样很容易导致儿童体重不断增长。本研究调查结果表 6-7 指出,上、下学采用的主要方式上,城市儿童走路和骑车的比例远远低于留守儿童(城市男为 44.6%,女 35.5%;留守男为 88.6%,女 85.5%)。由此可以看出,城市儿童比留守儿童更容易处在儿童肥胖易感环境中进而导致其肥胖率高于留守儿童。

四、结论

本研究通过对江苏南京市、安徽省砀山和萧县 9 ~ 13 岁共 1936 名留守、随迁和城市儿童作为研究对象,分析和探讨了将留守儿童、随迁儿童和城市儿童的体格发育和营养状况,通过研究得出以下结论:

城市儿童在身高发育等方面好于随迁儿童和留守儿童;

留守儿童营养不良比例(消瘦)高于城市和随迁儿童,但城市儿童超重和肥胖比例则高于随迁和留守儿童;

与城市儿童相比,留守儿童日常生活习惯和食物摄取方面相对较差,其营养状况亟待改善。

参考文献

[1]Ji CY,Cheng TJ. Epidemic increase in overweight and obesity in Chinese children from 1985to 2005[J]. Int J Cardiod,2009,132:1 – 10.

[2]Han J C,Lawlor D A,Kimm S Y. Childhood obesity[J]. Lancet,2010,375(9727):1737 – 1748.

[3]中国网. 户籍制度改革意见即将公布,居住证仍将长期存在[EB/OL]. (2014 – 07 – 06). http://finance. china. com. cn/news/gnjj/20140706/2518010. shtml.

[4]L J W Labree,H vandeMheen. Differences in over – weight and obesity among children from migrant and n – ative origin:a systematic review of the European litera – ture[J]. Obesity Reviews,2011,12:e535 – e547.

[5]Stillman S,Gibson J,McKenzie D. The impact of immi – gration on child health:experimental evidence from a mi – gration lottery program[J]. Econ Inq,2012,50(1):62 – 81.

[6]Akresh IR. Overweight and obesity among foreign – born and U. S. – born Hispanics[J]. Biodemography Soc Biol,2008,54(2):183 – 199.

[7]Fujiwara. Differences in health characteristics between native Japanese and Japanese – Americans[J]. Journal of Cross – Cultural Gerontology,1999,14(2):273 – 287.

[8]尹小俭,贾立强,高向东,等. 上海市农民工子女学龄儿童与上海城市学龄儿童体质健康的比较研究[J]. 成都体育学院学报,2011,37(7):66 – 69.

[9]岳莉,李佳樾,何莉. 甘肃部分地区农村留守儿童营养知识态度行为调查[J]. 中国学校卫生,2015,36(1):40 – 42

[10]于冬梅,刘爱东,于文涛,等. 中国贫困地区母亲外出打工儿童的营养不良状况及影响因素研究[J]. 卫生研究,2013,42(3):429 – 432.

[11]中国学生体质与健康研究组. 2005 年中国学生体质与健康调研报告[R]. 北京:高等教育出版社,2006.

[12]季成叶. 儿童青少年卫生学[M].7 版. 北京:人民卫生出版社,2012.

[13]中国肥胖问题工作组. 中国学龄儿童青少年超重、肥胖筛查体重指数分布标准[J]. 中华流行病学杂志,2004,2(25):97 - 102.

[14]尹小俭,黄超群. 试论我国大学生的出生地域与体格的关系[J]. 体育科学,2005,25(6):59 - 62.

[15]Bornstein MH,Hahn CS,Suwalsky JTD,Haynes OM. Socioeconomic status,parenting and child development:the Hollingshead Four - Factor Index of Social Status and the Socioeconomic Index of Occupations[J]. Mahwah,NJ,2003,29 - 82.

[16]Yin XJ,Huang CQ,Chen HM,Tanaka T. Associationsof Physique with the Socioeconomic Factors of Family and Regional Origin in Chinese University Students[J]. Envi - ronmental Health and Preventive Medicine,2005,10(4):190 - 200.

[17]Halldorsson M,Kunst A,Kohler L,Mackenbach J P. Socio - economic inequalities in the health of children and adolescents - a comparative study of the five Nordic Countries[J]. European Journal of Public Health,2002,10(4):281 - 288.

[18]Guarnaccia P,Lopez S. Mental health and adjustment of immigrant and refugee children [J]. Child Adolesc Psy - chiatr Clin N Am,1998,7:537 - 553.

[19]Fredriks AM,van Buuren S,Jeurissen SE,et al. Verloove SP. Height,weight,body mass index and pubertaldevelopment references for children of Moroccan origin in The Netherlands[J]. Acta Paediatr,2004,93:817 - 24.

[20]Zhang YM,Wang Z. Investigation of constitution state of three-to six-year-old children in urban and ruralareas of Wei Fang city[J]. Chin J Tissue Eng Res,2006,10:13 - 5.

[21]Ma S,Wu S X,Yang Z. Analysis of growth and development of urban and rural students in Beijing[J]. Chin JSchool Health,2010,32:1296 - 1299.

[22]尹小俭,黄超群,孙辉,等. 我国大学生的体格与家庭社会经济因素及自然环境因素的相关性研究[J]. 体育科学,2006,26(1):37 - 42.

[23]季成叶,尹小俭. 我国乡村学生 1985 - 2005 年体格发育增长变化[J]. 中国学校卫生,2012,32(10):1159 - 1167.

[24]李小玉. 当前我国农民工收入现状及提升路径[J]. 企业经济,2012,12:148 - 152.

[25]中华人民共和国国家统计局. 中国统计年鉴(2011 年)[EB/OL]. http://www. stats. gov. cn/tjsj/ndsj/2011/indexch. htm.

[26]Boyle MH,Racine Y,Georgiades K,et al. The influenceof economic development level, household wealth and ma - ternal education on child health in the developing world[J]. Soc Sci Med,2006,63:2242 - 54.

[27]Wang F,Zhou X. Family - related Factors Affecting Child Health in China[J]. Population Res,2012,36:50 - 59.

[28]Yin XJ,Ji CY. Malnutrition Prevalence in Lasa Xizang Children and Adolescents[J]. Bi-

omed Environ Sci,2014,27(8):614 – 626.

[29]Abubakar A,Uriyo J,Msuya SE,et al. Prevalence and Risk Factors for Poor Nutritional Status among Childrenin the Kilimanjaro Region of Tanzania[J]. InternationalJournal of Environmental Research and Public Health,2012,(9):3506 – 3518.

[30]Abuya BA,Ciera J,Kimani – Murage E. Effect of moth – er's education on child's nutritional status in the slums of Nairobi[J]. BMC Pediatrics,2012,12:80.

[31]Lakshman R,Zhang J,Koch FS,et al. Higher maternaleducation is associated with favourable growth of young children in different countries[J]. J Epidemiol Communi – ty Health,2013, 67:595 – 602.

[32]C Vereeken and L Maes. Young Children's Dietary Habits and Associations with the Mothers' NutritionalKnowledge and Attitudes[J]. Appetite,2010,44 – 51.

[33]叶立娜,李文芳,郭慧,等. 汉川市农村学龄期留守儿童营养健康状况调查[J]. 中国妇幼保健,2014,29(16):2565 – 2567.

[34]陈心容,何丽,严成金,等. 农村留守儿童看护人营养知识、态度、行为调查[J]. 实用预防医学,2013,3:45 – 50.

[35]Ji CY,Cheng TJ. Prevalence and geographic distribution of childhood obesity in China in 2005[J]. INT J CARDIOL,2008,131(1):1 – 8.

[36]Yi S,Wang H J,Ma J,et al. Secular Trends of Obesity Prevalence in Urban Chinese Children from 1985to 2010:Gender Disparity[J]. Plos one,2013,8(6):1 – 6.

[37]付连国,王海俊,阳益德,等. 儿童青少年对肥胖危险因素知晓的现状分析[J]. 北京大学学报:医学版,2015,47(3):410 – 413.

[38]顾昉,章荣华,李丹,等. 浙江省儿童青少年单纯性肥胖影响因素分析[J]. 中国学校卫生,2015,36(2):231 – 235.

[39]Sanchez A,Norman GJ,Sallis JF,et al. Patterns and correlates of physical activity and nutrition behaviors in adolescents[J]. Prev Med,2007,32:124 – 130.

第二节　长三角地区城市儿童与随迁儿童身体发育及营养状况研究

研究目的:了解"长三角"地区城市儿童与随迁儿童身体发育与营养状况。研究方法:随机抽取上海、南京和杭州等7 ~ 13 岁城市和随迁子女学龄儿童共7315名(男3996 名,女3319 名)作为研究对象。研究结果:(1)身体发育方面,总体上城市儿童男女身高、体重和 BMI 分别高于随迁儿童,并均存在统计学意义(P <

0.001）；（2）营养状况方面，营养不良率城市儿童和随迁儿童男生生长迟滞率分别为3.2%和5.9%，女生为3.4%和7.6%。城市儿童和随迁儿童男生消瘦率为4.6%和5.3%，女生为4.0%和3.5%，男女均不存在统计学差异；超重肥胖方面，城市儿童和随迁儿童男生的肥胖检出率分别为13.0%和8.0%，女生为9.8%和5.6%。研究结论：城市儿童身体发育和营养状况总体好于随迁儿童；无论城市还是随迁儿童其超重和肥胖率均处于较高水平，需加强儿童健康知识的普及和教育工作，逐渐促使儿童形成良好的生活习惯。

近年来，我国农村人口移动的结构发生了很大的变化，表现为由原来"单身"外出务工的形式到以"家庭"整体形式向城市迁移，农村出生的儿童被父母带到城市生活。诸多研究表明，儿童生活环境等的变迁对其体格等产生较大的影响。StillmanS等研究表明，移居生活虽然使得儿童生长迟滞率减小，但同时儿童的肥胖率也随之增加，其原因主要为饮食的改变。研究指出，由印度移居到和美国交界的墨西哥繁华大城市的儿童处在一个肥胖、营养不良和食物短缺的复杂的社会环境中。墨西哥的农村家庭移居到梅里达市的随迁儿童与当地儿童相比，随迁儿童的居住地、家庭收入和饮食习惯等对其体格产生重要的影响。国内相关研究指出，虽然同样居住在上海市，但是上海城市儿童的超重和肥胖率仍然显著高于农民工子女学龄儿童。

"长三角"地区是我国最主要的人口聚集区域。资料显示，"长三角"地区流动人口已经超过3000万，每年大约有100多万义务教育阶段的学龄儿童随父母进入该区域的相应城市。这些随迁儿童来到城市后，其生活环境等与家乡相比发生了较大的变化，如前所述这些变化必将对其身体发育等产生诸多影响。然而由于受到当地户籍的限制，随迁儿童无法完全享有与城市儿童等同的医疗、卫生、教育以及公共服务，因此，建立完善的、以常住地为基础的、能够与城市体质健康管理制度相接轨的随迁儿童体育保障体系，是促进"长三角"地区流动人口市民化进程的一项重要举措之一，同时也是提高未来该地区城市新移民主导群体的综合素质，打造"长三角"地区核心竞争力人才基础的必然要求。因此以进入"长三角"地区的随迁学龄儿童、当地城市学龄儿童作为研究对象，探寻造成随迁学龄儿童与城市学龄儿童身体发育和营养状况等差异的原因，为制定该群体健康干预措施等提供参考借鉴。

一、研究对象与方法

(一)研究对象

从 2011 年开始,按照分层随机整群抽样原则,选取"长三角"地区上海、南京、苏州、杭州及宁波 5 个城市的 7 ~ 13 岁城市学龄儿童和随迁子女学龄儿童共 7315 名(男 3996 名,其中城市 1640,随迁 2356;女 3319 名,其中城市 1575,随迁 1748)作为研究对象,各地区城市及随迁儿童人数分布见表 6 - 10。本研究所指随迁儿童系指父母亲均为农村户籍,并且至少在城市生活 1 年以上,其他外来务工者子女均除外。

表 6 - 10 不同地区城市儿童和随迁儿童人数分布

性别	上海	南京	苏州	杭州	宁波	合计
男	1578	860	716	427	415	3996
城市儿童	494	521	287	136	202	1640
随迁儿童	1084	339	429	291	213	2356
女	1398	557	530	452	382	3319
城市儿童	530	384	262	175	220	1571
随迁儿童	868	173	268	277	162	1748

(二)研究方法

1. 问卷调查法

为了了解该群体学龄儿童的家庭基本信息、日常习惯、饮食习惯、食物摄取、健康知识等方面的内容,调查组对参加测试的学生统一进行了生活习惯问卷调查。问卷调查采用自填式问卷调查的形式进行,鉴于研究对象中的小学低年级(主要为 1 ~ 2 年级)年龄偏小,调查组事先要求学龄儿童必须在班主任或家长的陪同下完成问卷调查。研究问卷调查采用特尔菲法,经过发放《指标内容效度专家调查表》的形式,经多名体育、医学方面的专家审阅等证明问卷的信效度良好。

2. 体格测量

身高、体重按照《2005 年全国学生体质健康调研报告》(2008)中国学生体质与健康调研检测细则进行。测试人员为体育教师和学校卫生室医务工作人员,测试前均进行统一培训。为了了解城市儿童和随迁儿童营养不良状况,首先利用身高、体重测量值计算出体质指数[$BMI = 体重(kg)/身高(m)^2$],然后根据中国 WS/T456 - 2014 学龄儿童青少年营养不良筛查标准,计算出儿童青少年生长迟滞和偏瘦的比例。营养不良专指热量 - 蛋白质不良,儿童青少年正在旺盛生长,体格发育和营养关系密切,因此常利用身高、体重等体格指标制成标准,评价此类营养不良。营养不良主要有两种表现:1)生长迟滞,以身高不足为主要表现,属长期营养不良;2)消瘦,指 BMI 低于下限,属于现时性营养不良。具体计算方法为:首先根据 WS/T456－2014 标准的年龄别身高标准计算出年龄别生长迟滞率;其次除去生长迟滞部分的学生再根据该标准中的年龄别 BMI 标准计算出年龄别消瘦率;最后营养不良率则为生长迟滞率和消瘦率相加而成。同时为了进一步考察城市儿童与随迁儿童的超重和肥胖状况,根据《中国学龄儿童青少年超重和肥胖筛查 BMI 分类标准》分别计算出年龄别城市儿童和随迁儿童的超重和肥胖比率。

学龄儿童身体发育和生活习惯等的统计分析采用 T 检验、卡方检验以及 logistic 回归分析各风险因素的相对危险度(OR, Odds Ratio) 等。统计软件为 SPSS18.0,以 $P < 0.05$ 设定为具有统计学意义。

二、研究结果

(一)城市儿童与随迁儿童体格

表6－11 显示,总体而言,男生城市儿童在身高、体重及 BMI 方面显著高于随迁儿童,差异具有统计学意义,其中低年龄段(7~8 岁)城市和随迁儿童均无统计学差异,9~13 岁均为城市儿童高于随迁儿童,并且除13 岁以外均存在统计学差异;对于女生,总体而言城市儿童的身高、体重及 BMI 均显著性高于随迁儿童,差异具有统计学意义。相同年龄段比较显示,女生 7~8 岁身高和体重城市和随迁儿童差异不存在统计学意义,9~12 岁身高均为城市儿童高于随迁儿童,9~13 岁体重城市儿童显著高于随迁儿童,存在明显的统计学差异。BMI 方面比较显示,城市儿童和随迁儿童在 7 岁、12 岁和13 岁年龄段均无显著性差异,8~11 岁城市儿童均高于随迁儿童,差异显著。

(二)城市儿童和随迁儿童营养不良状况

表6－12 显示,男生总体而言,随迁儿童生长迟滞发生率显著高于城市儿童,其中城市儿童男生为3.2%,随迁儿童男生为5.9%,在8 岁这一年龄阶段,随迁儿童生长迟滞率达到最高,两组儿童之间在10~12 岁这 3 个年龄段差异显著,具有统计学意义。在消瘦方面,虽然随迁儿童男生总体略高于城市儿童男生。在非营养不良方面,随迁儿童非营养不良的为88.8%,低于城市儿童男生的92.2%;对于女生,随迁子女生长迟滞率显著性高于城市儿童,其中城市儿童女生为3.4%,随迁儿童女生为7.6%,差异具有统计学意义。消瘦方面,城市儿童女生整体略高于随迁儿童女生,城市儿童和随迁子女非营养不良的比例分别为92.6%和88.9%。

表6-11　城市儿童与随迁儿童体格

年龄（岁）	城市儿童				随迁儿童			
	n	身高	体重	BMI	n	身高	体重	BMI
男								
7	85	121.1±8.7	25.2±4.9	17.2±2.6	93	123.4±10	26.3±6.4	17.2±2.7
8	113	126.5±7.4	27.9±6.3	17.3±2.6	200	126.1±7.2	27.8±6.4	17.4±3.1
9	209	132.8±7.5*	32.8±9.2***	18.5±4.4***	318	130.9±5.8	29.8±5.6	17.3±2.5
10	320	139.8±6.9***	36.1±9.0***	18.6±3.8***	438	135.6±6.8	32.2±7.1	17.4±3.1
11	444	143.6±7.9***	39.7±7.0***	19.2±3.7***	620	139.6±7.1	35.1±8.3	17.9±3.4
12	344	150.1±9.8***	44.9±11.3***	19.8±4.2***	455	143.4±8.4	38.2±9.2	18.5±3.6
13	125	151.3±10.5	45.5±9.0	20.0±4.0	232	148.3±9.5	41.9±9.6	19.0±3.8
合计	1640	139.±12.2***	37.1±10.9***	18.8±3.9***	2356	137.1±10.1	33.9±8.9	17.9±3.3
女								
7	58	119.5±8.5	24.3±5.4	17.2±2.6	73	120.9±10.4	25.3±7.3	17.1±3.0
8	119	125.2±7.3	27.0±6.5	17.1±2.8*	180	125.8±8.1	25.9±5.6	16.3±2.4
9	273	132.4±6.9***	30.1±6.6***	17.1±3.2*	264	130.3±6.6	28.3±6.1	16.5±2.8
10	345	139.1±7.4***	34.0±7.8***	17.6±3.7*	355	135.2±7.0	31.1±6.8	16.9±2.9
11	400	144.4±7.8***	37.2±8.4***	17.9±3.9*	465	140.2±7.9	34.4±7.9	17.4±3.1
12	333	151.1±8.7***	41.5±8.6***	18.2±3.6	276	144.9±8.3	38.6±8.7	18.3±3.4
13	43	150.7±12.1	43.6±7.5***	19.3±3.1	135	146.2±9.0	39.0±7.3	18.2±3.0
合计	1571	140.4±11.8***	35.1±9.3***	17.7±3.6***	1748	136.7±10.6	32.6±8.5	17.2±3.0

注：（1）城市与随迁比较，"*"$P<0.05$，"**"$P<0.01$，"***"$P<0.001$；（2）独立样本 T 检验。

表6-12　城市和随迁儿童营养不良检出率(%)

年龄(岁)	城市儿童				随迁儿童			
	n	生长迟滞	消瘦	非营养不良	n	生长迟滞	消瘦	非营养不良
男								
7	85	8.2	4.7	87.1	93	2.2	5.3	92.5
8	113	5.3	7.1	87.6	200	4.5	3.0	92.5
9	209	2.9	3.8	97.1	318	2.2	1.9	95.9
10	320	0.9△	4.4	94.7	438	4.3	6.6	89.0
11	444	1.8△	5.0	93.2	620	6.5	6.9	86.6
12	344	4.1△	4.9	91.0	455	8.4	4.8	86.8
13	125	6.4	2.4	91.2	232	9.9	6.0	84.1
合计	1640	3.2△	4.6	92.2	2356	5.9	5.3	88.8
女								
7	58	10.3	0.0	89.7	73	8.2	1.4	90.4
8	119	3.4	0.8	95.8	180	7.2	3.3	89.4
9	273	1.1△	4.0	94.9	264	4.5	4.2	91.3
10	345	1.7	4.3	93.9	355	4.2	3.7	92.1
11	400	1.8△	4.2	94.0	465	7.3	4.1	88.6
12	333	5.7	5.7	88.6	276	7.2	2.5	90.3
13	43	18.6	0.0	81.4	135	23.7	3.7	72.6
合计	1571	3.4△	4.0	92.6	1748	7.6	3.5	88.9

注:(1)城市与随迁比较,"△"$P < 0.05$;(2)χ^2检验。

(三)城市儿童和随迁儿童超重及肥胖状况

表6-13显示,总体而言,城市儿童男生的肥胖检出率为13.0%,随迁儿童男生的肥胖检出率为8.0%,两组儿童之间存在显著性差异,其中城市儿童男生的肥胖检出率在10岁、11岁、12岁3个年龄段均显著高于随迁儿童男生,差异具有统计学意义;女生方面,城市儿童总体的肥胖检出率为9.8%,随迁儿童为5.6%,两组儿童之间存在显著性差异,其中城市儿童、随迁儿童女生的肥胖检出率均在7岁年龄段达到最高,城市儿童女生的肥胖检出率在11岁这一年龄段显著高于随迁儿童女生,差异具有统计学意义。

表 6 – 13　城市和随迁儿童超重和肥胖检出率(%)

年龄(岁)	城市儿童				随迁儿童			
	n	正常	超重	肥胖	n	正常	超重	肥胖
男								
7 –	85	61.1	22.4	16.5	93	59.1	26.9	14.0
8 –	113	67.3	19.5	13.3	200	69.5	16.5	14.0
9 –	209	65.1	18.2	16.7△	318	77.7	13.8	8.5
10 –	320	70.0	15.0	15.0△	438	80.6	12.6	6.8
11 –	444	67.6	19.1	13.3△	620	76.6	15.3	8.1
12 –	344	69.5	21.2	9.3	455	74.5	19.3	6.2
13 –	125	76.0	16.0	8.0	232	79.7	14.7	5.6
合计	1640	68.4	18.6	13.0△	2356	76.1	15.9	8.0
女								
7 –	58	55.2	22.4	22.4	73	61.1	18.1	20.8
8 –	119	74.8	10.9	14.3	180	85.6	7.2	7.2
9 –	273	79.9	9.5	10.6	264	85.2	9.1	5.7
10 –	345	81.4	9.0	9.6	355	87.3	7.3	5.4
11 –	400	83.3	6.5	10.3△	465	86.2	8.4	5.4
12 –	333	87.7	6.6	5.7	276	85.1	11.2	3.6
13 –	43	86.0	9.3	4.7	135	88.9	10.4	0.7
合计	1571	81.6	8.6	9.8△	1748	85.2	9.2	5.6

注:(1)城市与随迁比较,"△"$P < 0.05$;(2)χ^2 检验。

(四)城市儿童和随迁儿童生活习惯

表 6 – 14 表明,城市儿童男生和随迁儿童男生"每周 6 ~ 7 天吃"早餐、中餐及晚餐的频率分别为 81.0% 和 67.1%、77.1% 和 63.1%、81.9% 和 76.6%,年龄调整后 Odds Ratio 值分别为 1.574、1.478 和 1.112,说明城市儿童男生"每周 6 ~ 7 天吃"早餐、中餐及晚餐的频率分别是随迁儿童男生的 1.574、1.478 和 1.112 倍,且差异具有统计学意义;女生方面,城市儿童女生和随迁儿童女生"每周 6 ~ 7 天吃"早餐、中餐及晚餐的频率分别为 82.8% 和 73.2%,80.9% 和 69.8%,85.4% 和 80.4%,年龄调整后 Odds Ratio 值分别为 1.908、1.550 和 1.443,说明城市儿童男生"每周 6 ~ 7 天吃"早餐、中餐及晚餐的频率分别是随迁儿童男生的 1.908、1.550 和 1.443 倍,且差异具有统计学意义。

表6-14　城市、随迁儿童一日三餐摄取状况(%)

	选项	城市	随迁	Odds Ratio (95%信赖区间)
男生				
早餐	每周0-1天吃	7.6	9.9	1.574*** (1.189-2.084)
	每周2-3天吃	5.5	8.8	
	每周4-6天吃	6.0	14.2	
	每周6-7天吃	81.0	67.1	
中餐	每周0-1天吃	5.6	6.8	1.478*** (1.064-2.053)
	每周2-3天吃	6.0	6.4	
	每周4-5天吃	11.3	23.7	
	每周6-7天吃	77.1	63.1	
晚餐	每周0-1天吃	7.7	8.0	1.112*** (0.831-1.487)
	每周2-3天吃	4.1	5.2	
	每周4-5天吃	6.3	10.1	
	每周6-7天吃	81.9	76.6	
女生				
早餐	每周0-1天吃	5.7	9.7	1.908*** (1.448-2.516)
	每周2-3天吃	3.4	5.7	
	每周4-6天吃	8.1	11.4	
	每周6-7天吃	82.8	73.2	
中餐	每周0-1天吃	4.8	6.4	1.550*** (1.130-2.127)
	每周2-3天吃	3.4	5.5	
	每周4-5天吃	10.9	18.3	
	每周6-7天吃	80.9	69.8	
晚餐	每周0-1天吃	5.2	7.1	1.443*** (1.066-1.954)
	每周2-3天吃	3.2	5.4	
	每周4-5天吃	6.2	7.2	
	每周6-7天吃	85.4	80.4	

注:(1)logistic回归分析各风险因素的相对危险度;(2)"*"$P<0.05$,"**"$P<0.01$,"***"$P<0.001$。

调查表明,城市儿童和随迁儿童男生在食物摄取频率方面,每周6~7天吃"蔬菜(菠菜、胡萝卜、西红柿、卷心菜)"、"水果"的频率分别为51.3%和39.5%,51.2%和31.8%,年龄调整后的Odds Ratio值分别为1.572和2.293,具有统计学差异;城市儿童和随迁儿童男生每周 6～7 天吃"肉或鱼类""蛋类""牛奶、乳制品"频率分别为 47.8% 和 31.0%,39.2% 和 23.3%,56.4% 和 40.7%,具有统计学差异;城市儿童和随迁儿童男生每周 6～7 天吃"大豆、豆制品""海草类(海带、紫菜类)""粮食类(米饭、面包、面等)"的频率分别为 27.7% 和 18.2%,21.3% 和 14.9%,72.7% 和 62.7%,具有统计学意义。在健康知识调查方面,男生在回答"长时间过量饮酒会导致肝脏疾病""以下含钙量最多的是"的问题上,选择"知道"及"小虾皮"的城市儿童和随迁儿童男生分别为 85.9% 和 75.0%,65.4% 和 53.7%,具有统计学意义。女生在此方面的结果大体与男生趋于一致。

三、分析与讨论

研究结果显示,随迁儿童在身高、体重和 BMI 方面,总体仍然低于城市儿童。造成这些差异的原因主要为饮食习惯的差异,营养摄入的差异和家庭经济收入的差异。在饮食习惯方面,小学生早餐摄取情况调查显示,无论是男生还是女生,城市儿童摄取早餐的频率显著高于随迁儿童。Peters B S E 等研究发现充足的钙和维他命 D 是促进儿童骨生长以及维持骨健康的重要条件,一日三餐中含有骨骼生长所需的钙和维他命,尤其是早餐,按时吃早餐有助于身体的发育。Salamoun M M 等对黎巴嫩儿童青少年的钙及维他命 D 摄入情况调查表明,性别、生活方式、体育活动是影响钙及维他命 D 摄入的因素,早餐的摄取频率同样重要。在营养摄入方面,小学生食物摄取情况调查显示,随迁儿童各项食物摄取频率均显著低于城市儿童。相关研究表明,城市父母更加注重儿童营养的均衡发展,在平时会购买大量的水果、蔬菜、奶制品、蛋类等食物为儿童补充足量的营养。在家庭经济收入方面,近年来虽然我国农民工收入得到一定幅度增长,但仍存在总体水平偏低,存在增长幅度与贡献不符、稳定性不高、保障水平低下等问题。经济收入的高低势必会影响儿童生活质量的高低。2007 年,中国学生营养与健康促进会、中国疾病预防控制中心营养与食品安全所联合发布的《中国不同家庭收入学龄儿童少年营养与健康状况》蓝皮书指出,低收入家庭的儿童身高偏低,该报告同时指出随着家庭经济收入的增加,儿童膳食质量与健康状况明显改善。

研究结果表明,男女随迁儿童生长迟滞率分别高于城市儿童,但是随迁儿童和城市儿童的消瘦率无显著性差异。随迁儿童和城市儿童在生长迟滞率方面的差异主要有几方面原因。(1)随迁儿童及家长营养知识的缺乏。许榕仙等对福州市营养不良的学龄儿童调查显示,对于营养知识认识较差的儿童,其膳食结构相应也不合理,因此营养状况也较差,长此以往,儿童的身高、体重等体格指标便会落后于同龄人。(2)父母受教育程度。儿童的健康、营养状况受到一系列错综复杂因素的影响,父母受教育程度是其中一项作用较强的因素。SenbanjoIO 等以尼日利亚西南部的学龄儿童青少年为研究对象,探寻当地儿童青少年生长迟滞发生的危险因素,结果显示是否在公立学校接受教育、家庭中是否一夫多妻制、母亲的受教育程度低以及社会地位低均可影响儿童青少年的正常发育,其中母亲受教育程度低是当地儿童青少年生长迟滞发生的主导因素。秦新红等认为儿童的健康成长离不开家人的悉心照料,和谐的家庭环境是避免儿童营养不良发生的有力保障,父母受教育程度的高低与儿童营养不良的发生存在着不可分割的关系,母亲的文化程度越高,所获得的营养知识越多,就能够更加正确地指导儿童合理膳食,促使儿童茁壮成长。(3)家庭社会经济因素。Yin X J 等的研究指出,导致藏族儿童青少年生长迟滞的比例随着年代推移逐渐下降的原因,是藏族儿童青少年家庭经济收入逐渐提高。本研究还显示,城市儿童与随迁儿童的消瘦率无显著性差异。造成这种现象的原因可能是城市儿童饮食习惯虽好于随迁儿童,但城市儿童的挑食偏食行为较为严重。林志萍等对福建省 1 ~ 6 年级小学生的调查显示,城市儿童挑食的现象较为普遍,82.1% 的儿童至少有一种特别不喜欢而不吃或少吃的食品,研究同时指出福建省城市儿童的饮食偏食的行为发生率较高。

研究结果表明,总体而言城市儿童一日三餐摄取状况,食物的摄取频率及健康知识的知晓率均好于随迁儿童。家庭社会经济地位的高低是造成随迁儿童与城市儿童生活习惯差异的主导因素。家庭社会经济地位是指一个家庭的社会地位或社会等级,通常以家庭收入、父母的受教育程度及父母的职业这几项关键指标来衡量。城市儿童父母大多从事白领一类的职业,每月的工资收入相对较高;相反随迁儿童父母受教育程度低,大多从事建筑业、服务业,极少数从事管理等具有技术含量的工作,工资收入也相对较低。不少研究指出,家庭社会经济地位的高低影响着儿童生活习惯的养成。Skardal 等以挪威 9 所初中的学生为对象,研究不同家庭社会经济地位对学生饮食习惯的影响,结果显示来自于社会经济地位高的家庭的学生,每日摄取的蔬菜和鱼类显著多于家庭社会经济地位低的学生,每日摄取的饮料及快餐相对较少。该研究同时指出,社会经济地位高的父母更加了解如何合理膳食。HansonMD 等的研究显示家庭经济社会地位与儿童饮食、体育锻炼等健康行为存在一定的联系,不良的饮食习惯、不经常参加体育锻炼的儿童大多来自于家庭经济社会地位低的家庭。

四、结论

以长三角地区上海、南京、苏州、宁波和杭州 5 个城市的 7 ~ 13 岁小学生为研究对象,经研究得出以下结论:(1)城市儿童身体发育和营养状况总体好于随迁儿童,无论城市还是随迁儿童超重和肥胖率均处于较高水平;(2)与城市儿童相比,随迁儿童一日三餐摄取状况,食物的摄取频率和健康知识的知晓率相对较差,需加强其健康知识的普及教育,逐渐培养随迁儿童良好的生活习惯。

参考文献

[1]洪小良. 城市农民工的家庭迁移行为及影响因素研究——以北京市为例[J]. 中国人口科学,2007(6):42 - 50.

[2]杜鹏,张文娟. 对中国流动人口"梯次流动"的理论思考[J]. 人口学刊,2010(3):25 - 29.

[3]STILLMAN S,GIBSON J,MCKENZIE D. The impact of immigration on child health:experimental evidence from a migration lottery program [J]. Econ Inq,2012,50(1):62 - 81.

[4]JIMéNEZ - CRUZ A,BACARDí - GASCóN M. Prevalence of OW and hunger among Mexican children from migrant parents[J]. Nutr Hosp,2007,22(1):85 - 88.

[5]AZCORRA. Family migration and physical growth in Merida,Yucatan,Mexico[J]. Am J Hum Biol,2009,21(3):398 -400.

[6]尹小俭,贾立强,高向东,等. 上海市农民工子女学龄儿童与上海城市学龄儿童体质健康的比较研究[J]. 成都体育学院学报,2011,37(7):66 - 69.

[7]吴景松,幸娟. "长三角"地区:让农民工子女享受"同城待遇"[J]. 中小学管理,2007(8):24 - 27.

[8]中国学生体质与健康调研组. 2005 年全国学生体质健康调研报告[M]. 北京:高等教育出版社,2007.

[9]季成叶. 儿童青少年卫生学(第 7 版)[M]. 北京:人民卫生出版社,2012.

[10]中国肥胖问题工作组. 中国学龄儿童青少年超重、肥胖筛查体重指数分布标准[J]. 中华流行病学杂志,2004,25(2):97 - 102.

[11]B. S. E. Peters,E. Verly Jr,D. M. L. Marchioni,et al. The influence of breakfast and dairy products on dietary calcium and vitamin D intake in postpubertal adolescents and young adults[J]. Journal of Human Nutrition and Dietetics,2012,25:69 - 74.

[12]M M SALAMOUN,A S KIZIRIAN,R I TANNOUS,et al. Low calcium D intake in healthy children and adolescents and their correlates[J]. European Journal of Clinical Nutrition,2005,59:177 -184.

[13]GRAHAM GG,CREED HM,MACLEAN WC JR,et al. Determinants of growth among poor children:nutrient intake - achieved growth relationships[J]. The American Journal of Clinical Nutrition,1981,34:539 - 554.

[14]李小玉. 当前我国农民工收入现状及提升路径[J]. 企业经济,2012(12):148 - 152.

[15]武汉市疾控中心. 家庭收入影响儿童健康——中国不同家庭收入儿童少年营养与健康状况蓝皮书发布[EB/OL]. (2011 - 11 - 22)[2015 - 09 - 15]. http://www.whcdc.org/html/2011 - 11 /741. html.

[16]许榕仙,胡志坚. 福州市学龄儿童营养不良及肥胖的影响因素[J]. 中国学校卫生,2001,22(2):139 - 140.

[17]SENBANJO IO,OSHIKOYA KA,ODUSANYA OO,et al. Prevalence of and risk factors for stunting among school children and adolescents in Abeokuta,southwest Nigeria[J]. J Health Popul Nutr,2011,29(4):364 - 370.

[18]秦新红,李丽英,孙桂平,等. 学龄儿童营养不良的危险因素分析[J]. 现代预防医学,2010,37(10):1874 - 1883.

[19]YIN XIAO JIAN,JI CHENG YE. Malnutrition prevalence in Lasa Xizang children and adolescents[J]. Biomed Environ Sci,2014,27(8):614 - 626.

[20]林志萍,余斌,张镜源,等. 城市儿童挑食偏食行为的影响因素[J]. 中国行为医学科学,2005(12):1113 - 1114.

[21]庞维国,徐晓波,林立甲,等. 家庭经济地位与中学生学业成绩的关系研究[J]. 全球教育展望,2013(2):12 - 21.

[22]SKARDAL M,WESTERN IM,ASK AM,et al. Socioeconomic differences in selected dietary habits among Norwegian 13 - 14 year - olds:a cross - sectional study[J]. Food Nutr Res,2014,58:1 - 8.

[23]HANSON MD,CHEN E. Socioeconomic status and health behaviors in adolescence:a review of the literature[J]. J Behav Med,2007,30(3):263 - 285.

第三节　上海市农民工子女学龄儿童与城市学龄儿童体质健康比较研究

建立完善的、以常住地为基础的、能够与城市体质健康管理制度相接轨的农民工子女的体育保障体系是促进我国流动人口市民化进程的一项重要举措之一,同时也是提高未来城市新移民主导群体的综合素质,打造国家核心竞争力人才基础的必然要求。本研究以上海市农民工子女学龄儿童及上海城市学龄儿童为研究对象,对农民工子女学龄儿童与上海城市学龄儿童的体质健康状况、生活习惯等进行比较分析,找出其中的差异,得出以下研究结果:上海市农民工子女学龄儿童与上海城市学龄儿童在身高方面没有显著差异,但农民工子女学龄儿童体重均值明显低于上海市城市学龄儿童,上海城市学龄儿童的BMI值显著高于上海市农民工子女学龄儿童;在身体素质方面,上海城市学龄儿童柔韧素质、协调性素质总体好于农民工子女学龄儿童,而农民工子女学龄儿童下肢力量、爆发力总体好于城市儿童;上海市农民工子女学龄儿童超重肥胖率显著低于上海城市学龄儿童,但上海市农民工子女学龄儿童男生的超重肥胖率同样处于较高水平。

随着中国经济进一步的发展,城市劳动力不足越来越明显,国家统计局《2010年国民经济和社会发展统计公报》显示,2010年全国农民工总数达2.42亿人,其中外出就业人口1.53亿。同时,人口移动的结构也发生了很大的变化,主要表现由当初的"单身"外出务工形式到后来以"家庭化"整体形式流向城市,在农村出生的儿童被父母带到城市。中国人民大学人口研究所对2005年全国1%人口抽样数据分析表明:2005年,14岁以下农民工随迁子女数量达到1314万,其中,6~14周岁义务教育阶段儿童人数为816.13万。《上海市关爱农民工子女调研报告》显示,2008年上海市义务教育阶段现有进城务工人员子女学生(中、小学生)385703人,占上海义务教育阶段学生总数的29.69%。其中,在义务教育阶段全日制公办学校就读的进城务工人员子女总数为207814人,占全日制公办学校学生总数的21.41%,占上海进城务工人员子女学生总数的53.88%。2011年1月5日,上海市教委召开农民工同住子女三年行动计划总结会议透露,至2010年秋季开学,共有47.05万名农民工同住子女在沪接受义务教育,其中33.60万余名在沪农民工同住子女在上海市公办学校就读,占总数的71.41%。近年来,上海全市共审批设立162所以招收农民工同住子女为主的民办小学,关闭存在安全隐患、办学条件不合格的农民工子弟学校100所,并为民办农民工子弟学校制定办学标准。儿童时期是决定人一生体质健康的关键阶段,然而却受到当地户籍的限制,农民工子女无法享有与城市儿童等同的医疗、卫生、教育以及公共服务。因此,建立完善的、以常住地为基础的、能够与城市体质健康管理制度相接轨的农民工子女的体育保障体系是促进我国流动人口市民化进程的一项重要举措之一,同时也是提高未来城市新移民主导群体的综合素质,打造国家核心竞争力人才基础的必然要求。

本研究以上海市农民工子女学龄儿童及上海城市学龄儿童为研究对象,对上海市农民工子女学龄儿童与上海城市学龄儿童的体质健康状况、生活习惯等进行比较分析,找出其中的差异,探寻造成上海市农民工子女学龄儿童与上海城市学龄儿童体质健康等差异的原因,为制定适合该群体儿童体质健康干预的措施和方法提供重要的参考。

一、研究方法

(一)研究对象

研究对象为上海市宝山区罗南中心小学与民办罗希小学共 1465 名学生。罗南中心小学 1~5 年级共 916 名学生,其中具有上海市户籍学生 525 人,农民工子女 391 人;民办罗希小学包括 2~5 年级学生共 549 人,全部为农民工子女。

测试方法按照《2005 全国学生体质健康调研报告》中国学生体质与健康调研检测细则进行,对学生的身高、体重、身体素质等方面进行体质测试。测试人员为所调查学校的相关体育教师、华东师范大学专职教师及研究生,测试前进行统一培训。身高、体重测试使用的器材是中体同方生产的 ZSTF 型身高体重计,测定前校对 0 点,被测定者赤足、穿薄衣,立正姿势站在底板上。

同时为了了解该群体学龄儿童的生活习惯、饮食习惯、健康知识等方面的内容,调查组在 2011 年 3 月对每一名学生进行了问卷调查,本次调查共发放问卷 1506 份,回收有效问卷 1465 份,有效回收率 97.3%。

本研究中超重和肥胖的评价标准采用"中国学龄儿童青少年超重、肥胖筛查体重指数分类标准",由于该标准中没有偏瘦儿童的分类标准,故我们将不符合超重和肥胖标准的学龄儿童均划入正常组。学龄儿童体质健康及生活习惯等的比较、统计分析采用 t 检验、卡方检验及方差分析法等,统计软件为 SPSSv18.0,以 $P < 0.05$ 为具有统计学意义。

二、研究结果

(一)农民工子女学龄儿童与城市学龄儿童身体形态指标比较

表 6-15 显示,在身高方面,农民工子女男生虽然略高于城市儿童,但均无统计学意义;农民工子女 7~10 岁年龄组女生比城市儿童 7~10 岁年龄组女生略高,11、12 岁年龄组城市儿童略高,但同样无统计学意义。在体重方面,城市儿童总体高于农民工子女,其中男生在 10~11 岁年龄段差异具有统计学意义;女生在各个年龄段城市儿童体重均高于农民工子女,其中在 11 岁年龄段差异非常显著,具有统计学意义。在 BMI 方面,城市儿童总体上要高于农民工子女,且在多个年龄段都存在显著性差异,其中城市儿童男生在 10~12 岁年龄段明显高于农民工子女男生,具有统计学意义;城市儿童女生 BMI 同样高于农民工子女女生,且在 8~11 岁年龄段差异显著,均具有统计学意义。

表6-15 农民工子女学龄儿童与城市儿童身体形态指标一览

	年龄	n	城市儿童	n	农民工子女	n	城市儿童	n	农民工子女
			男				**女**			
			N=268		N=482		N=251		N=384	
身高（cm）	7	56	118.6±5.4	33	119.3±3.6	42	117.9±5.1	25	118.4±5.1
	8	55	123.3±5.7	78	124.1±5.5	40	122.4±6.2	53	123.1±6.7
	9	41	129.0±7.4	109	129.8±6.0	57	127.0±4.1	76	127.8±6.2
	10	37	135.3±5.0	116	134.8±6.5	52	133.0±5.3	69	133.4±6.5
	11	60	139.4±5.7	98	139.5±6.1	45	140.2±5.8	84	139.2±7.2
	12	19	144.2±6.2	48	146.4±6.3	12	148.2±5.8	37	146.8±7.4
体重（kg）			N=268		N=482		N=251		N=384	
	7	56	24.7±4.1	33	24.5±4.0	42	23.7±4.1	25	23.2±4.5
	8	55	27.0±5.6	78	27.3±4.9	40	26.0±5.1	53	24.9±3.6
	9	41	30.9±6.6	109	30.1±5.3	57	28.1±4.5	76	26.9±4.4
	10	37	38.0±8.4	116	32.7±6.8***	52	32.8±7.9	69	30.7±6.2
	11	60	38.7±8.2	98	36.1±7.5*	45	36.6±8.5	84	32.9±6.6**
	12	19	41.8±9.0	48	39.3±8.9	12	41.9±8.3	37	40.7±9.4
BMI（kg/m²）			N=268		N=482		N=251		N=384	
	7	56	17.5±2.2	33	17.1±2.2	42	17.0±2.3	25	16.5±2.4
	8	55	17.7±2.6	78	17.6±2.6	40	17.3±2.5	53	16.4±1.7*
	9	41	18.4±3.3	109	17.8±2.3	57	17.4±2.2	76	16.4±1.8**
	10	37	20.6±3.8	116	18.0±3.0***	52	18.4±3.3	69	17.2±2.6*
	11	60	19.8±3.4	98	18.4±2.9**	45	18.5±3.3	84	16.9±2.3**
	12	19	19.9±3.0	48	18.2±3.1*	12	19.0±3.2	37	18.8±3.6

注:t检验,***$p<0.001$;**$p<0.01$; *$p<0.05$。

（二）农民工子女学龄儿童与城市儿童身体素质指标比较

1. 柔韧、力量素质

表6-16显示,反映身体柔韧性的坐位体前屈指标,上海城市儿童总体要好于农民工子女学龄儿童,在11岁年龄段城市儿童男生明显高于农民工子女,具有统计学意义,在其他年龄段差异不显著,无统计学意义;女生统计结果同样是城市儿童比农民工子女高,并且在9、10岁年龄段差异显著,具有统计学意义。反映下肢力量及爆发力的立定跳远指标,农民工子女学龄儿童总体高于城市儿童,其中

男生在各个年龄段农民工子女成绩均好于城市儿童,并且9、10、12岁年龄段差异显著,具有统计学意义;女生在8～11岁年龄段农民工子女成绩都略好于城市儿童,且在9岁年龄段差异显著,具有统计学意义,其中在9～12岁之间各个年龄段之间的差距逐渐缩小,并且在12岁年龄段城市儿童要略高于农民工子女学龄儿童。反映学生腹部肌肉力量的仰卧起坐指标,男女生在各个年龄段均无显著性差异。

表6－16 农民工子女学龄儿童与城市儿童柔韧、力量项目指标一览

	年龄		男				女		
		N	城市儿童	N	农民工子女	N	城市儿童	N	农民工子女
			N＝269		N＝423		N＝248		N＝327
坐位体前屈（cm）	7	56	9.8±4.5	33	8.9±4.7	42	11.0±3.8	25	9.4±3.2
	8	55	8.0±3.5	77	9.4±5.2	40	9.5±4.4	53	8.5±4.3
	9	41	6.8±4.8	106	6.8±3.8	57	10.3±4.2	76	7.8±4.1 **
	10	38	7.0±3.9	112	6.9±4.3	52	9.1±4.5	69	7.2±4.7 *
	11	60	13.5±5.9	77	8.1±5.8 ***	45	7.7±4.6	74	7.6±4.5
	12	19	15.1±5.4	18	13.5±7.9	12	8.6±3.5	30	7.1±4.1
			N＝267		N＝367		N＝246		N＝241
立定跳远（m）	7	56	1.16±0.20	33	1.18±0.19	42	1.09±0.20	22	1.08±0.20
	8	55	1.27±0.18	56	1.31±0.17	40	1.15±0.19	31	1.16±0.17
	9	41	1.30±0.19	86	1.38±0.19 *	57	1.21±0.17	59	1.29±0.17 *
	10	37	1.40±0.17	103	1.48±0.20 *	51	1.29±0.21	67	1.35±0.18
	11	59	1.49±0.17	73	1.52±0.20	44	1.40±0.17	65	1.42±0.17
	12	19	1.49±0.19	16	1.73±0.22 **	12	1.50±0.16	25	1.47±0.18
			N＝265		N＝390		N＝242		N＝287
1分钟仰卧起坐	7	56	24.7±9.6	33	23.4±10.5	42	22.9±9.5	23	23.7±11.0
	8	53	26.5±8.9	56	27.7±8.0	40	25.2±9.3	31	25.0±10.4
	9	39	24.4±10.2	86	27.9±9.3	54	22.7±9.6	68	22.9±10.7
	10	38	26.8±10.9	104	29.9±9.2	50	23.7±9.0	67	23.9±8.6
	11	60	30.5±8.3	82	30.1±9.4	44	29.1±9.2	73	27.3±8.5
	12	19	36.3±8.6	29	32.3±9.2	12	31.5±7.8	25	29.1±9.0

注:t检验,***p<0.001;**p<0.01; *p<0.05。

2. 速度、协调、耐力素质

由表6－17可以看出,在50m跑方面无论男女,虽然农民工子女学龄儿童在各个年龄段略好于城市儿童,但均无显著性差异。反映身体协调能力的跳绳指标,男生方面,在 7～10 岁年龄段城市儿童与农民工子女学龄儿童之间都没有显著性差异,但是在 11 岁年龄段城市儿童显著性高于农民工子女且具有统计学意义;女生方面,城市儿童成绩总体略好于农民工子女,但是各个年龄段都是没有显著性差异。反映速度耐力的 400m 跑指标,男生方面,11、12 岁年龄段农民工子女都略好于城市儿童,但差异均无统计学意义;女生方面,在 11 岁年龄段没有差异,12 岁年龄段城市儿童成绩略好于农民工子女,但无统计学意义。

表 6-17　农民工子女学龄儿童与城市儿童速度、耐力项目指标一览

		男			女			
组别	n	城市儿童	n	农民工子女	n	城市儿童	n	农民工子女
		N = 262		N = 229		N = 242		N = 384
50m (s)	7	11.76 ± 1.37	33	11.58 ± 1.44	41	11.78 ± 1.05	23	11.65 ± 0.91
	8	11.48 ± 1.75	56	11.00 ± 1.03	40	11.41 ± 0.76	30	11.38 ± 1.18
	9	10.73 ± 1.14	52	10.50 ± 1.10	56	11.15 ± 0.95	33	10.90 ± 0.96
	10	10.41 ± 1.19	44	10.28 ± 1.17	51	10.76 ± 1.16	25	10.56 ± 0.89
	11	10.18 ± 1.07	34	9.94 ± 1.03	42	10.33 ± 0.89	42	10.17 ± 0.82
		N = 268		N = 439		N = 245		N = 321
跳绳 (time/ min)	7	56.9 ± 31.9	33	63.2 ± 35.4	42	73.9 ± 30.2	25	71.5 ± 36.7
	8	76.6 ± 40.0	75	75.4 ± 42.3	40	76.2 ± 34.6	51	68.0 ± 35.1
	9	90.4 ± 34.7	92	79.1 ± 38.6	54	98.3 ± 24.1	68	91.5 ± 36.3
	10	71.7 ± 28.0	103	73.1 ± 37.1	52	94.1 ± 29.0	61	99.0 ± 32.5
	11	97.2 ± 35.0	91	78.3 ± 36.1 **	45	114.6 ± 27.8	81	107.7 ± 32.9
		N = 58		N = 70		N = 45		N = 61
400m (s)	11	117.0 ± 21.8	31	111.4 ± 13.7	33	113.7 ± 11.1	35	113.7 ± 16.7
	12	109.1 ± 17.2	39	107.8 ± 16.3	12	109.1 ± 5.1	26	117.1 ± 19.4

注:t 检验,*** p < 0.001;** p < 0.01;* p < 0.05。

（三）农民工子女与城市儿童超重与肥胖情况比较

表 6-18 显示,城市儿童超重的男、女生比例分别为 22.5% 和 12.4%,而农民工子女分别为 19.4% 和 8.6%,城市儿童肥胖的男女生比例分别为 16.6% 和 12.0%,农民工子女分别为 8.6% 和 3.9%,差异非常显著,具有统计学意义。

表 6 - 18　农民工子女学龄儿童与城市儿童超重及肥胖比率一览

	男生		女生	
	城市儿童	农民工子女	城市儿童	农民工子女
正常组	165(60.9)	361(73.1)**	189(75.6)	314(87.5)***
超重组	61(22.5)	97(19.4)	31(12.4)	31(8.6)
肥胖组	45(16.6)	43(8.6)	30(12.0)	14(3.9)

注:卡方检验; ***p<0.001,**p<0.01, *p<0.05;( )为%。

三、分析与讨论

身高、体重是反映学生身体发育水平及营养状况的重要指标,受多种因素的影响,如遗传、环境、营养、生活习惯、体育运动等。调查结果显示,上海市农民工子女学龄儿童与上海城市儿童在身高方面,无论男女在各个年龄段差异均没有统计学意义,这与我们预测的城市儿童会显著高于农民工子女的假设有所不同。研究显示,农民工子女男生的身高曲线总体略高于城市儿童;农民工子女女生身高曲线在 10 岁之前高于城市儿童,10 岁以后逐渐被城市儿童超过。在 9 岁之后上海城市儿童男生的体重曲线明显高于农民工子女;城市儿童女生的体重曲线总体在农民工子女学龄儿童之上。农民工子女学龄儿童与城市儿童在身高曲线走向基本一致的情况下,城市儿童的体重曲线明显在农民工子女之上,说明两者在体型上有一定的差别,可能城市儿童明显比农民工子女偏胖。上海市农民工子女学龄儿童与城市儿童在身高方面没有明显的差别,出现这种情况的原因可能是多方面的。第一,相似的生活环境。问卷调查结果显示农民工子女中有73%的学龄儿童在上海的居住时间达 5 年以上,很大一部分儿童自出生之后就一直在上海生活,基本没有回过老家或者很少回老家生活。因此环境基本因素中的气候条件、地理环境因素对身高差异的影响有限。第二,来沪务工农民工生活水平的提高。本研究调查结果显示,所调查农民工子女的父亲职业为公司职员、工厂工人、自由经商者的比例分别为 15.1%、38.8% 和 30.1%,母亲分别为 14.3%、31.3% 和 22.8%,大部分农民工子女学龄儿童的父母有相对较稳定的工作或职业,家庭经济条件基本能够满足孩子营养的需要,另外,无论公办学校还是民办学校都统一为学生定营养午餐,而且大部分学生都在学校就中午餐。研究表明,学校统一中餐的营养配餐制度;对于饮食营养结构平衡起到调节和示范作用,因此这些可能是上海市农民工子女与上海城市儿童身高没有显著差异的主要原因之一。10 岁以后,城市儿童女生的身高曲线高于农民工子女,并且在 11 岁年龄段,城市儿童女生体重指标明显高于农民工子女女生。这可能说明城市儿童女生要比农民工子女女生进入"生长突增期"的时间要早,同时也可能与家庭经济因素以及饮食习惯等有一定的关系。

身体素质不仅关系人的运动水平,而且与人的健康和生活有密切的关系。调查结果显示,上海市城市儿童在柔韧素质、身体协调性方面总体好于农民工子女,在速度素质、下肢力量、爆发力方面农民工子女总体好于城市儿童。体育课是学校体育的重要组成部分,通过体育教学学生可以掌握运动技术、运动技能,养成体育锻炼的良好习惯,通过体育锻炼增强体质。但是我们调查中发现,有些民办民工学校几乎没有专职体育教师,大部分体育课均由校长及班主任代上。另外,很多民办农民工学校达不到每周开设 3 节体育课的要求,其中 41.1% 的学生回答每周上 2 节体育课,只有 50.5% 的学生回答每周 3 节体育课,而公办学校的学生 95.9% 的学生回答每周有 3 节体育课,并且学校配有多名专职体育教师。公办学校的体育教学同样存在一些问题,虽然在体育师资及场地设施方面明显好于民办农民工学校,但体育课中运动项目单调,一些锻炼效果很好的体操类项目因为具有一定的危险性教师不敢开展,体育课的内容主要以跳绳、做游戏、自由活动居多,体育教师没有很好地以发展学生的各项身体素质及培养学生良好的运动习惯为目标来组织体育课的教学工作。

本研究结果显示,城市儿童超重肥胖率明显高于农民工子女学龄儿童,其中城市儿童男生超重肥胖率较高(超重 22.5%,肥胖 16.6%),已达到或超过部分发达国家水平;农民工子女女生超重肥胖率较低(超重 8.6%,肥胖 3.9%);农民工子女男生的超重和肥胖率分别达到 19.4% 和 8.6%,也已经处于比较高的水平,需要引起家长、学校和社会的高度重视。葛可佑指出,儿童少年超重和肥胖的比例随着看电视、玩电子游戏时间的增加而升高;晚饭后立刻看电视、看书、做功课比散步或者做家务更容易导致脂肪堆积。导致儿童少年肥胖的因素很多,其中遗传、环境和社会因素在肥胖的发生过程中起到重要作用,一般认为环境和社会因素产生的作用更大。1992—2002 年,我国 7～17 岁的城市儿童、少年膳食中脂肪提供的能量,从占总能量的 24.4% 和 27.4% 提高到 35.9% 和 35.7%,已经超过了中国营养学会建议的 30% 的上限;而碳水化合物的供能比例由 63.1% 和 58.7% 分别下降到 51.1% 和 51.3%,低于中国营养学会建议的 55% 的下限。同时本次调查发现,城市儿童在食用肉类、蛋类、乳制品等高蛋白、高脂肪食物的频率方面明显高于农民工子女,且城市儿童的课业负担较重,每天的身体活动量总体少于农民工子女,这提示我们儿童超重、肥胖与饮食习惯及身体活动情况有密切的关系。综上所述,上海市应将城市儿童作为肥胖防治工作的重点对象,同时应积极对在上海生活的农民工子女学龄儿童进行肥胖防治的健康教育,帮助他们建立良好的运动及饮食习惯。

四、结论

本研究以上海市农民工学龄儿童及上海市学龄儿童为研究对象,对农民工子女学龄儿童与城市学龄儿童的体质健康状况、生活习惯等进行了比较分析,得出以下结论:

(1)上海市农民工子女学龄儿童与城市儿童在身高方面没有显著差异,但农民工子女学龄儿童体重均值明显低于城市学龄儿童,城市儿童的 BMI 值显著性高于农民工子女学龄儿童;

(2)在身体素质方面,上海市城市学龄儿童柔韧素质、协调性素质总体好于农民工子女学龄儿童,而农民工子女学龄儿童下肢力量、爆发力总体好于城市儿童;

(3)上海市农民工子女学龄儿童超重肥胖率显著低于上海市学龄儿童,但上海市农民工子女学龄儿童男生的超重肥胖率同样处于较高水平。

参考文献

[1]中华人民共和国国家统计局.中华人民共和2010年国民经济和社会发展统计公报[EB/OL].http://www.stats.gov.cn/tjgb/,2011.2.28.

[2]段成荣,杨舸.中国流动人口状况——基于2005年全国1%人口抽样调查数据的分析[J].南京人口管理干部学院学报.2009,25(4):5-15.

[3]http://www.zgzyz.org.cn/volunteer/content.jsp?id=69247.

[4]http://news.xinhuanet.com/2011-01/05/c_12949926.htm.

[5]中国学生体质与健康研究组.2005年中国学生体质与健康调研报告[M].北京:高等教育出版社,2007.

[6]中国肥胖问题工作组.中国学龄儿童青少年超重、肥胖筛查体重指数分布标准[J].中华流行病学杂志,2004,2(25):97-102.

[7]学校给食法.1954年法律160号[M].东京:三省堂,1954.

[8]葛可佑.中国营养科学全书(下册)[M].北京:人民卫生出版社,2004:1529.

[9]中国学生营养与健康促进会,中国疾病预防控制中心营养与食品安全所.中国龄儿童少年营养与健康状况调查报告[M].北京:中国人口出版社,2006:6.

第四节 上海市农民工学龄儿童与城市学龄儿童
生活习惯及健康比较

对上海市农民工学龄儿童与城市学龄儿童的生活习惯及健康等进行比较分析,得出以下结论:城市学龄儿童的饮食习惯显著好于农民工学龄儿童,但在食物摄取方面,城市学龄儿童对高蛋白、高脂肪类食物的摄取频率显著高于农民工学龄儿童;在身体活动方面,农民工学龄儿童每天活动时间显著多于城市学龄儿童,学习压力与城市儿童相比较小;农民工学龄儿童超重肥胖率、近视率显著低于城市学龄儿童,但农民工男学龄儿童的超重肥胖率同样处于较高水平。

进入 21 世纪以来,我国城市化进程速度加快。经济的快速发展,促使大量农村剩余劳动力流入城市,同时人口移动的特征由外出务工者向"家庭化"整体转变,大量的农民工子女随父母进入城市生活学习。2010 年,中国农民工总数已经超过 2 亿人,其中随迁农民工子女达到 1400 多万,8 个城镇儿童中就有 1 个是流动儿童,在上海市则是每 3 个儿童当中就有 1 个是流动儿童。农民工子女随父母来到城市以后,由于家庭经济以及父母职业等的原因,大多生活在城乡接合部,农村和城市的生活习惯并存,而这种生活习惯对他们的健康必然产生影响。Azcorra 对墨西哥从农村移居到尤卡坦梅里达市的儿童与当地儿童的比较结果表明,母亲的身高、儿童的居住地、家庭收入以及饮食习惯等是影响他们体格的重要因素。Fujiwara 对生活在本土和生活在美国夏威夷的日本人的比较研究表明,因环境和生活习惯的不同,前者的身高和体重要比后者的矮和轻,并指出前者女性的月经初潮要晚于后者。某些生活习惯如吸烟、酗酒、缺乏体育运动等,与各种疾病尤其是慢性疾病的发生、发展有关,良好的生活习惯对于人的生存和寿命有重要作用。

目前国内少见环境和生活习惯的改变对身体健康影响的研究。本研究对上海市农民工学龄儿童(以下简称"农儿")与上海城市学龄儿童(以下简称"城儿")的生活习惯等进行比较分析,探寻造成他们生活习惯和健康等差异的原因,为制定该群体健康干预措施等提供参考。

一、研究对象和方法

(一)研究对象

上海市罗南中心小学与民办罗希小学 1465 名学生。其中罗南中心小学 1~5 年级学生 916 名,其中,上海市户籍学生 525 人,农民工子女 391 人;民办罗希小学 2~5 年级学生 549 名,全部为农民工子女。本研究所指农民工子女系指父母亲均为农村户籍,其他外来务工者子女均除外。

(二)问卷调查及体格测试

为了解该群体学龄儿童的生活习惯及健康知识等,本研究在 2011 年 3 月对每一名学生进行了问卷调查,共发放问卷 1506 份,回收有效问卷 1465 份,有效回收率 97.3%。同时以学校领导、老师、部分学生及学生家长作为访谈对象,进一步了解了学生的生活、运动、卫生等习惯。身高及体重等测试按照《2005 年中国学生体质与健康调研报告》检测细则进行。测试人员为所调查学校的相关体育教师、华东师范大学专职教师及研究生,测试前进行统一培训。身高、体重测试使用的器材是中体同方生产的 ZSTF 型身高体重计,测定前校对 0 点,被测定者赤足、穿薄衣,立正姿势站在底板上。

本研究中超重和肥胖的评价标准采用"中国学龄儿童青少年超重、肥胖筛查体重指数分类标准",由于该标准中没有偏瘦儿童的分类标准,故将不属于超重和肥胖标准的学龄儿童均划入正常组。学龄儿童生活习惯等的比较、统计分析采用卡方检验等,统计软件为 SPSSv18.0,以 $P < 0.05$ 为具有统计学意义。

二、结果及分析

(一)日常习惯比较

在"上下学采用的主要方式"方面,选择"走路"的,城儿男女分别为 16.7%、21.1%,而农儿男女分别为 26.1%、28.4%;选择"家长接送"的,城儿男女分别为 72.8%、56.8%,农儿男女分别为 56.8%、60.0%;差异都具有统计学意义。"周一到周五起床时间"城儿与农儿无论男女差异都具有统计学意义,6:00 以前起床的农儿与城儿男生分别为 45.0%、20.1%,女生则分别为 47.6%、28.3%,每天起床时间明显农儿更早。在"每天做作业时间"方面,选择"0.5h"以内的城儿男女分别为 9.1%、13.4%,而农儿男女则为 19.8%、18.4%;选择"2h 以上"的城儿男女分别为 28.5%、19.8%,农儿男女分别为 19.1%、13.8%,其中男生差异非常显著。在"冬天洗澡频率"方面,"3 天以内洗一次澡"城儿的男女分别为 42.2%、43.9%,而农儿男女则为 32.3%、34.4%,差异具有统计学意义。患感冒、咳嗽等轻微病症时的就医习惯方面,选择去"大医院就医"的城儿男女分别为30.9%、28.9%,农儿男女分别为16.2%、15.5%,差异具有统计学意义。

(二)身体活动情况比较

对"放学后到回到家这段时间会在外面玩吗"这一问题,选择"会"的城儿男女分别为15.5%、10.4%,农儿男女生则为20.7%、18.2%,其中女生差异具有统计学意义。对"回家后的主要活动"选择"帮家里干活"的,城儿男女分别为12.6%、14.6%,农儿男女分别为14.6%、29.2%,其中女生的差异具有统计学意义;选择"跟伙伴玩耍"的城儿男女分别为6.1%、7.3%,农儿男女生分别为11.3%、6.9%,其中男生的差异具有统计学意义;选择"其他"的,城儿男女分别为62.2%、64.6%,农儿男女分别为47.1%和49%,城儿高于农儿,差异具有统计学意义。选择"其他"的大部分在备注中写的都是"做作业",说明城儿的课业负担明显比农儿重,每天的身体活动时间比农儿少。

(三)饮食习惯比较

"每周6~7天"吃早餐,城儿男女分别为84.2%、85.3%,农儿男女分别为69.9%、72.3%;"每周6~7天"吃午餐的,城儿男女分别为83.5%、86%,农儿男女分别为71.2%、71.1%,差异具有统计学意义。早餐"在家吃"的,城儿男女分别为85%、89.9%,农儿男女分别为73.5%、83.7%;在"外卖摊"吃早餐的,城儿男女分别为3.8%、2.0%,农儿男女分别为16.3%、8.5%,差异具有统计学意义;在吃零食方面,选择"每周0~1天吃"的城儿男女分别为38.5%、32.9%,而农儿男女分别为26.6%、28.5%,差异具有统计学意义。因此,可以看出上海市城儿的饮食习惯要好于农儿。

(四)食物摄取情况比较

在食物摄取频率方面,每周食用"水果""肉或鱼类""蛋类""乳制品""豆制品"的频率上城儿高于农儿,差异具有统计学意义。其中在食用"水果"方面,"每周6~7天"吃的城儿男女分别为49.2%、52.4%,农儿男女分别为39.9%、36.6%;在食用"肉或鱼类"方面,"每周6~7天吃"的城儿男女分别为48.5%、34.8%,农儿男女分别为34.9%、33.1%;在食用"蛋类"的频率方面,"每周6~7天"吃的城儿男女分别为38.3%、30.0%,农儿男女分别为23.0%、21.2%;在食用"乳制品"方面,"每周6~7天"吃的城儿男女分别为54.8%、50.4%,而农儿男女分别为43.3%、38%;在食用"豆制品"方面,"每周6~7天"吃的城儿男女分别为22.0%、17.1%,农儿男女分别为14.4%、13.4%。

(五)超重及肥胖情况比较

上海市超重的城儿男女分别为22.5%、12.4%,而农儿的分别为19.4%、

8.6%;肥胖的城儿男女分别为16.6%、12.0%,农儿男女分别为8.6%、3.9%,农儿超重肥胖率显著低于城儿,差异具有统计学意义。

（六）近视情况比较

上海市城儿男生的近视率为20.8%,显著高于农儿男女的12.5%,差异具有统计学意义;女生方面,城儿与农儿的近视率差异不显著,没有统计学意义。

三、讨论

不良生活习惯对人们的健康构成很大的威胁,是导致一些疾病发生的根源。世界卫生组织在2004年的一份报告中指出:发达国家70%、发展中国家40%～50%的死亡是由不良生活习惯所造成。本次调查研究发现,上海市城儿在饮食、卫生、就医等习惯显著好于农儿;在身体活动方面,农儿每天的活动时间显著多于城儿。儿童时期是良好生活习惯养成的关键时期,父母和家庭环境对良好生活习惯的养成有着重要的影响。本研究显示,上海市城儿父母学历水平为高中以上的比例为60.5%,而农儿父母的比例则为24.7%,城儿父母的受教育水平显著高于农儿父母。李永红研究发现,父母的受教育水平不仅决定其自身的卫生知识、态度与行为,同时也直接影响其子女的健康行为,对子女的健康起到至关重要的作用。因此,父母受教育水平的差异可能是造成城儿与农儿生活习惯差异的重要原因之一。此外,农儿放学后在外面玩以及回家后帮家里干活的比例显著高于城儿,每天做作业时间比城儿更少,农儿早上起床时间更早。这与家庭环境有一定的关系。调查显示,农儿父母多为个体经营者和体力劳动者,而城儿父母职业多为脑力劳动。走访发现,部分年龄较大的农儿放学回家后会帮助父母经营摊位等,而早上父母一般起得早,农儿会较早来到学校。农儿课业负担较轻,首先与父母的教育观念、家庭经济状况有一定关系,其次与上海市农民工子女中考政策关系密切。虽然上海市政府宣布2010年所有在沪农民工子女都可以享受和上海同龄人一样的义务教育权利,免费进入公立学校就读,但是他们在初中毕业后只能回老家参加中考或者进入上海市中职学校,所以如果农民工子女始终无法获得在上海的中考资格,他们就不会有太多的动力将精力放在学习上。食物摄取频率方面,城儿对"肉或鱼类""蛋类""乳制品""豆制品"等高蛋白、高脂肪类食物的摄取频率明显高于农儿,而蔬菜、粮食类食品的摄取频率则没有显著差异。这方面的差异主要是由于家庭经济条件以及家庭观念所决定,近年来农民工的生活水平有了一定的提高,大多不再过着拮据的生活。有研究认为:农民工的膳食状况正在向城市居民靠拢,其饮食状况保留了一些我国传统饮食的优点,比如谷类食物较多,较符合我国"居民平衡膳食宝塔"的摄入量,但水果蔬菜特别是水果摄入总量过少,奶及奶制品消费太少,这些饮食问题会直接影响到农民工及其子女的健康状况。

张文静调查发现,超重学生和体质正常的学生相比有较多的不良饮食习惯;爱吃高糖、高脂肪、高热量食物,少动喜静等习惯是引起超重、肥胖的重要原因。本研究显示,上海市城儿超重肥胖率明显高于农儿,其中城儿男生超重肥胖率最高(超重22.5%,肥胖16.6%),这一结果已达到或超过部分发达国家水平;农儿男生的超重和肥胖率分别达到19.4%和8.6%,也已经处于比较高的水平,需要引起家长、学校和社会的重视。Renzaho对从非洲移民到澳大利亚的儿童(3~12岁)进行调查研究发现:流动儿童的超重和肥胖的发生率较高,并且与他们在澳大利亚居住的时间长短及他们的家庭经济状况等密切相关。Jams Hill等对英国的肥胖儿童进行了研究,研究表明:肥胖不仅仅与身体活动的减少有关,而且也与能量的摄入不平衡密切相关,即能量的摄入大大超过了能量的消耗。本次调查发现,城儿在食用肉类、蛋类、乳制品等高蛋白、高脂肪食物的频率方面明显高于农儿。城儿的课业负担较重,每天做作业时间显著多于农儿,城儿经常在完成学校老师布置的作业的同时还要继续参加家长给报的各种辅导班、培训班等。同时,城儿每天的身体活动量总体少于农儿,农儿放学后在外面玩以及回家后帮家里干活的比例显著高于城儿。因此推测城儿的超重、肥胖高发生率与摄食习惯以及身体活动量少有紧密的联系,而农儿的肥胖问题也与摄食不平衡关系密切相关。

本研究结果显示,城儿的近视率高于农儿,其中男生差异有统计学意义。多项研究显示,近视与遗传因素关系密切,通常父母近视的度数越高,孩子患近视的可能性越大。除此之外,后天环境因素也是造成近视的重要原因,如长时间地看电视、用电脑或者写字,在过强或过暗的光线下看书以及不正确的阅读习惯等,繁重的学习负担及身体活动时间减少是近年来青少年儿童近视率上升的主要原因。张铭志研究发现,城市儿童与农村儿童比较,近视的发病率城市高于农村,城市儿童的课外读书时间比农村儿童长,城市和农村的近视儿童花费在读书上的时间明显高于非近视儿童。本次调查结果显示,24.6%的城儿每天做作业的时间在2h以上,只有11.0%的所用时间在0.5h以内;而民办学校的农儿每天做作业时间在2h以上的为14.7%,0.5h以内的为20.8%。比较发现,近视率高的城儿课业负担明显比农儿重,长时间的近距离读书、写字等,眼睛得不到充分的调整和休息,是导致城儿近视率高的主要原因。

四、结论

(1)上海城儿的饮食习惯显著好于农儿,但在食物摄取方面,城儿对高蛋白、高脂肪类食物的摄取频率显著高于农儿。

（2）在身体活动方面,上海农儿每天活动时间显著多于城儿,学习压力与城儿相比较小。

（3）上海农儿超重肥胖率、近视率显著低于城儿,但农儿男生的超重肥胖率同样处于较高水平。

参考文献

[1]凤凰网.进城农民工数量超2亿子女教育问题如何解决[EB/OL]. http://news. ifeng. com/history/phtv/ tfzg/detail_2010_03/26/406817_0. shtml,2010－03－26.

[2]AZCORRA. Family migration and physical growth in Merida,Yucatan,Mexico[J]. Am J Hum Biol,2009,21(3):398－400.

[3]FUJIWARA. Differences in health characteristics between native Japanese and Japanese－Americans[J]. Journal of Cross－Cultural Gerontology,1999,14(2):273－287.

[4]苗大培.论体育生活方式[M].北京:北京体育大学出版社,2004.

[5]中国学生体质与健康研究组.2005年中国学生体质与健康调研报告[M].北京:高等教育出版社,2007.

[6]中国肥胖问题工作组.中国学龄儿童青少年超重、肥胖筛查体重指数分类标准[J].中华流行病学杂志,2004,2(25):97－102.

[7]TIM SULLIVAN. Key concepts in eommunication and eultural studies[M]. London and New York:Routledge,1994:16－23.

[8]李永红,杨进.父母文化程度对学生卫生知识态度及行为的影响[J].中国学校卫生,2010,31(2):37－38.

[9]中华全国新闻工作者协会.国内首度公布农民工饮食状况调查结果[EB/OL]. http://news. xinhuanet. com/ Zgjx/2007－06/13/content_6234600. htm,2007－06－23.

[10]张文静,陈发慧.中学生超重肥胖与不良饮食生活习惯调查分析[J].临床和实验医学杂志,2009,8(1):70－71.

[11]陈春明.中国学龄儿童少年超重和肥胖预防与控制指南[M].北京:人民卫生出版社,2007.

[12]RENZAHO. Obesity and undernutrition in sub－Saharan African immigrant and refugee children in Victoria[J]. Asia Pac J Clin Nutr,2006,15(4):482－490.

[13]JAMES HILL. Physieal activity and obesity[J]. The Laneet, 2004, 363(9404):182－198.

[14]刘延华,贾凤之.青少年近视的多因素分析[J].健康教育与疾病预防,2006,4(4):62－63.

[15]张铭志.厦门地区城市与农村儿童近距离用眼与近视的关系[J].眼视光学杂志,2002,4(2):99－100.

第七章

少数民族儿童青少年体质健康动态研究

第一节　朝鲜族儿童青少年体质健康动态研究

目的:了解吉林省延边自治州朝鲜族儿童青少年的营养习惯。方法:数据来自1995年、2000年、2005年和2010年7-18岁中国朝鲜族儿童和青少年全国学生体质健康调查,受试者的数量分别是4789、4704、5875和5315。结果:从1995年到2010年,发育迟缓率呈下降趋势(男孩:1995年城市为6.3%;农村为12.7%,2010年城市和农村均为3.5%。女孩:1995年城市为7.8%;农村为13.4%,2010年城市和农村分别为4.2%和5.5%)。虽然1995年、2000年、2005年和2010年的儿童和青少年城乡之间的消瘦率差异并不明显,但是超重或肥胖率却有所增加(男孩:城市1995年超重率和肥胖率分别为7.3%和1.3%,2010年分别为17.6%和12.9%;农村1995年分别为7.0%和1.3%,2010年分别为14.6%和12.8%。女孩:城市1995年超重率和肥胖率分别为8.1%和1.0%,2010年分别为17.3%和8.6%;农村1995年分别为5.7%和0.7%,2010年分别16.4%和7.4%)。结论:从1995年到2010年,中国朝鲜族儿童和青少年营养不良的比例呈现下降趋势,城乡之间营养不良的区别可以忽略不计,超重和肥胖的比例有所增加。

童年期是身体发育的关键时期,营养因素作为身体发育的重要基础,在儿童和青少年的成长发育中的作用尤为明显。中国朝鲜族主要居住在中国东北各省,如黑龙江、辽宁、吉林等,其中延边朝鲜族自治州的人口最多,占中国朝鲜族人口的97.1%。在民族习俗,社会和经济条件方面,中国朝鲜族和汉族有着不同的生活方式。因此,了解中国朝鲜族的营养状况及存在营养的问题,对于改善儿童青少年的营养状况,促进身体健康和提高生活质量意义重大。

目前,许多研究曾报道过朝鲜族儿童和青少年的营养状况,但主要是针对韩国和朝鲜的少数民族。此外,部分研究旨在探索朝鲜族儿童的营养不良问题。有关韩国的儿童和青少年营养状况研究主要是横断面研究,其中许多关注点是超重和肥胖率。许多研究报道表明韩国儿童和青少年超重和肥胖人数急剧增加,其儿童肥胖率从 1998 年的 5.4% 翻至 2008 的 10.8%,尽管如此,此数据仍然低于西方国家。研究表明韩国儿童青少年超重和肥胖可归因于高能量食物的消摄入和身体活动不足。其他研究认为儿童超重或肥胖与其他社会经济因素有关。Lee 等人报道称女孩的肥胖是其母亲的长时间工作造成的,因为工人的长时间工作会影响其家人的身体健康。此外,Kang HT 等研究表明社会经济地位(如父母受教育程度)等因素是导致童年肥胖风险因素。

以往也有研究分析了朝鲜儿童青少年营养不良的现象。Katona 等报告称,1997 年朝鲜族儿童青少年的发育迟缓和消瘦率分别为 38.2% 和 16.5%,并且男生发育迟缓和消瘦率均显著高于女生。Hoffman 等研究发现,2002 年朝鲜儿童青少年的发育迟缓和消瘦率分别为 39.4% 和 8.2%,消瘦率由 1997 年的 16.5% 下降到 2002 年的 8.2%,但是发育迟缓率并没有太大变化。据此我们推断,朝鲜儿童青少年的营养不良状况正在得到缓解,但长期存在的营养不良导致的发育迟缓现象仍然普遍存在。2012 年朝鲜营养状况调查指出,儿童营养不良和死亡率有所升高,发育迟缓率仍处于中高水平,且区域差异有所扩大。

以往横断面大多旨在比较汉族与朝鲜族儿童青少年营养状况。许多研究表明,与汉族相比,朝鲜族儿童青少年超重肥胖率较高,身高较低,体重偏重。Fang JN 等研究 1697 名学龄学生后认为,中国朝鲜族儿童青少年较同年龄、同性别汉族低,且 7 - 18 岁女生的超重肥胖率均高于同一年龄组的汉族女生。Jin YJ 等对 1682 名朝鲜族大学生(男生 503 人;女生 1179 人)和 2239 名汉族大学生(男生 906 人;女生 1333人)进行研究后表明:朝鲜族学生较汉族身高低,体重较重。Xiong 等的研究显示 7 - 18 岁朝鲜族儿童青少年超重和肥胖率均高于汉族。一些队列研究通过分析 1985 年和 2005 年的学生健康测试数据描述朝鲜族儿童的生长发育状况,但大多数研究只关注身体发育,并没有与国家标准及国际标准,如世界卫生组织(WHO)标准进行比较。Dong 等发现,在过去的 20 年内,7 - 18 岁朝鲜族和内蒙古学生的身高、体重和胸围平均增长率提高,2005 年朝鲜族学生的身高增长率的峰值高于 1985 年,但 2005 年胸围增长率的峰值低于 1985 年。Li 等研究发现过去 20 年内吉林省延边自治州朝鲜族学生的身体素质和发育的形态指数(身高、体重和胸围)有增加趋势。

国内的横断面研究表明,与汉族儿童相比,朝鲜族儿童身高较低,且超重和肥胖率高,但同期研究朝鲜族儿童青少年营养不良和营养过剩的文献相对较少。因此,本研究将分析朝鲜族儿童青少年的营养状况,并将其与世卫组织标准进行比较。

一、研究方法

(1)对象及样本:整理 1995 年,2000 年,2005 年和 2010 年的 4 轮全国学生体质健康调研(CNSSCH)数据。全国学生体质健康调研样本被认为是国内最大的学龄儿童青少年代表性样本。自 1985 年开始,由国家政府部门(国家教育部、国家体育总局、国家卫生计生委、国家民委、科技部、财政部)每 6 年组织一次全国学生体质健康调研工作。CNSSCH 的目标群体主要是 2 类:1)7 – 22 岁中国中小学和大学汉族学生;2)7 – 18 岁中小学少数民族学生[18 – 21]。

本研究的对象是来自吉林省中小学 7 – 18 岁中国朝鲜族学生。研究在吉林省延边朝鲜族自治州进行。为确保本研究的有效性和可比性,使用以下纳入标准:1)中国朝鲜族学生在延边自治州长期居住;2)中国朝鲜族学生的父母和祖父母是朝鲜族。随后,我们在 1995 年随机选择了 4789 名学生(2392 名男生和 2397 名女生),2000 年抽取 4704 名学生(2349 名男生和 2355 女生),2005 年抽取 5875 名学生(2876 名男生和 2999 名女生),2010 年抽取 5315 名学生(2680 名男生和 2635 名女生)。所有学生的姓名都经过数字编码以避免个人信息泄露。

(2)测量方法:所有被试均接受了测试前的医疗检查,以排除身体或精神残疾病人。身高和体重的测量设备均进行了标准较正,对所有的测试者都进行为期 1 周的人体测量方法的培训。所有的测试均使用统一设备,根据标准化程序进行。所有被试在测试前充分排尿和排便;男孩们只穿内裤,女孩穿着 T 恤和薄裤;所有被试需光脚测试。对于身高测量,要求被试赤脚笔直的站在测量设备上,测量结果精确到 0.1 厘米。对于体重测量,被试仍需赤脚站立,并且测量结果精确到 0.1 千克。

(3)分析方法

营养评估标准:此项研究是基于《2007 年世卫组织儿童成长发展标准报告》,并审查了不同年龄段中国朝鲜族儿童青少年营养不良和营养过剩的情况。该研究以发育迟缓和消瘦为营养不良指标,以超重和肥胖为营养过剩指标。为了评估发育迟缓,我们使用了年龄 – 身高筛查(当身高低于第 3 百分位,及被定义为发育迟缓);对于消瘦,超重和肥胖,我们采用了 BMI 年龄筛查[当体重指数(BMI)小于 – 2Z – Score,为消瘦;大于等于 1Z – Score,为超重; 2Z – Score 以上,则为肥胖]。BMI 以体重(kg)/身高(m)^{2}计算。我们从两个方面对营养不良进行评估。一方面,我们基于世界卫生组织的年龄 – 身高标准计算发育迟缓率。另一方面,我们基于世界卫生组织的年龄 – BMI 标准计算消瘦率,而忽视发育迟缓的群体。

(4)数据分析

我们使用独立样本 t 检验评估 15 年内(从 1995 年到 2010 年)城乡每个学生

的身体指标(身高,体重和体重指数)以及被试 1995 年和 2010 年的居住地比较研究(城市和农村),也比较了受试者的居住地(城市和农村)。随后,我们使用卡方检验评估 1995 年和 2010 年的农村及城市地区营养不良(发育迟缓和消瘦)和营养过剩情况(超重和肥胖)。使用 LMS[24]方法计算年龄为 7 - 18 岁的中国儿童和青少年身高的第 3% ,50% 和 97% ,以及年龄 - BMI 的 - 2Z - Score,M(0)Z - Score 和 1Z - Score。统计显著性水平设置为 0.05,所有分析均使用 SPSS 15.0 版本统计软件进行。使用 Epidata3.1 软件进行数据输入。

二、研究结果

在中国朝鲜族 7 ~ 18 岁的儿童青少年中,所有年龄组的男生和女生的平均身高、体重和 BMI 都随着时间的推移逐渐升高(表 7 - 1 和表 7 - 2)。在 1995 年调查的男生中,农村和城市儿童和青少年在以下年龄组和参数方面存在显着差异:7 岁和 10 ~ 14 岁的被试者的身高、7 岁和 10 ~ 13 岁的被试者的体重和 9 岁、11 岁、16 岁的被试者的 BMI;相较而言,在 2010 年调查的农村和城市儿童青少年之间则没有发现如此显著的差异(10 ~ 11 岁被试者的身高除外)。另一方面,2010 年和 1995 年的所测得的身体指标(18 岁城市男生的身高、16 岁及 17 岁农村男孩的 BMI 除外)均具有显著性差异(表 7 - 1)。1995 年所测得的女生身体指标在城市与农村之间也存在显著性差异(7 ~ 9 岁,12 岁和 13 岁女生的身高,7 ~ 9 岁和 13 岁女生的体重,9 岁女生的 BMI)。但是,2010 年所测的女生身体指标显示不存在城乡差异(7 岁女生的身高、7 岁及 16 岁女生的体重、7 岁及 8 岁和 16 岁女生的 BMI 除外)(表 7 - 2)。

在 1995 ~ 2010 年期间,男生和女生的发育迟缓率似乎逐渐下降;然而,消瘦的比例随时间推移没有显著性差异(表 7 - 3 和表 7 - 4)。在 1995 年测试的男生中,发育迟缓率在城乡间有显著差异(总体发育迟缓率:城市为 6.3%、农村为 12.7%),但在 2010 年的调查中没有出现这种差异(总体发育迟缓率:城市为 3.5%、农村为 3.5%)。与之类似,在 1995 年与 2010 年间调查的农村儿童青少年的发育迟缓率存在显著性差异(15 岁、16 岁和 18 岁的被试者除外),但是在城市儿童青少年中却未发现显著性差异(12 岁年龄组除外)(表 7 - 3)。在 1995 年测试的女生中,发育迟缓率存在显著的城乡差异(总体发育迟缓率:城市 7.8%、农村 13.4%),但在 2010 年的调查中则没有显著性差异(总体发育迟缓率:城市为 4.2%、农村为 5.5%)。与此相同,1995 年与 2010 年调查的儿童青少年间的发育迟缓率存在显著性差异(8 岁、16 岁和 17 岁的被试者除外),但 1995 年与 2010 年调查的城市儿童青少年间的发育迟缓率存在显著性差异(7 岁、10 岁和 17 岁的被试者除外)(表 7 - 4)。

表7-1 1995—2010年朝鲜族儿童和青少年身高、体重和体重指数（男生）

年龄 城市	1995				2000				2005				2010			
	N	身高	体重	BMI	N	身高	体重	BMI	N	身高	体重	BMI	N	身高	体重	BMI
7	100	123.1±5.0*	23.5±3.0*	15.5±1.4	100	124.2±4.8*	24.1±3.1	15.6±1.6	121	125.6±5.6	26.1±5.5	16.4±2.6	108	126.0±6.0△	28.3±7.2△	17.7±4.3△
8	100	127.7±4.9	25.7±3.4	15.7±1.4	99	128.6±4.3	26.8±3.1	16.2±1.3	121	130.9±5.9	29.3±6.3*	17.1±2.7	112	131.8±8.7△	30.3±7.8△	17.3±3.4△
9	100	131.9±4.5	28.3±3.5	16.3±1.5*	94	133.9±6.5	32.5±8.5*	17.2±3.5*	119	135.8±4.8	32.6±6.6	17.6±2.9	102	134.8±6.0	32.9±10.1△	18.0±5.4△
10	100	136.8±5.6*	32.0±5.0	17.1±2.0	97	138.5±6.6	35.1±8.6*	18.2±3.2*	118	140.8±5.9*	35.1±8.1	17.6±3.1	109	138.9±6.2*△	36.6±9.4△	18.9±4.6△
11	100	144.2±6.3*	37.1±7.6	17.8±2.8*	93	142.0±6.2*	36.3±7.0	18.0±2.8	120	145.9±6.8*	39.1±8.8	18.2±3.2	108	146.0±6.8*△	42.2±10.2△	19.6±3.7△
12	100	150.6±7.9*	40.5±7.4	17.7±2.1	99	151.2±7.3*	42.3±7.6*	18.4±2.4*	121	152.1±7.1	44.7±10.4	19.2±3.5	110	153.5±7.6△	47.1±11.2△	19.9±3.8△
13	99	157.9±7.4*	45.9±7.3*	18.3±2.1	100	155.7±7.6	44.1±6.3	18.1±1.9	119	160.6±7.2	51.7±11.6	20.0±3.8	110	160.7±8.9△	51.2±12.5△	19.8±3.7△
14	100	161.5±6.9*	48.2±7.1	18.4±1.8	97	164.5±7.6	53.1±9.4	19.5±2.3	119	164.7±6.2	55.8±12.7	20.5±3.8	108	165.4±7.2△	57.1±11.8△	20.8±3.8△
15	100	165.6±5.9	52.8±6.7	19.2±2.0	95	167.2±6.2	55.7±8.5	19.9±2.6	120	169.6±5.5*	58.4±10.0*	20.4±3.1*	109	168.5±6.3△	60.9±13.8△	21.3±4.1△

续表

年龄	1995				2000				2005				2010			
	N	身高	体重	BMI	N	身高	体重	BMI	N	身高	体重	BMI	N	身高	体重	BMI
16	100	166.0±7.7	54.2±6.8*	19.7±2.5*	99	168.1±5.5	56.9±7.5	20.1±2.2	120	170.5±6.1*	60.9±8.3*	21.0±2.7*	113	170.4±7.6△	63.5±13.6△	21.9±4.6△
17	100	168.0±5.2	56.9±8.2	20.1±2.5	97	170.0±5.5*	58.7±7.1	20.3±2.3*	120	170.6±5.5	61.8±8.6	21.2±2.8*	108	171.5±7.6△	63.0±12.5△	21.5±4.2△
18	100	168.9±5.0	58.3±6.1	20.4±2.0	99	169.2±5.4	58.4±6.1*	20.4±1.9*	119	171.5±5.8*	63.7±8.8	21.5±2.9	102	169.9±5.3	62.2±12.0△	21.6±4.2△
Total	1199	150.2±17.3*	41.9±13.5	18.0±2.6	1169	151.1±17.5	43.7±14.1*	18.5±2.8*	1437	153.1±17.3	46.5±15.9*	19.2±3.6*	1299	153.2±17.7△	47.9±17.1△	19.9±4.4△
农村																
7	100	121.0±4.8	22.4±2.3	15.3±1.0	100	122.8±5.1	23.9±2.7	15.8±1.1	120	124.5±5.2	25.4±5.1	16.3±3.1	134	125.8±5.8△	27.5±6.3△	17.2±3.1△
8	100	127.0±5.9	25.4±3.6	15.7±1.2	100	127.8±5.6	26.1±3.9	16.0±2.0	120	129.8±5.6	27.7±5.3	16.4±2.3	104	130.4±8.6△	29.3±7.1△	17.1±3.3△
9	100	131.6±5.3	27.5±3.5	15.8±1.4	95	132.7±5.2	28.9±4.1	16.4±1.7	119	134.9±7.0	32.00±7.7	17.4±3.1	138	136.2±5.9△	34.6±9.5△	18.5±4.1△
10	99	134.0±5.8	29.5±5.1	16.4±2.7	98	137.5±5.5	32.7±6.8	17.2±2.7	120	138.6±5.6	34.5±8.7	17.9±3.9	104	141.8±8.3△	36.5±9.6△	18.1±4.2△

续表

年龄	1995				2000				2005				2010			
	N	身高	体重	BMI	N	身高	体重	BMI	N	身高	体重	BMI	N	身高	体重	BMI
11	99	140.9±6.8	33.4±4.8	16.8±2.1	99	144.0±6.5	36.2±6.1	17.4±2.0	119	143.4±7.5	37.8±9.0	18.3±3.7	96	148.9±7.7	44.4±11.5△	19.8±4.0△
12	98	146.4±7.7	37.0±6.8	17.2±2.1	100	146.8±7.9	36.9±5.7	17.0±1.6	120	151.6±8.1	42.6±8.6	18.4±2.6	118	151.7±6.7	44.3±10.5△	19.1±3.8△
13	99	152.6±7.8	42.6±7.5	18.2±2.1	96	155.7±7.7	44.2±8.7	18.1±2.7	120	159.8±7.7	49.6±10.4	19.3±3.0	112	159.9±8.6	52.5±11.9△	20.4±3.9△
14	100	158.9±8.7	47.2±8.3	18.6±2.7	99	161.6±6.0	48.4±5.9	18.5±1.9	121	164.0±6.8	53.1±10.6	19.7±3.2	135	164.7±7.3	56.3±11.8△	20.6±3.5△
15	98	164.5±7.6	53.6±8.1	17.8±2.8	98	166.5±6.0	53.9±7.0	19.4±2.1	121	167.1±5.5	55.0±8.9	19.6±2.6	104	168.9±8.3	59.7±12.7△	20.8±3.5△
16	101	166.5±6.3	57.1±8.1	20.6±3.0	100	168.2±4.8	57.6±5.3	20.4±1.8	120	168.8±6.6	57.2±7.5	20.1±2.5	105	169.4±6.1	61.7±11.0△	21.5±3.8
17	99	166.9±6.3	57.5±7.4	20.7±2.7	98	168.1±5.2	60.0±9.2	21.2±3.0	120	171.4±5.5	60.3±8.4	20.5±2.6	136	170.4±6.3	61.9±10.5△	21.3±3.3
18	100	168.8±6.2	58.5±9.5	20.6±3.6	97	168.9±4.9	60.6±7.7	21.2±2.5	119	169.5±5.9	62.5±10.5	21.7±3.3	95	169.1±7.3	62.2±13.0△	21.9±5.6△
总	1193	148.2±17.7	41.0±14.6	18.0±3.1	1180	150.0±17.3	42.4±14.4	18.2±2.8	1439	151.9±17.5	44.8±15.2	18.8±3.4	1381	152.7±17.5	47.3±16.5△	19.7±4.1△

注：* $P<0.05$，分别代表 1995 年、2000 年和 2010 年、2005 年和 2010 年城市与农村的比较；△ $p<0.05$，分别代表 2010 年和 1995 年城市与农村地区的比较。

表7-2 1995—2010年朝鲜族儿童和青少年身高、体重和体重指数（女生）

年龄	1995				2000				2005				2010			
	N	身高	体重	BMI	N	身高	体重	BMI	N	身高	体重	BMI	N	身高	体重	BMI
城市																
7	100	121.8±5.0*	22.3±2.4*	15.0±1.2	100	122.5±5.0	23.5±3.7	15.6±1.7*	120	124.7±5.1	23.7±3.7	15.3±1.6	127	126.1±5.9*△	27.7±8.9*△	17.3±5.5*△
8	100	127.3±5.7	25.1±4.0*	15.4±1.8	97	128.4±7.4	27.1±5.9*	16.3±2.1*	118	130.7±5.9*	28.0±5.8	16.3±2.4	109	130.3±7.3△	29.6±9.5△	17.2±4.5*△
9	100	132.8±6.3*	28.3±4.5*	16.0±1.5*	99	132.6±5.6	29.8±6.0	16.9±2.9	120	136.6±6.3	32.4±6.9	17.2±2.8	106	134.5±6.3	36.9±17.2△	20.3±9.6△
10	100	137.3±6.1	31.4±5.6	16.6±2.4	97	139.6±6.5	31.4±4.9	16.0±2.0	120	141.1±5.9	34.7±7.6	17.3±3.0	105	142.7±6.9△	38.6±10.1△	18.83±4.3△
11	100	144.9±6.4	37.1±6.2	17.6±2.6	92	146.0±5.8	39.3±7.5*	18.4±3.0*	119	148.5±5.9	40.2±8.4	18.1±2.9	95	148.4±5.8△	41.3±10.6△	18.6±4.2△
12	99	149.5±5.5*	40.5±6.3	18.0±2.2	100	151.1±5.1*	42.5±5.1	18.5±1.9	120	152.0±6.0*	44.5±10.1	19.1±3.6	114	152.3±6.1△	46.5±11.5△	19.9±4.3△
13	100	153.6±4.5*	46.3±7.2*	19.6±3.0	100	154.5±5.0	45.9±6.7	19.2±2.4	120	155.8±4.8	48.6±8.5	20.0±3.1	116	156.3±6.5△	49.3±7.7△	20.3±3.6
14	100	153.8±5.6	45.3±6.3	19.2±2.3	97	156.1±4.6	47.4±5.9	19.4±2.3	120	156.9±5.0	51.7±9.0	21.0±3.3	99	156.3±7.9△	52.6±8.7△	21.7±4.2△
15	100	154.5±5.4	49.0±6.3	206±2.5	99	155.3±4.7	48.7±5.9	20.2±2.4*	120	157.3±4.8	53.5±8.3	21.6±3.3	104	157.1±6.3△	52.1±9.1△	21.1±3.4

续表

年龄	1995 N	1995 身高	1995 体重	1995 BMI	2000 N	2000 身高	2000 体重	2000 BMI	2005 N	2005 身高	2005 体重	2005 BMI	2010 N	2010 身高	2010 体重	2010 BMI
16	100	156.1±4.6	50.5±6.6	20.7±2.5	100	159.6±4.9*	52.5±6.7	20.6±2.6	120	157.6±5.0	53.1±7.7	21.4±3.1	99	158.6±5.3△	55.6±10.5*△	22.5±3.8*△
17	100	156.8±5.8	51.5±8.7	20.9±3.1	98	155.3±4.5	50.5±6.6	21.0±2.7	120	157.9±5.5	52.6±7.8	21.1±2.9	124	158.4±5.5△	53.8±8.9	21.5±3.5
18	100	156.3±5.3	50.3±5.9	20.6±2.2	99	156.5±5.9	51.0±7.6	20.8±2.6	120	157.6±4.9	51.4±7.1*	20.7±2.7*	105	158.1±5.5△	53.3±8.4△	21.3±3.3
Total	1199	145.4±13.2*	39.8±11.9*	18.4±3.1	1178	146.5±13.3	40.8±11.6	18.6±3.0	1437	148.0±12.7	42.9±12.9	19.1±3.6	1303	147.9±13.3△	44.6±14.1△	20.0±5.1△
农村																
7	99	119.8±5.6	21.5±2.3	15.0±1.4	98	122.3±4.7	24.3±4.1	16.2±2.1	121	123.6±5.9	24.1±3.9	15.7±1.7	102	124.3±5.3△	24.9±3.9△	16.1±1.9△
8	100	124.8±5.0	23.5±2.8	15.1±1.3	90	126.5±5.4	24.9±3.0	15.5±1.6	119	128.6±5.9	26.9±5.0	16.1±2.0	111	129.1±6.7△	29.3±9.1△	17.5±5.3△
9	100	129.9±6.6	26.2±3.8	15.5±1.5	98	132.7±5.8	29.6±7.2	16.8±3.7	120	135.0±7.0	31.4±7.2	17.2±3.6	109	136.0±6.5△	33.2±9.1△	17.8±3.8△
10	100	136.6±6.7	30.1±4.8	16.1±1.8	100	137.8±6.1	31.6±6.1	16.5±2.3	120	140.3±6.7	33.9±7.4	17.1±2.5	106	142.6±7.9△	38.5±11.1△	18.6±3.8△
11	100	143.4±6.9	35.3±6.6	17.1±2.3	100	146.0±6.5	36.9±6.0	17.3±2.0	120	147.2±6.6	39.8±9.1	18.2±3.3	105	148.2±7.5△	42.8±9.5△	19.3±3.3△

年龄	1995				2000				2005				2010			
	N	身高	体重	BMI	N	身高	体重	BMI	N	身高	体重	BMI	N	身高	体重	BMI
12	100	147.5±6.1	39.8±6.5	18.2±2.2	94	149.1±6.0	42.1±6.6	18.8±2.3	244	150.6±6.0	43.4±8.3	19.0±2.9	103	152.9±6.3△	45.5±9.9△	19.4±3.5△
13	99	151.4±6.2	43.6±6.4	19.1±2.7	99	153.2±5.5	44.9±7.2	19.1±2.5	120	154.8±5.3	48.2±9.1	20.1±3.4	137	156.0±5.8△	50.0±9.0△	20.5±3.5△
14	100	153.7±4.7	45.6±5.7	19.3±2.1	99	155.1±5.0	47.7±6.1	19.8±2.1	119	155.9±5.7	49.9±8.5	20.5±3.3	119	155.7±5.9△	51.9±8.9△	21.4±3.8△
15	100	153.6±5.3	48.2±8.0	20.4±3.2	99	155.1±5.4	50.4±7.2	21.0±2.7	122	157.2±5.0	51.8±7.7	21.0±2.9	97	157.3±4.9△	54.2±9.7△	21.9±3.8△
16	100	155.7±5.4	49.6±6.2	20.5±2.5	100	155.7±5.2	50.8±6.2	21.0±2.3	118	157.8±5.8	52.3±7.0	21.0±2.4	122	158.2±5.5△	53.7±10.3△	21.4±3.9△
17	100	155.3±5.1	50.1±5.6	20.8±2.2	100	156.6±5.5	52.0±6.7	21.2±2.3	119	157.6±5.4	51.8±7.1	20.8±2.6	115	157.6±6.1△	53.4±9.6△	21.5±3.2
18	100	155.1±5.1	50.6±7.3	21.0±2.6	100	155.3±4.1	49.9±5.3	20.7±2.2	120	157.5±5.2	53.3±7.4	21.5±2.8	106	158.2±5.0△	52.1±8.2	20.8±3.0
Total	1198	143.9±13.7	38.7±12.0	18.2±3.1	1177	145.7±13.0	40.6±11.7	18.7±3.1	1562	147.4±12.4	42.3±12.4	19.0±3.4	1332	148.4±13.0	44.4±13.4△	19.7±4.0△

注:*$P < 0.05$,分别代表 1995 年、2000 年、2005 年和 2010 年城市与农村的比较;△$p < 0.05$,分别代表 2010 年和 1995 年城市与农村地区的比较。

表7-3　1995—2010年朝鲜族儿童和青少年营养不良率（按世界卫生组织标准，男生）

	1995				2000				2005				2010			
	N	发育迟缓	消瘦	非营养不良	N	发育迟缓	消瘦	非营不良	N	发育迟缓	消瘦	非营养不良	N	发育迟缓	消瘦	非营养不良
城市																
7	100	5.0	1.0	94.0	100	2.0	4.0	94.0	121	0.8	2.5	96.7	108	2.8	1.9	95.4
8	100	4.0	3.0	93.0	99	0.0*	1.0*	99.0*	121	1.7	1.7	96.7	112	0.9	1.8	97.3
9	100	2.0	1.0	97.0*	94	3.2	1.1	95.7	119	0.0	3.4	96.6	102	3.9	4.9	91.2*
10	100	8.0	0.0	92.0*	97	7.2	1.0	91.8	118	0.8	5.1	94.1	109	2.8	0.9	96.3
11	100	1.0*	2.0	97.0*	93	6.5	2.2	91.4	120	2.5	1.7	95.8	108	0.9	2.8	96.3
12	100	7.0	2.0	91.0	99	2.0*	3.0	94.9*	121	5.0	1.7	93.4	110	0.0△	2.7	97.3
13	99	7.7*	0.0	92.9*	100	11.0	4.0	85.0	119	2.5	1.7	95.8	110	5.5	0.9	93.6
14	100	7.0*	5.0	88.0*	97	3.1	2.1	94.8	119	0.8*	2.5	96.6	108	1.9	1.9	96.2
15	100	7.0	4.0	89.0	95	3.2	6.3	90.5	120	0.8	2.5*	96.7*	109	2.8	3.7	93.6
16	100	11.0	5.0	84.0	99	9.1	4.0	86.9	120	1.7*	2.5	95.8*	113	4.4	5.3	90.3
17	100	9.0	6.0	85.0	97	6.2	3.1	90.7	120	3.3	4.2	92.5	108	7.4	3.7	88.9
18	100	7.0	6.0	90.0*	99	14.1	5.1	80.8	119	5.0*	4.2	90.8	102	8.8	6.9	84.3
总计	1199	6.3*	2.7	91.1*	1169	5.6	3.1	91.3	1437	2.1*	2.8	95.1*	1299	3.5△	3.1	93.5
乡村																
7	100	10.0	1.0	89.0	100	6.0	1.0	93.0	120	3.3	2.5	94.2	134	2.2△	0.0	97.8
8	100	8.0	1.0	91.0	100	6.0	6.0	88.0	116	3.3	2.5	94.2	104	1.9△	2.9	95.2
9	100	7.0	3.0	90.0	95	2.1	1.1	96.8	119	2.5	2.5	95.0	138	0.7△	2.2	97.1

续表

年龄	1995				2000				2005				2010			
	N	发育迟缓	消瘦	非营养不良	N	发育迟缓	消瘦	非营养不良	N	发育迟缓	消瘦	非营养不良	N	发育迟缓	消瘦	非营养不良
10	99	16.2	3.0	80.8	98	5.1	2.0	92.9	120	2.5	0.8	96.7	104	1.0△	4.8	94.2
11	99	9.1	4.0	86.9	99	2.0	5.1	92.9	119	4.2	0.8	95.0	96	1.0△	1.0	97.0
12	98	15.3	3.1	81.6	100	16.0	4.0	80.0	120	5.8	0.8	93.3	118	2.5△	2.5	94.9
13	99	21.2	2.0	76.8	96	8.3	3.1	88.5	120	3.3	2.5	94.2	112	4.5△	0.9	94.6
14	100	21.0	3.0	76.0	99	3.0	4.0	92.9	121	5.8	0.0	94.2	135	4.4△	0.7	94.8
15	98	7.1	5.1	87.8	98	6.1	4.1	89.8	121	2.5	9.1	88.4	104	3.8	1.9	94.2
16	101	10.9	3.0	86.1	100	6.0	4.0	90.0	120	9.2	6.7	84.2	105	5.7	3.8	90.5
17	99	14.1	4.0	81.8	98	8.2	5.1	86.7	120	2.5	6.7	90.8	136	5.1△	5.9	89.0
18	100	13.0	10.0	77.0	107	9.3	3.1	87.6	119	12.6	2.5	84.9	95	10.5	9.5	80.0
总计	1193	12.7	3.5	83.7	1180	6.5	3.6	89.9	1439	4.8	3.1	92.1	1381	3.5△	2.9	93.6

注：* P<0.05，表示1995年、2000年、2005年和2010年城市和农村地区比较；△ p<0.05，分别代表2010年和1995年城市与农村地区的比较；统计分析采用卡方检验。

表7－4　1995—2010年朝鲜族儿童和青少年营养不良率（按世界卫生组织标准，女生）

		1995				2000				2005				2010		
		N	发育迟缓	消瘦	非营养不良	N	发育迟缓	消瘦	非营养不良	N	发育迟缓	消瘦	非营养不良	N	发育迟缓	消瘦	非营养不良
城市	7	100	6.0	2.0	92.0	100	3.0	0.0	97.0	120	1.7	0.0	98.3	127	0.8△	0.8	98.4
	8	100	4.0	2.0	94.0	97	3.1	0.0*	96.9*	118	0.8	0.8	98.3	109	4.6	1.8	93.6
	9	100	6.0	1.0	93.0	99	3.0	1.0	96.0	120	1.7	2.5	95.8	106	2.8	7.5	89.6
	10	100	8.0	5.0	87.0	97	5.2	7.2	87.6	120	2.5	7.5*	90.0	105	1.0△	1.0	98.1
	11	100	7.0	3.0	90.0	92	4.3	2.2	93.5	119	1.7	4.2	94.1	95	4.2	4.2	91.6
	12	99	7.1	3.0	89.9	100	1.0*	2.0	97.0*	120	5.0	3.3	91.7	114	2.6	3.5	93.9
	13	100	3.0*	0.0	97.0*	100	2.0	1.0	97.0	120	2.5	1.7	95.8	116	2.6	0.9	96.6
	14	100	10.0	7.0	83.0	97	3.1	4.1	92.8	120	2.5	1.7	95.8	99	5.1	3.0	91.9
	15	100	9.0*	1.0	90.0*	99	9.1	1.0	89.9	120	5.8	1.7	92.5	104	8.7	1.9	89.4
	16	100	7.0	1.0	92.0	100	0.0*	4.0	96.0*	120	5.8	2.5	91.7	99	5.1	0.0	94.9
	17	100	14.0	0.0	86.0	98	16.3	2.0	81.6	120	10.0	0.8	89.2	124	5.6△	2.4	91.9
	18	100	13.0	0.0	87.0	99	12.1	1.0	86.9	120	5.8	1.7	92.5	105	8.6*	1.9	89.5
总计		1199	7.8*	2.1	90.1*	1178	5.2*	2.1	92.7*	1437	3.8*	2.4	93.8	1303	4.2△	2.4	93.4
乡村	7	99	7.1	4.0	88.9	98	2.0	1.0	96.9	121	5.0	0.0	95.0	102	1.0△	1.0	98.0
	8	100	7.0	4.0	89.0	100	6.7	5.6	87.8	119	2.5	1.7	95.8	111	6.3	3.6	90.1
	9	100	12.0	3.0	85.0	100	4.1	2.0	93.9	120	4.2	4.2	91.7	109	3.7△	0.0	96.3

续表

	1995				2000				2005				2010			
	N	发育迟缓	消瘦	非营养不良	N	发育迟缓	消瘦	非营养不良	N	发育迟缓	消瘦	非营养不良	N	发育迟缓	消瘦	非营养不良
10	100	13.0	5.0	82.0	100	10.0	6.0	84.0	120	7.5	1.7	90.8	106	3.8△	1.9	94.3
11	100	13.0	2.0	85.0	100	5.0	3.0	92.0	120	3.3	4.2	92.5	105	3.8△	1.9	94.3
12	100	13.0	1.0	86.0	93	9.6	3.2	87.2	244	6.6	0.8	92.6	103	2.9△	5.8	91.3
13	99	13.1	1.0	85.9	99	6.1	0.0	93.9	120	1.7	1.7	96.7	139	4.4△	2.2	93.4
14	100	10.0	2.0	88.0	99	5.1	2.0	92.9	119	6.7	3.4	89.9	119	6.7	1.7	91.6
15	100	25.0	1.0	74.0	99	14.1	1.0	84.8	122	6.6	0.0	93.4	97	4.1△	3.1	92.8
16	100	14.0	0.0	86.0	100	13.0	2.0	85.0	118	5.9	0.8	93.2	122	6.6	0.8	92.6
17	100	16.0	1.0	83.0	100	15.0	0.0	85.0	119	6.7	1.7	91.6	116	14.8	0.0	85.2
18	100	18.0	2.0	80.0	100	13.0	0.0	87.0	120	9.2	0.8	90.0	106	6.6△	0.9	92.5
总计	1198	13.4	2.2	84.4	1177	8.7	2.1	89.2	1563	5.6	1.7	92.8	1331	5.5△	1.9	92.6

注：* $P < 0.05$，表示1995年、2000年、2005年和2010年城市和2010年城市与农村地区的比较；△ $p < 0.05$，分别代表2010年和1995年城市与农村地区的比较；统计分析采用卡方检验。

在 1995~2010 年期间,所有性别和地区的中国朝鲜族 7~18 岁的儿童青少年的超重、肥胖的比例均逐渐上升(表 7－5 和表 7－6)。在 2000 年与 2005 年所调查男生的肥胖率存在显著的城乡差异(2000 年的总体肥胖率:城市为 3.1%、农村为 1.6%;2005 年的总体肥胖率:城市为 8.6%、农村为 5.8%)。与之类似,不论是城市地区还是农村地区,1995 年与 2010 年间调查的男生的肥胖率均存在显著性差异(表 7－5)。被调查女孩的肥胖率没有显著的城乡差异(1995 年所测的 8 岁和 17 岁、2000 年所测的 8 岁、2005 年所测的 10 岁、2010 年所测的 9 岁的被试者除外)。相比之下,在 1995 年与 2010 年间调查的女生的肥胖率均存在显著的城乡差异(表 7－6)。

图 7－1 至 7－5 分别显示了 1995 年至 2010 年朝鲜族儿童青少年身高－年龄与世卫组织标准的 P_3、P_{50} 和 P_{97} 百分位数。图 7－1 至 7－5 显示,相较于 1995 年、2000 年、2005 年的数据,2010 年同性别、同年龄的城乡儿童青少年的身高差距逐渐减小。在 1995 年和 2000 年间,年龄低于 14~15 岁男生和年龄小于 13~14 岁女孩的身高体重均与世卫组织参考值接近。然而,城乡儿童青少年的身高体重值高于 2005 年和 2010 年的世卫组织参考值。此外,在年龄较大的受试者(男生 > 14~15 岁;女生 > 13~14 岁)中,身高体重值与世卫组织参考值差距增大,百分位数越高,差距越大。

根据 WHO 标准:负 2Z－Score(WHO 消瘦标准)、M(0)Z－Score、1Z－Score(WHO 超重标准),图 7－6 至 7－8 显示了 1995 年至 2010 年期间中国朝鲜族儿童青少年不同年龄组 BMI 的负 2Z－Score、M(0)Z－Score 和 1Z－Score。除 1995 年农村男孩负 2Z－Score 低于 WHO 标准外,其他所有年份的数据显示朝鲜族城乡儿童青少年负 2Z－Score 和 WHO 几乎一致。与 1995 年,2000 年和 2005 年数据相比,无论性别和地区,2010 年中国朝鲜族儿童青少年的不同年龄组 BMI、M(0)Z－Score 和 1Z－Score 均高于 WHO。

表7-5 1995—2010年朝鲜族儿童青少年超重和肥胖率(世界卫生组织标准,男生)

年龄	1995					2000					2005					2010				
	人数	消瘦	正常	超重	肥胖	人数	消瘦	正常	超重	肥胖	人数	消瘦	正常	超重	肥胖	人数	消瘦	正常	超重	肥胖
城市																				
7	100	1.0	91.0	6.0	2.0	100	4.0	83.0	11.0	2.0	121	2.5	75.2	6.6	15.7	108	1.9	59.3	19.4	19.3△
8	100	3.0	86.0	10.0	1.0	99	1.0	83.8	15.2	1.0	121	1.7	65.3	22.3	10.7	112	1.8	67.0	15.2	16.1△
9	100	1.0	88.0	11.0	0.0	94	1.1	66.0	19.1	13.8*	119	3.4	63.9	16.0	16.8	102	4.9	59.8	21.6	13.7△
10	100	1.0	81.0	16.0	2.0	97	1.0	60.8	24.7	13.4*	118	5.1	70.3	14.4	0.0	109	0.9	59.6	23.9	15.6*△
11	100	2.0	83.0	10.0	5.0	93	2.2	75.3	16.1	6.5	120	2.5	70.8	15.0	11.7	108	2.8	56.5	16.7	24.1△
12	100	2.0	88.0	10.0	0.0	99	3.0	78.8	17.2	1.0*	121	1.7	70.2	18.2	9.9	110	2.7	61.8	21.8	13.6△
13	99	1.0	89.9	8.1	1.0	100	5.0	89.0	6.0	0.0	119	2.5	68.9	18.5	10.1	110	2.7	71.8	15.5	10.0△
14	100	5.0	91.0	4.0	0.0*	97	4.1	79.4	16.5	0.0*	119	5.9	70.6	13.4	10.1	108	1.9	69.4	18.5	10.2△
15	100	4.0	91.0	5.0	0.0	95	7.4	77.9	13.7	1.1	120	2.5	80.8	13.3	3.3	109	4.6	63.3	22.0	10.1△
16	100	5.0	90.0	3.0	2.0	99	4.0	88.9	7.1	0.0	120	2.5	85.0	10.0	2.5	113	6.2	70.8	13.3	9.7△
17	100	6.0	91.0	3.0	0.0	97	3.1	92.8	4.1	0.0	120	4.2	80.0	15.0	0.8	108	3.7	75.9	13.9	6.5△
18	100	3.0	94.0	3.0	0.0*	99	6.1	93.9	0.0	0.0	119	4.2	84.9	10.1	0.8	102	6.9	79.4	8.8	4.9△
总计	1199	2.8	88.7	7.3	1.3	1169	3.5	80.9	12.5	3.1*	1437	3.2	73.8	14.4	8.6*	1299	3.4	66.2	17.6	12.9△
乡村																				
7	100	1.0	96.0	3.0	0.0	100	1.0	90.0	9.0	0.0	120	2.5	75.8	13.3	8.3	134	0.0	64.2	14.2	21.6△
8	100	1.0	90.0	9.0	0.0	100	6.0	78.0	12.0	4.0	120	2.5	78.3	12.5	6.7	104	2.9	67.3	16.3	13.5△

续表

年龄	1995					2000					2005					2010				
	人数	消瘦	正常	超重	肥胖	人数	消瘦	正常	超重	肥胖	人数	消瘦	正常	超重	肥胖	人数	消瘦	正常	超重	肥胖
9	100	3.0	90.0	7.0	0.0	95	2.1	80.0	17.9	0.0	119	2.5	69.7	13.4	14.3	138	2.2	55.8	22.5	19.6△
10	99	4.0	86.9	6.1	3.0	98	2.0	77.6	11.2	9.2	120	0.8	73.3	15.0	10.8	104	4.8	67.3	11.5	16.3△
11	99	5.1	85.9	7.1	2.0	99	5.1	75.8	19.2	0.0	119	0.8	74.8	15.1	9.2	96	1.0	55.2	22.9	20.8△
12	98	5.1	88.8	5.1	1.0	100	4.0	95.0	1.0	0.0	120	1.7	83.3	10.0	5.0	118	2.5	72.0	11.9	13.6△
13	99	4.0	87.9	8.1	0.0	96	3.1	87.5	7.3	2.1	120	2.5	78.3	14.2	5.0	112	0.9	73.2	13.4	12.5△
14	100	7.0	87.0	5.0	1.0	99	4.0	93.9	2.0	0.0	121	5.8	77.7	11.6	5.0	136	0.7	72.6	18.5	8.1△
15	98	5.1	83.7	10.2	1.0	98	5.1	90.8	4.1	0.0	121	9.1	81.8	7.4	1.7	104	2.9	76.0	12.5	8.7
16	101	3.0	85.1	8.9	3.0	100	4.0	93.0	3.0	0.0	120	7.5	85.8	5.8	0.8	105	3.8	80.0	7.6	8.6
17	99	6.1	85.9	5.1	3.0	98	5.1	81.6	9.2	4.1	120	6.7	85.0	8.3	0.0	136	5.9	78.7	12.5	2.9
18	100	11.0	78.0	10.0	1.0	97	3.1	92.8	4.1	0.0	119	2.5	81.5	13.4	2.5	95	9.5	74.7	8.4	7.4
总计	1193	4.6	87.1	7.0	1.3	1180	3.7	86.4	8.3	1.6	1439	3.8	78.8	11.7	5.8	1381	3.0	69.7	14.6	12.8△

注: * $P<0.05$,分别代表1995年、2000年、2005年和2010年城市与农村的比较;△ $p<0.05$,分别表示2010年和1995年城市与农村地区的比较。

表7-6　1995—2010年朝鲜族儿童青少年超重和肥胖率（世界卫生组织标准，女生）

年龄	1995					2000					2005					2010				
	人数	消瘦	正常	超重	肥胖	人数	消瘦	正常	超重	肥胖	人数	消瘦	正常	超重	肥胖	人数	消瘦	正常	超重	肥胖
城市																				
7	100	2.0	96.0	2.0	0.0	100	0.0	83.0	16.0	1.0	120	0.8	91.7	5.0	2.5	127	0.8	69.3	16.5	13.4△
8	100	2.0	86.0	11.0	1.0*	97	0.0	81.4	14.4	4.1*	118	0.8	80.5	14.4	4.2	109	2.8	71.6	10.1	15.6△
9	100	1.0	92.0	7.0	0.0	99	2.0	83.8	9.1	5.1	120	2.5	76.7	10.8	10.0	106	7.5	54.7	15.1	22.6*△
10	100	6.0	84.0	8.0	2.0	97	8.2	88.7	2.1	1.0	120	7.5	69.2	19.2	4.2*	105	1.0	61.9	29.5	7.6△
11	100	3.0	82.0	13.0	2.0	92	2.2	78.3	15.2	4.3	119	4.2	78.2	15.1	2.5	95	6.3	66.3	20.0	7.4△
12	99	4.0	89.9	5.1	1.0	100	2.0	90.0	8.0	0.0	120	3.3	75.0	15.8	5.8	114	3.5	69.3	20.2	7.0△
13	100	0.0	84.0	14.0	2.0	100	1.0	85.0	14.0	0.0	120	1.7	77.5	15.8	5.0	116	0.9	68.1	24.1	6.9△
14	100	8.0	85.0	7.0	0.0	97	4.1	89.7	6.2	0.0	120	1.7	74.2	19.2	5.0	99	3.0	69.7	19.2	8.1△
15	100	1.0	90.0	8.0	1.0	99	1.0	89.9	9.1	0.0	120	1.7	80.0	15.0	3.3	104	1.9	79.8	16.3	1.9△
16	100	1.0	89.0	10.0	0.0	100	4.0	88.0	8.0	0.0	120	2.5	81.7	14.2	1.7	99	0.0	74.7	19.2	6.1△
17	100	0.0	87.0	10.0	3.0*	98	2.0	88.8	9.2	0.0	120	2.5	88.3	7.5	1.7	124	2.4	83.1	11.3	3.2
18	100	0.0	98.0	2.0	0.0	99	2.0	90.9	6.1	1.0	120	1.7	92.5	4.2	1.7	105	1.9	88.6	7.6	1.9△
总计	1199	2.3	88.6	8.1		1178	2.4	86.5	9.8	1.4	1437	2.6	80.4	13.0	4.0	1303	2.6	71.5	17.3	8.6△
乡村																				
7	99	4.0	92.9	2.0	1.0	98	1.0	76.5	15.3	7.1	121	0.0	86.0	11.6	2.5	102	1.0	81.4	11.8	5.9△
8	100	4.0	94.0	2.0	0.0	90	5.6	87.8	6.7	0.0	119	1.7	81.5	13.4	3.4	111	3.6	73.9	10.8	11.7△

213

续表

年龄	1995					2000					2005					2010				
	人数	消瘦	正常	超重	肥胖	人数	消瘦	正常	超重	肥胖	人数	消瘦	正常	超重	肥胖	人数	消瘦	正常	超重	肥胖
9	100	3.0	93.0	4.0	0.0	98	2.0	76.5	15.3	6.1	120	4.2	73.3	15.8	6.7	109	0.0	73.4	16.5	10.1△
10	100	7.0	86.0	7.0	0.0	100	9.0	81.0	7.0	3.0	120	2.5	85.0	9.2	3.3	106	1.9	62.3	21.7	14.2△
11	100	5.0	87.0	7.0	1.0	100	4.0	88.0	8.0	0.0	120	5.0	71.7	17.5	5.8	105	1.9	62.9	26.7	8.6△
12	100	4.0	86.0	10.0	0.0	94	3.2	84.0	11.7	1.1	244	3.3	78.3	16.0	2.5	103	5.8	70.9	17.5	5.8△
13	99	2.0	87.9	8.1	2.0	99	0.0	87.9	11.1	1.0	120	1.7	75.8	18.3	4.2	137	2.2	62.8	24.8	10.2△
14	100	2.0	93.0	5.0	0.0	99	2.0	86.9	11.1	0.0	119	3.4	78.2	15.1	3.4	119	1.7	73.9	20.2	4.2△
15	100	1.0	92.0	5.0	2.0	99	1.0	84.8	12.1	2.0	122	0.8	89.3	6.6	3.3	97	3.1	75.3	13.4	8.2△
16	100	0.0	90.0	9.0	1.0	100	2.0	90.0	8.0	0.0	118	0.8	89.8	9.3	0.0	122	2.5	77.0	17.2	3.3△
17	100	1.0	96.0	3.5	0.0	100	0.0	93.0	7.0	0.0	119	1.7	89.9	8.4	0.0	115	0.0	87.8	8.7	3.5△
18	100	2.0	91.0	6.0	1.0	100	1.0	96.0	3.0	1.0	120	0.8	88.3	10.0	0.8	106	0.9	89.6	5.7	3.8
Total	1198	2.9	90.7	5.7	0.7	1177	2.5	86.1	9.7	1.7	1562	2.2	81.9	12.9	2.9	1332	2.0	74.1	16.4	7.4△

注:* $P<0.05$,分别代表1995年、2000年、2005年和2010年城市与农村比较;△ $p<0.05$,分别表示2010年和1995年城市与农村地区的比较。

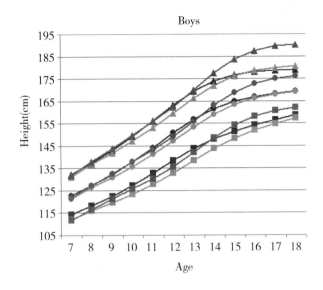

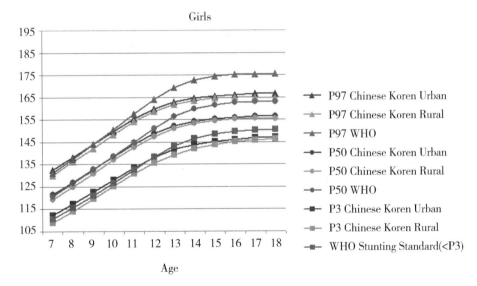

图7-1　1995 年中国朝鲜族城乡儿童青少年身高及世界卫生组织身高参考值(包括世界卫生组织发育不良标准)

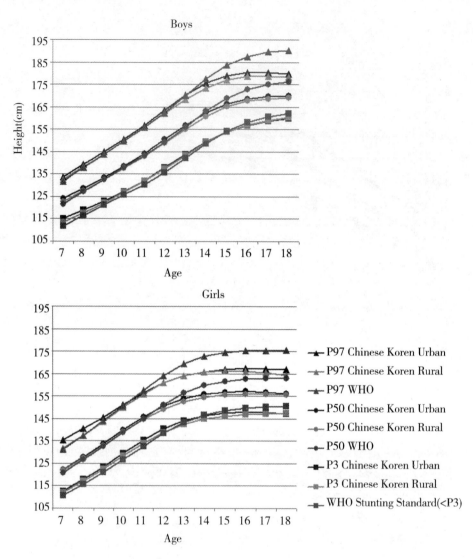

图7-2 2000年中国朝鲜族城乡儿童青少年身高及世界卫生组织身高参考值

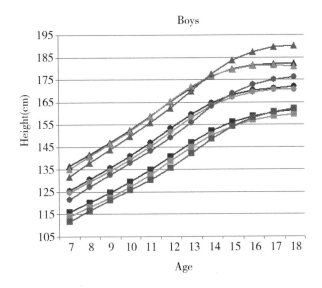

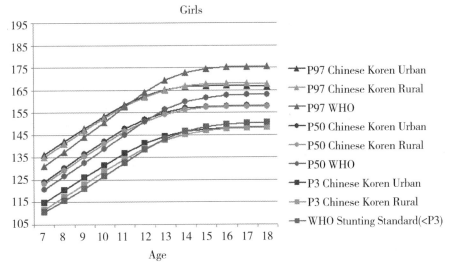

图 7 - 3 2005 年中国朝鲜族城乡儿童青少年身高及世界卫生组织身高参考值

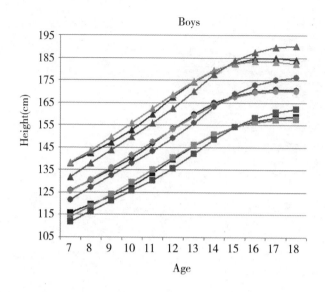

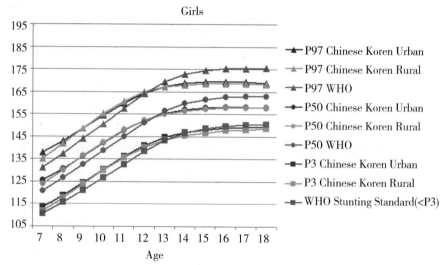

图 7 - 4　2010 年中国朝鲜族城乡儿童青少年身高及世界卫生组织身高参考值

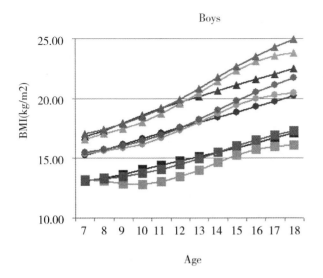

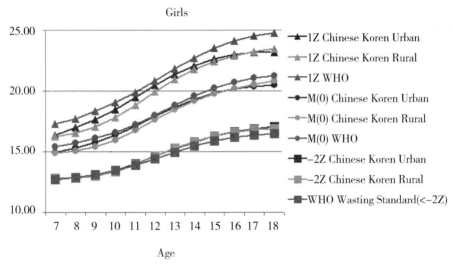

图 7 - 5 1995 年中国朝鲜族城乡儿童青少年和世界卫生组织 **BMI** 参考值(包括世界卫生组织浪费标准)

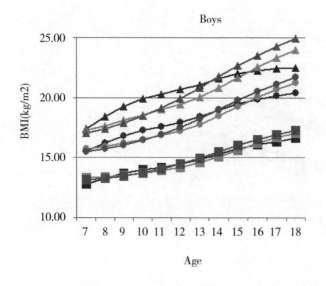

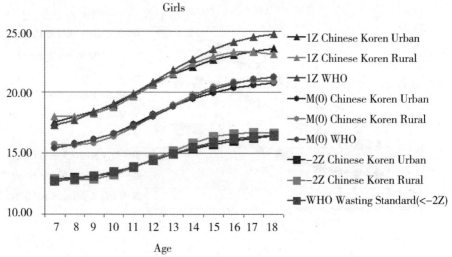

图 7 - 6　2000 年中国朝鲜族城乡儿童青少年和世界卫生组织 BMI 参考

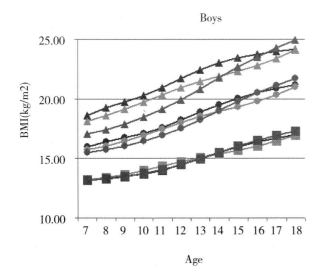

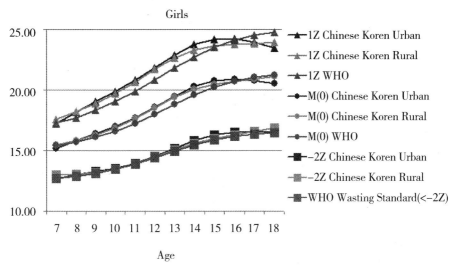

图 7 – 7　2005 年中国朝鲜族城乡儿童青少年和世界卫生组织 BMI 参考

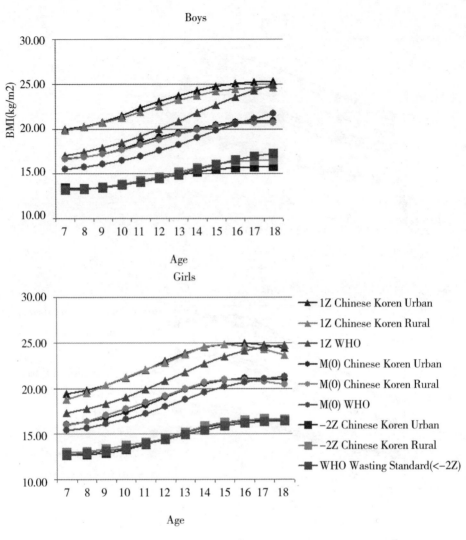

图7-8 2010年中国朝鲜族城乡儿童青少年和世界卫生组织 BMI 参考

三、讨论

延边朝鲜族自治州作为少数民族地区,位于吉林省东部,靠近中国和朝鲜的边界,它的州府为延吉市。总面积为 43474 平方公里,人口为 2,170,000(2010年),延边是中国朝鲜族最大的聚集区,其中朝鲜族占 39%,汉族占 59%。延边地处长白山区,此处朝鲜族人占该地区人口的 54.8%,年均日照时间为 2150 - 2480小时,年均降雨量为 400 - 650 毫米,平均温度为 2 - 6°C(最低温度: -23°C 至 -34°C,最高温度:34 - 38°C)。当地人主食以大米和小米为主,此外还包括牛肉,狗肉,鱼,蛋,牛奶和海产品等。

　　该研究的结果表明:(1)中国朝鲜族儿童青少年的身高和体重逐渐增加,儿童体能的城乡差异逐渐减弱。(2)无论区域如何(农村或城市),中国朝鲜族儿童青少年的营养不良率(主要是发育迟缓)呈现下降趋势,营养不良状况(主要是消瘦)的城乡差异可以忽略。许多研究表明,遗传因素、营养状况和社会经济因素通常反映在家庭的收入和父母的教育水平上,会对儿童的生长和发育造成影响。家庭收入决定健康物品的购买能力,进而影响儿童的成长:一个贫穷的家庭倾向于购买大量便宜且不健康的食物,而非少量的营养食品来喂养孩子,由此造成儿童的营养不良。这种不良的饮食习惯会阻碍儿童的成长。此外,许多贫困家庭也负担不起必要的医疗保健服务。许多研究表明父母的受教育程度对儿童身体发育有深刻的影响,父母受教育水平较高家庭的儿童要比父母受教育水平低家庭的儿童体格更好。受教育程度高的父母,有足够的资源促进子女的健康,并能更好地预防或缓解疾病。而且,父母受过高等教育可能有更高的生活水平和健康行为,直接影响其子女的成长。孕产妇教育与儿童保育密切相关,从而影响儿童的发育。此项研究从横断面调查中获得数据。因此,1995 年,2000 年,2005 年和 2010年测试 7 - 18 岁的中国朝鲜族儿童青少年分别来自以下时期的 4 个出生队列:1977 - 1988,1982 - 1993,1987 - 1998 和 1992 - 2003。延边作为少数民族地区,受到我国政府的高度重视和大力支持。延边得到了政府从资金投资到政策支持的一贯式扶持计划,经济得到了迅速发展,人民生活水平大幅提高。1978 年,延边城镇居民人均家庭收入为 343.4 元人民币,农村为 113.6 元人民币。2010 年,城市人均家庭收入分别增加到 17,469 元,是 1978 年的 50.2 倍;农村人均家庭收入增加到 7867 元人民币,是 1978 年的 69.3 倍。人均家庭收入城乡差异从 1978 年的3.02 倍降至 2010 年的 2.2 倍,表明延边农村的居民生活水平有所提高。随着中国改革开放的深入,延边人民的教育水平大幅提高。大学生人数从 1991 年的4483 人增加到 2010 年的 17,856 人。因此,随着延边社会与经济的不断发展,城乡差距正在逐渐消失。延边地区儿童青少年身体变得更强,更高,营养不良的比例(主要是发育迟缓)逐渐减少。于此同时,身体状况和营养不良方面的城乡差异也在逐渐减少,以上结论均与之前的研究相符。(3)无论城市还是农村,中国朝鲜族儿童青少年超重和肥胖率增长趋势更加明显。许多研究表明,随着中国社会经济的不断发展,儿童青少年的超重和肥胖率呈现增长趋势。在发展中国家,如中国,相比于农村地区儿童,社会经济地位较高地区儿童患有超重和肥胖的可能性更大。Wang Youfa 学者研究阐释了此类现象。无论是发达国家(美国)或是发展中国家(中国),饮食习惯、健康知识和体力活动等生活方式都可能对肥胖产生影响。例如,就饮食而言,中国的富裕人群比较倾向于食用肉类或其他高热量的食物。研究发现,中国朝鲜族儿童青少年超重和肥胖率高于同年龄段的汉族。Jin XC 等人认为这种现象发生的原因之一是延边农村地区的中国朝鲜族吸烟和饮酒较汉族农村地区更为普遍。Han CJ 等人认为延边地区朝鲜族人们有一些独特的生活习惯(如喜欢牛肉和狗肉等高热量高脂肪的食物,以及高盐及精制碳水化合物),因此,中国朝鲜族人们肥胖率较高。此外,Piao HL 等人研究表明,与汉族相比,中国朝鲜族人们长时间双腿交叉方式静坐,且体力活动较少,将导致皮下脂肪堆积、超重和肥胖率增加。

目前研究表明,在过去 15 年中,中国朝鲜族儿童青少年营养不良检出率(主要是发育迟缓)降低,但超重和肥胖率增长趋势更为显著。相关研究发现,中国朝鲜族和汉族儿童青少年的检出率有相同的趋势。自 1978 年改革开放以来,中国经济水平迅速发展,人们的生活水平大幅提高。与此同时,政府出台政策解决儿童的营养不良问题,如提供营养丰富的早餐和午餐。因此,近几十年来,中国儿童营养不良检出率呈现逐渐减少的趋势。然而,在过去的 20 年以来,城市地区的儿童青少年肥胖率却急剧增加。许多研究报道,中国儿童青少年肥胖的危险因素主要是较高社会经济地位,健康知识不足,高热量食物的摄入和体育活动缺乏。当地政府应制定相关政策,从儿童青少年的生活、活动和学习环境方面,积极预防儿童青少年肥胖问题,从而改善儿童青少年体质健康。在过去的几十年中,美国地方政府和联邦政府出台减少儿童肥胖的相关政策,2014 年,美国 2 - 5 岁儿童肥胖率下降43%。尽管中国经过了几十年的努力缓解儿童肥胖的问题,但几乎没有什么进步。

该研究调查表明,不论城市还是农村,中国朝鲜族儿童青少年的 -2Z 分的 BMI - 年龄值逐渐接近世界卫生组织消瘦参考值(-2Z - 分)。中国朝鲜族儿童青少年 BMI - 年龄的平均值和1Z - 分值高于世界卫生组织的参考值。如前所述,这些数值随延边地区的家庭月收入和学历水平增加而增加,从而使中国朝鲜族 7 - 18 岁的儿童青少年消瘦率下降,接近世界卫生组织的参考值。评估中国儿童青少年营养状况的标准有以下两条:(1)由中国肥胖工作组于 2004 年给出的划分标准,使用 BMI - 年龄标准筛选儿童青少年超重和肥胖;(2)由 Ji Cheng - Ye 等人于 2014 年制定了划分标准,使用不同年龄标准筛儿童青少年营养不良。国际上的常用的标准是世卫组织儿童生长曲线标准(2007 年版),本项研究也采用 2007 年世界卫生组织的标准。我们的研究结果表明:使用 WHO 营养状况筛查标准评估中国朝鲜族儿童青少年营养不良状况(发育迟缓和消瘦)是合理的,可能会在评估超重和肥胖方面存在一些不足之处。因此,需要进一步研究,以期建立一个更好的标准用于评估中国朝鲜族儿童和青少年营养状况。

结论

从历史发展的角度来看,我们使用1995年,2000年,2005年和2010年的国家体质调研的横截面数据分析延边地区中国朝鲜族7－18岁儿童青少年的营养状况的变化。根据我们的结果,我们可得出以下结论:

(1)过去15年里,中国朝鲜族儿童青少年的身高和体重逐渐增加,并且延边地区城市和农村儿童青少年身体差异逐渐减少。无论是城市还是农村地区,中国朝鲜族儿童青少年的营养不良率(主要是发育迟缓)下降,同时城乡之间的营养不良状况差异也在缩小。

(2)无论城市还是农村地区,中国朝鲜族儿童青少年超重和肥胖率已经增加到新的更高水平。

参考文献

[1] Ji CY, Cheng T. Epidemic increase in overweight and obesity in Chinese children from 1985 to 2005[J]. Int J Cardiod,2009;132,1－10.

[2] Che ZJ. The formation and change Korean minority in China[J]. J Yanbian Univ Soc Sci, 1998;3,137－42. (In Chinese)

[3] Jiang H. Research on manner of treatment and opposite among Chinese Korean, Korean and Japanese[J]. Time Report,2012;10,147. (In Chinese)

[4] Katona－Apte J, Mokdad A. Malnutrition of children in Democratic People's Republic of North Korea[J]. J Nutr,1998;128,1315－9.

[5] Hoffman DJ, Lee SK. The Prevalence of Wasting, but Not Stunting, Has Improved in the Democratic People's Republic of Korea[J]. J Nutr,2005;135,452－6.

[6] Jeong EK. Nutritional State of children in the Democratic People's Republic of Korea (DPRK):Based on the DPRK Final Report of the National Nutrition Survey 2012[J]. Pediatr Gastroenterol Hepatol Nutr,2014;17,135－9.

[7] Noh JW, Kim YE, Oh IH,et al. Influences of socioeconomic factors on childhood and adolescent overweight by gender in Korea:cross－sectional analysis of nationally representative sample [J]. BMC Public Health,2014;14,3－8.

[8] Oh IH, Cho Y, Park SY,et al. Relationship Between Socioeconomic Variables and Obesity in Korean Adolescents[J]. J Epidemiol,2011;21,263－70.

[9] Baek SH. Do obese children exhibit distinguish－able behaviors from normal weight children－based on literature review[J]. Korean J Community Nutr,2008;13,386－95.

[10] Gyu JH, So YN, Soo KL. Factors associated with obesity among Korean adolescents [J]. Health, 2013;5,1328 – 34.

[11] Lee G, Kim HR. Mothers' Working Hours and Children's Obesity: Data from the Korean National Health and Nutrition Examination Survey, 2008 – 2010 [J]. Ann Occup Environ Med, 2013;25,28.

[12] Kang HT, Ju YS, Park KH, et al. Study on the relationship between childhood obesity and various determinants, including socioeconomic factors, in an urban area [J]. J Prev Med Public Health, 2006;39,371 – 8.

[13] Fang JN, Quan ZY, Cui LH, et al. A comparative study on growth and development status between middle school students of Han and the Korean Nationalities in Yanbian Area [J]. Chin J School Health, 2000;21,448 – 9. (In Chinese)

[14] Jin YJ, Li MZ, Li P. Comparative study of the differences of body fat percentage, BMI and waist circumference cut point between university students of Korean ethnicity and Han ethnicity [J]. J Guangzhou Sport University, 2012;32,111 – 4. (In Chinese)

[15] Xiong NN, Ji CY. Epidemiological status of overweight and obesity among Chinese Korean students and its comparison with Chinese Hanstudents [J]. Chin J Public Health, 2006;22,901 – 2. (In Chinese)

[16] Dong ZF, Zhang TC. Dynamic analysis of growth and development situation in students of Korean and Mongolian in north area from 1985 to 2005 [J]. Health Vocational Education 2009;27, 116 – 9. (In Chinese)

[17] Li CY, Li CJ, Xu MY. Analysis of body shape and status of growth spurt in adolescences of Korean students in Jilin Province from 1985 to 2005 [J]. J Jilin Med Coll, 2010;31,20 – 2. (In Chinese)

[18] CNSSCH Association. Report on the 1995 National Survey on Students' Constitution and Health [R]. Changchun: Jilin Science and Technology Press, 1996. (In Chinese)

[19] CNSSCH Association. Report on the 2000 National Survey on Students' Constitution and Health [R]. Beijing: Chinese College and University Press, 2002. (In Chinese)

[20] CNSSCH Association. Report on the 2005 National Survey on Students' Constitution and Health [R]. Beijing: Chinese College and University Press, 2007. (In Chinese)

[21] CNSSCH Association. Report on the 2010 National Survey on Students' Constitution and Health [R]. Beijing: Chinese College and University Press, 2010. (In Chinese)

[22] Ji CY, Chen TJ, Sun X. Secular changes on the distribution of body mass index among Chinese children and adolescents, 1985 – 2010 [J]. Biomed Environ Sci, 2013;26,520 – 30.

[23] WHO Child Growth Standards, Genava. World Health Organisation [EB/OL]. Available on http://www. who. int/growthref/en/; [2010 – 11 – 10].

[24] Cole TJ, Roede MJ. Centiles of mass index for Dutch children aged 0 – 20 years in 1980:

A baseline to assess recent trends in obesity[J]. Ann Hum Bio,1999;126,303 – 8.

[25]Chinese National Bureau of Statistics[M]. Yanbian Statistical Yearbook. Beijing:China Statistics Press,2012. (In Chinese)

[26]Zhang YM,Wang Z. Investigation of constitution state of three-to six-year-old children in urban and rural areas of Wei Fang city[J]. Chin J Tissue Eng Res,2006;10,13 – 5. (In Chinese)

[27]Ma S,Wu S X,Yang Z. Analysis of growth and development of urban and rural students in Beijing[J]. Chin J School Health,2010;32,1296 – 9. (In Chinese)

[28]Guarnaccia P,Lopez S. Mental health and adjustment of immigrant and refugee children [J]. Child Adolesc Psychiatr Clin N Am,1998;7,537 – 53.

[29]Fredriks AM,van Buuren S,Jeurissen SE,et al. Verloove SP. Height,weight,body mass index and pubertal development references for children of Moroccan origin in The Netherlands[J]. Acta Paediatr,2004;93,817 – 24.

[30]Weinreb L,Goldberg R,Perloff J. Health characteristics and medical services patterns of sheltered homeless and low income housed mothers[J]. J Gen Intern Med,1998;13,389 – 97.

[31]Desai S,Alva S. Maternal Education and Child Health:Is There a Strong Causal Relationship? [J]. Demography,1998;35,71 – 81.

[32]NICHD Early Child Care Research Network. Relations between family predictors and child outcomes:Are they weaker for children in child care? [J]. Dev Psychol,1998;34,1119 – 28.

[33]Boyle MH,Racine Y,Georgiades K,et al. The influence of economic development level, household wealth and maternal education on child health in the developing world[J]. Soc Sci Med, 2006;63,42 – 54.

[34]Wang F,Zhou X. Family – related Factors Affecting Child Health in China[J]. Population Res,2012;36,50 – 9. (In Chinese)

[35]Brooks – Gunn J,Duncan GJ. The effects of poverty on children[J]. Future Child,1997; 7,55 – 71.

[36]Boyle MH,Racine Y,Georgiades K,et al. The influence of economic development level, household wealth and maternal education on child health in the developing world[J]. Soc Sci Med, 2006;63,2242 – 54.

[37]Lu JK,Yin XJ,Watanabe T,et al. Physiques in Migrant Peasant Worker's children by comparison with rural and urban children in Shanghai,China[J]. Advance in physical education, 2014;4,10 – 24,

[38]Brooks – Gunn J,Duncan GJ. The effects of poverty on children[J]. Future Child,1997; 7,55 – 71.

[39]Alaimo K,Olson CM,Frongillo EA,et al. Food insufficiency,family income,and health in US preschool and school – aged children[J]. Am J Public Health,2001;91,781 – 6.

[40]Chen J. Associations of children's development with environmental factors in Hangzhou

city[J]. Chin J School Health,2001;22,339 – 40. (In Chinese)

[41]Yanbian Bureau of Statistics. Yanbian statistical yearbook[M]. Changchun: JiLin People's Publishing House,2007. (In Chinese)

[42]Yin XJ,Ji CY. Malnutrition prevalence in Lasa Xizang children and adolescents[J]. Biomed Environ Sci,2014;27,614 – 26.

[43]Chen TJ,Ji CY. Secular Changes of Stature in Rural Children and Adolescents in China, 1985 – 2010[J]. Biomed Environ Sci,2014;27,573 – 81.

[44]Ji CY,Cheng TO. Prevalence and geographic distribution of childhood obesity in China in 2005[J]. Int J Cardiol,2008;131,1 – 8.

[45]Yi S,Wang HJ,Ma J,et al. Secular Trends of Obesity Prevalence in Urban Chinese Children from 1985 to 2010:Gender Disparity[J]. Plos One,2013;8,53069.

[46]Wang YF,Zhang Q. Are American children and adolescents of low socioeconomic status at increased risk of obesity? Changes in the association between overweight and family income between 1971 and 2002[J]. Am J Clin Nutr,2006;84,707 – 16.

[47]Danielzik S,Czerwinski M,Langnäse K,et al. Parental overweight,socioeconomic status and high birth weight are the major determinants of overweight and obesity in 5 – 7 y – old children: baseline data of the Kiel Obesity Prevention Study[J]. Int J Obes Relat Metab Disord,2004;28, 1494 – 502.

[48] Vieweg VR, Johnston CH, Lanier JO. Christopher H, Jack O, Antony F, Anand K. Correlation between High Risk Obesity Groups and Low Socioeconomic Status in School Children [J]. Southern Med J,2007;100,8 – 13.

[49]Wang Y. Cross – national comparison of childhood obesity:the epidemic and the relationship between obesity and socioeconomic status[J]. Int J Epidemiol,2001;30,1129 – 36.

[50] Ge K, Zhai F, Yan H. The dietary and nutritional status of Chinese population: 1992. National Nutrition Survey[M]. Beijing:People's Medical Publishing House,1999.

[51]Piao HL,Kin LZ,Li YS,et al. Dynamic analysis of nutritional status in primary students of Korean in Yanbian from 1985 to 1995[J]. Chin J School Doctor,1996;10,432. (In Chinese)

[52] Jiang YZ. Dynamic analysis of nutritional status of adolescence in Han and Korean students from China[J]. J Yanbian Univ,2003;29,295 – 300. (In Chinese)

[53]Yin FL. Analysis of physical examination results of Korean and Han nationality students in Yanbian University[J]. Chin J Sch Health,2006;27,996 – 7. (In Chinese)

[54]Jin XC,Fang JN,Huang MA,et al. Type s and related factors of obesity:A survey among Korea and Han nationalities in rural Yanbian[J]. J Clin Rehabilitative Tissue Eng Res,2007;11, 690 – 8.

[55]Han CJ,Taira K,Yu X,et al. Nutritional status in 200 of the Korean and Han ethnicity elderly in Yanji[J]. Wei Sheng Yan Jiu,2005;34,112 – 4.

[56] Piao HL, Fang JN, Cui XS, et al. Study on the Distribution of Obesity in Han Adolescent of Yanbian Area[J]. Chin J Public Health Eng, 2011;10,269 – 72. (In Chinese)

[57] Cui ZH, Rachel HX, Wu YF, et al. Temporal trends in overweight and obesity of children and adolescents from nine Provinces in China from 1991 – 2006[J]. International Journal of Pediatric Obesity, 2010;5,365 – 74.

[58] Dai X, Liang XX, Tian JF, et al. Evaluation of actual intake from nutrition lunch among primary school students[J]. Chinese General Practice, 2015;18,2841 – 5. (In Chinese)

[59] Ma GS, Gao SJ, Zhai FJ, et al. Nutrient Intakes of Chinese Primary and Secondary School Students at Breakfast[J]. Chin J School Health, 2001;22,389 – 91. (In Chinese)

[60] Ji CY, Wang JL, Chen TJ, et al. Dynamic Changes in Nutrition Status of Zhuang and Han Students in Guangxi Province During 1995 – 2000[J]. Chin J School Health, 2003;24,198 – 201.

[61] Ji CY, Zhang X. Nutritional status and developing trajectory of Dong child and adolescent group in Guizhou[J]. Chin J School Health, 2004;35,1293 – 6.

[62] JI CY. Report on childhood obesity in China, body mass index reference for screening overweight and obesity in Chinese school – age children[J]. Biomedical and environmental sciences, 2005;18,390 – 400.

[63] Shan XY, Xi B, Cheng H, et al. Prevalence and behavioral risk factors of overweight and obesity among children aged 2 – 18 in Beijing, China[J]. International journal of pediatric obesity. 2010;5,383 – 9.

[64] Karen M, W Qin, T Jie, et al. Obesity in China: What are the cause? [J]. Current pharmaceutical design, 2011;17,1132 – 9.

[65] Child obesity rates drop 43% in past decade [EB/OL]. Available on http://www.usatoday.com/story/news/nation/2014/02/25/chi ld-obesity-drops/5813395/; [2014 – 2 – 25].

[66] Ji CY. Changes of the prevalence malnutrition in Chinese rural students from 1985 – 2005 [J]. Chin J Child Health Care, 2009;17,11 – 4. (In Chinese)

[67] Ji CY. Dynamic changes on prevalence of malnutrition in Chinese primary and secondary students from 1985 – 2005[J]. Chin J Child Health Care, 2008;16,622 – 5. (In Chinese)

[68] Group of China Obesity Task Force. Body Mass index reference norm for screening overweight and obesity children and adolescents[J]. Chin J Epidemiology, 2004;25,97 – 102.

[69] Ji CY. Child and Adolescent Health (The seventh edition)[M]. Beijing: People's Medical Publishing House, 2012. (In Chinese)

第二节　藏族儿童青少年体质健康动态研究

研究目的:本研究旨在评估西藏儿童青少年营养不良的变化情况。研究方法:本研究数据来源于 1995、2000、2005 和 2010 年的全国学生体质健康调查资料,测试的对象为西藏拉萨儿童青少年,其年龄为 7 - 18 岁。在这 4 次测试中,测试对象的数量依次分别为 2393,2754,2397 和 2643。研究结果:本研究结果表明,西藏儿童青少年生长迟滞的发生率呈现逐渐下降趋势:对男孩而言,其生长迟滞的发生率从 2000 年的 26.8% 下降到 2010 年的 9.3%;对女孩而言,其生长迟滞的发生率从 2000 年的 25.8% 下降到 2010 年的 10.8%。一般而言,随着时间的推移,西藏男孩和女孩消瘦的发生率逐渐下降:对男孩而言,其消瘦的发生率从 1995 年的 17.7% 下降到 2005 年的 4.6%;对女孩而言,其消瘦的发生率从 1995 年的 12.5% 下降到 2005 年的 2.3%。7 - 13 岁男孩和 7 - 11 岁女孩的生长迟滞发生率分别为 67.5% 和 53.1%,然而,14 - 18 岁男孩和 12 - 18 岁女孩的生长迟滞发生率分别为 32.5% 和 46.9%。研究结论:随着时间的推移,西藏儿童青少年生长迟滞和消瘦发生率呈现出递减的趋势。在青春期早期,男孩和女孩的生长迟滞发生率显著高于青春期后期。

儿童青少年时期,人体的生长发育是一个复杂的变化过程,这个过程不仅受遗传、营养、激素、锻炼与运动、睡眠的影响,还会受到与自然环境相关的其他因素的影响。上述因素中,营养构成儿童生长的最重要的物质基础。西藏位于中国青藏高原,拥有独特的自然环境,与其他地区相比,西藏有着大不一样的社会经济阶层、生活方式与风俗习惯。因此,了解西藏地区儿童青少年的营养状况,及时发现该地区儿童青少年中存在的营养问题,对于改善儿童营养状况、促进儿童生长发育和增强人口素质具有重要的意义。目前,在这个方面,国内外已经有大量横向研究是关于西藏儿童青少年营养不良的问题。Harris 等对 2078 名西藏儿童(0 - 84 个月)进行的研究表明,在西藏(0 - 84 个月)儿童中,严重生长停滞现象是由于其早期的营养不良所造成的,这种生长停滞的发病率很高,然而,这种生长停滞在适应了高原环境之后,就与海拔没有关联。Dang 等研究发现,3 岁以下儿童中,其营养不良表现为生长停滞的为 39%,表现为过低体重的为 23%,表现为消瘦的为5.6%。在农村儿童中,生长停滞和过低体重的发生率分别为 41.4% 和 24.7%,然而,在城镇儿童中,这些数据分别为25.3%和18.1%。在这项研究中,生长停滞和过低体重与海拔相关。Ying等研究发现,在西藏的林芝及其他地方,农村三岁以下儿童的生长停滞、过低体重和消瘦的发生率分别为33.9%、16.5%和3.4%。然而,在海拔超过4500米地方,儿童的生长停滞和过低体重的发生率分别为36.5%和19.1%。Argnani研究了131名8-14岁西藏儿童,没有发现消瘦现象,但是发现生长停滞现象,其发生率为28.3%。这表明永久生活在海拔4000米以上高原环境中的儿童,表现出对环境的适应性以及在线性增长生长上的适度降低。Tripathy等人研究了居住在印度的西藏人,年龄为2-40岁,他们居住在海拔不同的三个地区(3521米,970米和800米),研究结果表明,那些移居到低海拔地区的西藏人的身材略高,在身高上的这种细微差异,归因于他们的腿更长,之所以腿更长,也许可以通过他们在食物和营养上的差异来解释,是否可以通知营养状况的调节来改善海拔的影响还不能确定。Rooze等人对688名西藏儿童的生长状况进行了研究,这些儿童年龄在0-5岁,居住在农村地区,在这些地区,大骨节病(KBD)非常盛行。这表明,生长停滞和体重过低是普遍现象,也许和佝偻病存在联系。在其他国家,也有对儿童青少年营养不良现象的纵向研究。

总之,对西藏儿童青少年营养不良状况的研究中,绝大多数是横向的,研究对象主要是0-7岁儿童。尽管在其他国家,有一些关于儿童青少年营养不良状况的研究和报告,但是,在中国对西藏儿童青少年营养不良状况的纵向研究几乎没有。因此,本研究从国家体质测试数据中抽取了一些横向数据,这些测试是从历史发展的角度,分别在1995、2000、2005和2010年进行的。这些数据用于分析西藏拉萨7-18儿童青少年营养不良状况的变化。这可以为建立和提高标准系统提供基础,而这个标准系统是用于研究西藏儿童青少年生长、发展以及营养状况的筛选。

一、方法

(一)被试和样本

本研究数据来源于中国学生体质健康测试(CNSSCH)的结果,这些测试分别开展于1995、2000、2005和2010年。自1985年以来,中国学生体质健康测试(CNSSCH)分别由教育部、国家卫生和计划生育委员会、科技部、国家事务局和国家体育总局主导,每隔5年进行一次测试,这个测试包括了最大的、全国性的和具有代表性的样本,它涵盖了中国学龄期的儿童青少年。这些调查数据广泛用于评估中国儿童青少年的各种健康指标。中国学生体质健康测试(CNSSCH)的目标人群主要有两类,一类分别是来自小学、中学和大学,年龄在7-22岁的汉族学生,另一类分别是来自小学和中学,年龄在 7 - 18 岁的少数民族学生,汉族学生样本来自西藏地区,少数民族学生的随机样本直接来源于所选定的测试地区和民族,比如,长期生活在西藏拉萨(拉萨是西藏自治区的政府所在地)的儿童青少年被直接选取,然而,只有他们的父母、祖父母都是同一民族的学生才能被选为测试样本。而且,自 1985 年中国学生体质健康测试(CNSSCH)首次开展以来,随后每隔 5 年进行一次测试,测试严格按照 CNSSCH 的要求进行,所选取的样本必须来自同一学校,测试方法必须相同。本研究主要集中在生活在西藏拉萨 7 - 18 岁的儿童青少年,他们也是过去四次 CNSSCH 测试的样本。综上所述,以上样本仅仅包括在拉萨的西藏学生,为保证样本间进行比较的有效性 ,每组被试都是在不同时期随机选取的。因此,每次所选取的合适被试在 1995 年为 2393 人(男:1196;女:1197),在 2000 年为 2354 人(男:1183;女:1171),在 2005 年为 2397 人(男:1198;女:1199),在 2010 年为 2643 人(男:1318;女:1325),测试的道德许可来源于北京大学医学研究伦理委员会。在使用数据前,测试者向所有的被试说明,测试的数据仅仅用于进一步提高学生的健康素质。当研究数据输入电脑时,学生的姓名为匿名,原始数据由北京大学管理。

(二)测试方法

所有研究对象在被测试之前都必须经过体检,身体残疾或患有心理疾病的个体会排除在此次研究范围之外。身高和体重的测量都采用同样的仪器,并且测试人员要经过一周人体测量法的培训。所有的测试按照标准化程序进行,并且采用统一的设备。所有被测人员在测试之前要求排尿、排便,男生在测试时只穿内裤,女生身着 T 恤和薄裤子,并且所有人在测试时都不能穿鞋子。体重测量同样要求被测者赤脚站在体重测试仪器的平台上,测试结果记录到 0.1kg。身高的测量要求被测者身体保持正直且赤脚站在仪器上,测试结果记录到 0.1cm,测量的误差在研究中被严格控制,每天测量完成后,3% 的被试被要求重新测试。

身体体脂指数(BMI)的计算采用以下公式:BMI(Body Mass Index) = 体重 $(kg)/$身高$(m)^2$。本研究中,来自不同年龄段的,西藏儿童青少年的生长迟滞和消瘦的发生率是根据以下两个标准进行计算,即生长迟滞采用"年龄别身高"筛查(身高低于第三百分位视为生长迟滞);消瘦、超重和肥胖分别采用"年龄别 BMI"筛查,即 BMI 小于 -2Z 为消瘦,BMI 大于等于 1Z 为超重和 BMI 大于等于 2Z 为肥胖。这两个标准依据的是 2007 年 WHO 所制定《儿童青少年生长发育标准》。在本研究中,对营养不良状况的测试是基于生长迟滞和消瘦的发生率。在去除先前定义的生长迟滞组之后,我们首先将生长迟滞采用"年龄别身高"筛查,其次,消瘦采用"年龄别 BMI"进行筛查。

（三）统计分析

本研究运用 LMS 法将西藏 7 - 18 岁儿童青少年第 25th、50th、75th 和 95th 百分位的"年龄别身高"和"年龄别 BMI"的 Z 评分法进行营养状况的评定。LMS 法是一种由 Cole（1990 年）提出的、在国际上被广泛认可的和用于建立生长发育标准的方法。上述提到的由 WHO 所描述的、"年龄别身高"和"年龄别 BMI"的百分比，来自 WHO 的网站。X2 检验表明 5 年间（1995—2000 年）生长迟滞以及 10 年间（2000—2010 年）的生长迟滞存在着显著差异。T 检验用于检验身高、体重和 BMI 的 5 年（1995 - 2000）以及 10 年（2000 - 2010）的差异。在所有的分析中，统计的显著性差异设定为 0.05，统计分析方法为 SPSS16.0 版本。数据输入用的是 Epidata 3.1 软件。

二、结果

表 7 - 7 表明，一般而言，随着时间的推移，在调查样本中，所有年龄组的男孩和女孩的平均身高、体重和 BMI 值呈现出增长趋势。然而，所有年龄段的男孩和女孩的平均身高在 2000 年出现了例外，他们的身高值相对于 1995 年的要低。11 - 15 岁男孩、9 - 15 岁女孩和 14 岁儿童的身高的差异具有统计学意义。一般而言，连续年份 BMI 值比 1995 年的要高。与 2000 年相比，在所测试的几个组别中，2010 年的平均身高和体重显著增加，身高和 BMI 值显著增加，并且具有显著的统计学意义。

表 7 - 8 表明，男孩和女孩生长迟滞的发生率，正如根据 WHO 标准所定义的那样，逐渐呈现出下降的趋势，除了 2000 年外。因此，对男孩而言，其生长迟滞的发生率从 2000 年的 26.8% 下降到 2010 年的 9.3%。对女孩而言，其生长迟滞的发病率从 2000 年的 25.8% 下降到 2010 年的 10.8%。与 1995 年相比，2000 年的生长迟滞的发生率相对要高，男孩与女孩之间存在显著性差异。然而在 16 - 18 岁的男孩和女孩间不存在显著性差异。与 2000 年的数据相比，2010 年的男孩和女孩生长迟滞发生率显著下降。对男孩和女孩而言，7 - 11 岁组合 13 - 15 岁组的生长迟滞发生率显著下降，这种差异也具有统计学意义。然后，其他年龄组的儿童间差异没有统计学意义。一般而言，根据 WHO 的标准，无论男孩和女孩，其消瘦率均会下降。对男孩而言，消瘦率从 1995 年的 17.7% 下降到 2005 年的 4.6%。对女孩而言，消瘦率从 1995 年的 12.5% 下降到 2005 年的 2.3%。另外，在不同时间段的测试中，生长迟滞的发生率比消瘦的发生率一般要高。随着时间的推移，非营养不良率相应的增加。对男孩而言，这种比率从 1995 年的 59.7% 增加到 2010 年的 82.9%。对女孩而言，这种比率从 1995 年的 69.0% 增加到 2010 年

的 82.3%。

表 7-9 表明，根据高矮、胖瘦标准，在生长停滞的男孩和女孩中，消瘦的发生率在 1995 年分别是 36.1% 和 23.1%，在 2010 年分别下降到 18.7% 和 18.5%。研究结果表明，在西藏儿童青少年中，又矮又瘦的身材逐渐消失。表 7-10 表明，男孩的生长迟滞和消瘦的发生率均高于女孩。7-13 岁年龄段（青春早期）的男孩的生长迟滞率是 53.1%，14-18 岁年龄段（青春晚期）的男孩的生长迟滞率为 46.9%。上述研究结果表明，儿童在青春期早期，生长迟滞发生率明显高于青春期后期，这种生长迟滞差异达到显著性水平。

依据 WHO 的生长迟滞标准，图 7-9 表明了从 1995—2000 年，西藏儿童青少年的第 25th、50th、75th 和 95th 百分位的"年龄别身高"。与 1995、2000 和 2005 年相比，2010 年男孩和女孩的身高最接近于 WHO 的身高标准值。对于小于 13-14 岁的男孩，以及小于 10-11 岁女孩而言，几乎其所有的身高百分位均接近于 WHO 值。但是，他们逐渐偏离 WHO 的参考值。在高的百分位，这种差距加大了。比如，18 岁孩子的身高与 WHO 的参考值相比较而言，在 2010 年，男孩的第 25th、50th、75th 和 95th 百分位的差异分别是 5.55、6.31、7.33 和 8.90. 就女孩而言，这种差异分别是 3.66、4.86、5.93 和 7.480。这些差异表明，身材较高的西藏青少年和 WHO 的身高参考值间的差距，比身材较矮的西藏青少年和 WHO 的身高参考值间的差距大。然而，与 2005、2000 和 1995 年相比较，尽管在 2010 年，各个年龄段男孩和女孩的身高普遍更高。每间隔 5 年所测得的数据表明，当他们 18 岁时，其身高几乎一致（见表 7-7）。然而，在 1995 年，所有年龄段的西藏男孩和女孩，在第 25th 的百分位身高低于或接近 WHO 的生长迟滞标准。在 2010 年，所有年龄段的西藏男孩和女孩，在第 25th 的百分位身高超过了 WHO 的生长迟滞标准。

依据 WHO 的消瘦标准，图 7-10 表明了从 1995-2000 年，西藏儿童青少年的第 25th、50th、75th 和 95th 百分位的"年龄别 BMI"。很明显，7-10 岁男孩的 BMI 百分位在 2005 和 2010 年接近于 WHO 的参考值。然后他们逐渐偏离了 WHO 的参考值。尽管随着时间的推移，女孩的 BMI 百分位已经逐渐接近 WHO 的参考值。但她们仍然低于 WHO 的参考值。除此之外，所有年龄段的西藏男孩，在第 25th 百分位的 BMI 接近于 1995 和 2000 年 WHO 消瘦标准。但是高于所有年龄段的西藏儿童青少年在 2000 和 2010 年的标准。

表7-7　1995-2010年期间藏族儿童和青少年身高、体重和BMI

年龄	1995				2000				2005				2010			
	N	身高	体重	BMI	N	身高	体重	BMI	N	身高	体重	BMI	N	身高	体重	BMI
男生																
7-	99	118.6±5.2	20.1±2.6	14.3±1.0	116	119.1±4.0	20.9±2.7△	16.0±2.1	99	118.3±5.6	21.9±3.0	15.6±1.2	109	123.3±5.4*	23.9±3.8*	15.6±1.9*
8-	100	123.5±5.0	22.1±2.9	14.4±1.5	115	122.6±5.9	22.5±3.1	14.3±1.3	100	126.2±6.5	25.8±4.5	16.2±2.0	107	127.1±5.5*	25.6±5.6*	15.7±2.5*
9-	100	127.4±5.4	23.6±3.0	14.5±1.3	119	127.0±6.0	24.3±3.7	14.5±1.3△	100	132.3±6.3	28.9±4.7	16.4±1.8	113	132.6±6.0*	28.9±6.0*	16.3±2.6*
10-	99	132.0±6.1	25.7±3.8	14.7±1.4	113	130.4±5.4	25.8±3.0	15.1±1.2△	100	133.6±5.1	29.7±5.3	16.6±2.2	112	137.8±5.6*	31.1±6.5*	16.3±2.4*
11-	100	135.8±6.2	28.1±4.9	15.1±1.6	110	134.9±6.7	28.1±4.2	15.4±1.3	100	139.2±6.7	32.3±5.5	16.6±1.8	124	142.3±6.3*	34.5±7.5*	16.9±2.8*
12-	100	142.4±8.5	31.1±6.1	15.3±1.6	132	143.6±7.2	34.4±6.4△	16.6±2.3△	100	143.3±7.8	35.4±6.3	17.1±1.9	117	146.0±8.8*	36.9±9.5*	17.1±3.0
13-	100	151.1±8.7	37.1±7.5	16.1±1.8	103	147.7±7.9△	35.9±6.3	16.4±1.6	100	146.0±8.9	39.3±9.1	18.4±3.6	110	153.8±8.4*	43.0±10.3*	18.0±3.3*
14-	100	157.5±8.4	41.1±6.2	16.5±1.5	113	155.3±7.5△	40.8±6.2	16.8±1.6	100	158.2±7.8	45.3±7.6	18.0±1.9	112	162.3±8.2*	49.5±9.5*	18.5±2.4*
15-	100	164.6±5.8	47.2±6.0	17.4±1.6	107	161.6±7.3△	44.8±6.3△	17.1±1.5	100	161.5±7.0	48.4±7.5	18.5±2.1	112	167.3±6.8*	53.3±10.0*	19.0±2.9*
16-	100	165.9±6.0	48.3±6.3	17.5±1.8	115	164.8±6.3	50.6±6.0△	18.6±1.5△	100	167.0±5.2	54.0±7.1	19.3±2.3	100	167.7±6.3*	53.8±8.3*	19.1±2.4
17-	98	168.0±6.0	51.3±5.6	18.1±1.5	118	167.6±6.3	51.2±5.0	18.2±1.6	100	168.7±5.1	55.7±5.5	19.6±1.8	102	169.4±5.6*	55.7±7.9*	19.4±2.5*
18-	100	168.0±5.4	52.2±5.5	18.5±1.7	122	168.6±5.9	54.1±6.4△	19.0±1.9△	99	168.8±4.9	56.7±5.5	19.9±2.0	100	169.1±5.8	58.5±7.2*	20.5±2.5*
Total	1196	146.3±18.9	35.7±12.7	16.0±2.1	1383	145.3±19.7	36.2±12.7	16.5±2.1△	1198	146.9±18.1	39.5±13.3	17.7±2.5	1318	149.5±17.7*	40.9±14.2*	17.7±3.0*
女生																
7-	99	117.6±4.2	19.5±2.1	14.1±0.9	117	117.8±5.0	19.9±2.6△	14.3±1.4	100	116.7±6.6	21.0±3.5	15.3±1.3	110	122.2±5.7*	22.8±3.4*	15.2±1.7
8-	100	122.4±5.4	21.5±2.6	14.3±1.3	110	121.5±5.2	21.9±3.1	14.8±1.3△	100	125.7±6.6	24.4±4.3	15.3±1.8	116	125.5±5.4*	23.9±3.7*	15.1±1.7
9-	100	128.4±6.5	23.3±3.1	14.1±1.0	119	125.2±6.5△	23.3±4.3	14.8±1.8△	100	131.4±7.4	28.2±5.8	16.2±2.2	113	132.7±6.3*	26.8±4.9*	15.1±1.8
10-	100	133.1±6.8	25.9±4.1	14.4±1.5	109	130.5±6.0△	25.9±3.9	15.1±1.4△	100	134.3±5.6	29.1±4.8	16.1±2.0	118	138.1±7.0*	29.9±6.1*	15.5±2.3
11-	100	138.4±7.3	28.7±5.0	14.9±1.5	121	136.4±6.6△	28.3±4.4	15.1±1.6	100	141.7±6.1	33.8±5.1	16.8±1.9	112	143.3±7.0*	34.3±7.2*	16.6±2.6*
12-	99	144.9±7.5	32.9±5.7	15.6±1.7	120	144.8±6.5	33.8±6.1	16.0±1.9	106	145.1±6.3	36.2±7.2	17.1±2.4	106	145.0±8.1	34.9±8.1	16.4±2.5
13-	100	150.4±6.3	37.5±5.6	16.5±1.8	122	149.2±6.0	38.6±7.0△	17.3±2.3△	100	147.0±7.2	41.0±7.5	18.9±3.3	110	152.0±6.0*	42.2±7.4*	18.1±2.4*
14-	100	155.4±5.6	44.0±6.4	18.1±2.2	110	153.1±5.0△	42.1±6.6△	17.9±2.3	100	152.7±7.2	45.6±8.3	19.5±2.9	125	156.9±4.9*	47.4±7.5*	19.3±2.9*
15-	99	156.2±5.4	44.8±5.7	18.4±2.0	109	155.8±5.1	45.4±6.0	18.7±2.2	100	155.7±5.0	49.1±8.1	20.2±3.0	108	157.6±5.1*	48.5±6.5*	19.5±2.3*
16-	100	156.5±5.1	45.7±5.2	18.6±1.8	115	156.6±4.7	48.0±5.7△	19.5±2.1△	100	157.8±5.6	51.3±5.5	20.6±2.4	102	157.1±4.8	49.0±6.3*	20.1±2.3*
17-	100	156.9±5.3	47.4±5.8	19.2±2.0	114	157.6±6.2	50.2±6.8△	20.2±2.4△	100	157.5±4.8	51.7±6.4	20.8±2.4	105	157.6±5.4	50.1±6.1	20.2±2.3
18-	100	157.3±5.3	48.2±5.6	19.4±2.1	105	156.8±4.8	49.9±5.5△	20.3±1.9△	99	157.5±4.8	51.3±5.8	20.7±2.4	100	158.4±4.6*	50.6±7.0	20.1±2.3
Total	1197	143.2±15.2	35.0±11.6	16.5±2.7	1371	141.9±15.4	35.4±12.2	17.0±2.9	1199	143.6±14.6	38.6±12.4	18.1±3.2	1325	145.3±14.0*	38.2±12.2*	17.6±3.1*

注：(△) $P<0.05$,2000年与1995年的比较；(*) $P<0.05$，2010年与2000年的比较,t-test.

表7-8　1995~2010年期间藏族儿童和青少年营养不良率（WHO标准）

Age	1995 N	1995 生长迟滞率(%)	1995 消瘦率(%)	1995 非营养不良率(%)	2000 N	2000 生长迟滞率(%)	2000 消瘦率(%)	2000 非营养不良率(%)	2005 N	2005 生长迟滞率(%)	2005 消瘦率(%)	2005 非营养不良率(%)	2010 N	2010 生长迟滞率(%)	2010 消瘦率(%)	2010 非营养不良率(%)
男生																
7-	99	23.2	12.1	64.6	116	17.2	3.4	79.3	99	27.3	1.0	71.7	109	5.5*	1.8	92.7
8-	100	15.0	16.0	69.0	115	33.0△	6.1	60.9	100	11.0	3.0	86.0	107	7.5*	6.5	86.0
9-	100	24.0	15.0	61.0	119	27.7	7.6	64.7	100	6.0	1.0	93.0	113	5.3*	4.4	90.3
10-	99	31.3	16.2	52.5	113	34.5	8.0	57.5	100	8.0	3.0	89.0	112	0.9*	11.6	87.5
11-	100	30.0	15.0	55.0	110	39.1	11.8	49.1	100	21.0	2.0	77.0	124	4.8*	7.3	87.9
12-	100	36.0	21.0	43.0	132	28.0	9.1	62.9	100	25.0	4.0	71.0	117	23.9	8.5	67.5
13-	100	28.0	13.0	59.0	103	42.7△	12.6	44.7	100	50.0	8.0	42.0	110	15.5*	10.0	74.5
14-	100	24.0	21.0	55.0	113	32.7	14.2	53.1	100	24.0	6.0	70.0	112	9.8*	3.6	86.6
15-	100	8.0	18.0	74.0	107	22.4△	23.4	54.2	100	24.0	9.0	67.0	112	7.1*	11.6	81.3
16-	100	16.0	25.0	59.0	115	18.3	5.2	76.5	100	5.0	7.0	88.0	100	11.0	10.0	79.0
17-	98	16.3	19.4	64.3	118	16.1	16.1	67.8	100	7.0	6.0	87.0	102	8.8	13.7	77.5
18-	100	19.0	21.0	60.0	122	13.1	17.2	69.7	99	8.1	5.1	86.9	100	12.0	5.0	83.0
Total	1196	22.6	17.7	59.7	1383	26.8△	11.1	62.1	1198	18.0	4.6	77.4	1318	9.3*	7.8	82.9
女生																
7-	99	15.2	10.1	74.7	117	17.9	8.5	73.5	100	29.0	1.0	70.0	110	6.4*	1.8	91.8
8-	100	23.0	10.0	67.0	110	30.9	1.8	67.3	100	6.0	3.0	91.0	116	8.6*	4.3	87.1
9-	100	24.0	18.0	58.0	119	48.7△	6.7	44.5	100	11.0	1.0	88.0	113	8.8*	8.0	83.2
10-	100	28.0	26.0	46.0	109	42.2	7.3	50.5	100	22.0	3.0	75.0	118	13.6*	13.6	72.9
11-	100	35.0	20.0	45.0	121	48.8△	9.1	42.1	100	15.0	2.0	83.0	112	13.4*	13.4	73.2
12-	99	26.0	20.0	54.0	120	33.3	12.5	54.2	100	27.0	6.0	67.0	106	31.1	11.3	57.5
13-	100	18.0	15.0	67.0	122	23.8	9.0	67.2	100	39.0	3.0	58.0	110	10.9*	9.1	80.0
14-	100	8.1	9.1	82.8	110	18.2△	10.9	70.9	100	23.0	8.0	69.0	125	4.0*	6.4	89.6
15-	99	9.0	9.0	82.0	83	13.8	6.4	79.8	100	11.0	0.0	89.0	108	1.9*	1.9	86.3
16-	100	13.0	4.0	83.0	115	7.8	1.7	90.4	100	6.0	1.0	93.0	102	8.8	2.9	88.2
17-	100	9.1	4.0	86.9	114	7.0	1.8	91.2	100	8.0	0.0	92.0	105	7.6	5.7	86.7
18-	100	13.0	5.0	82.0	105	12.4	1.0	86.7	99	6.1	0.0	93.9	100	8.0	4.0	88.0
Total	1197	18.5	12.5	69.0	1371	25.8△	6.5	67.7	1199	16.9	2.3	80.8	1325	10.8*	6.9	82.3

注：（△）$P<0.05$,2000年与1995年的比较；（*）$P<0.05$，2010年与2000年的比较 χ^2-test.

表7-9　1995—2010年期间藏族儿童和青少年发育迟缓的消瘦率

（根据世界卫生组织标准）

男生	1995	2000	2005	2010
发育迟缓	97(36.1)	75(20.2)	19(8.8)	23(18.7)
消瘦	172(63.9)	296(79.8)	197(98.1)	100(81.3)
合计	269	371	216	123
女生				
发育迟缓	51(23.1)	77(21.9)	25(12.3)	25(18.5)
消瘦	170(76.9)	275(78.1)	178(87.7)	110(81.5)
合计	221	352	203	135

注:( )为%。

表7-10　藏族儿童和青少年青春期早期和晚期的发育迟缓和消瘦率

（按WHO标准）

性别	Age	身高		BMI	
		发育迟缓	正常	超重	正常
男生	7-13	661(67.5)*	2 336(56.8)	254(48.5)*	2 082(58)
	14-18	318(32.5)	1 779(43.2)	270(51.5)	1 509(42)
	总体	979	4115	524	3 591
女生	7-11	484(53.1)*	1 660(39.7)	180(50.1)*	1 480(38.7)
	12-18	427(46.9)	2 521(60.3)	179(49.9)	2 342(61.3)
	总体	911	4 181	359	3 822

注:1) ' * ' $P < 0.05$,( )为%;2) χ^2检验。

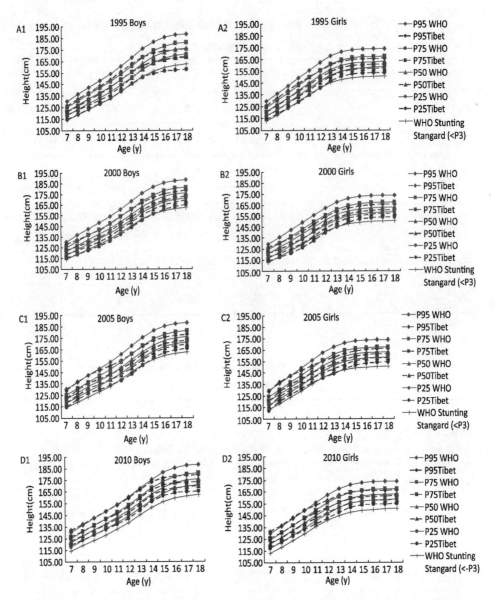

图 7 – 9　1995 年至 2010 年西藏儿童青少年及世卫组织身高参考和世卫组织发育迟缓标准（A1 – D2）

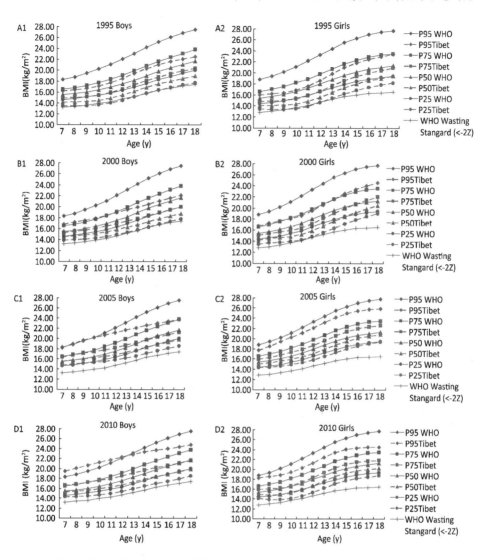

图7-10 1995—2010 年西藏和 WHO 儿童青少年的 BMI 参考(A1-D2)。

三、讨论

本研究中选取的测试被试均来自拉萨地区,拉萨位于我国西南边陲的平均海拔 3658 米的青藏高原中部,是西藏自治区的首府,西藏的政治、经济、文化中心。拉萨年均气温和降雨量分别为 7.4 摄氏度和 500 毫米,全年日照时间为 3000 小时。统计数据表明,2009 年拉萨拥有 515300 常居人口,其中城市户籍人口为 211400 人,农村户籍人口为 303900 人。拉萨地区的面积为 29518 平方公里,辖有

8个县,共64个乡(镇、办事处),269个村委会(社区居委会)。尽管拉萨在1960年被命名为一个市,但事实上拉萨仍然是个农牧区。

本研究发现,从1995年到2010年,西藏地区青少年儿童的生长迟滞发生率和消瘦的发生率随着时间的推移,有逐渐下降的趋势。这种趋势不仅与西藏地区的经济发展密切相关,而且与西藏地区人的受教育程度、医疗和健康水平紧密相连。西藏从2000年到2010年期间,年龄在15岁以上的人口文盲率从47.25%下降到32.29%。每十万人口中的大学生数量从1262人增加到5507人。因此,在2000到2010年期间,西藏人口的受教育水平已经得到显著提高。有研究表明,从1999年到2002年,在西藏小学、初中和高中,学生的入学率分别增加到88.3%,52.3%和42.1%。此外,高中的数量增加266%,接近于全国平均水平。在社会和家庭进行教育资源的分配过程中,男女性别上的不平等逐步减少,因而西藏农村妇女的受教育程度也得到了大大提高,对孩子进行教育投资已经日益成为西藏人的一种家庭发展战略。从1985年以来,为了让西藏农村孩子获得义务教育,中国政府加大推行"免餐费、免住宿费、免学费"的政策。因而,超过98%的西藏学生受益于中国政府的该项政策。在2007年,西藏成为第一个实行免费义务教育的地区,因而,到2012年,中国已经实行了15年的免费教育计划。在西藏整个地区,每个阶段的教育都有不同的教育援助政策,西藏人民的受教育权利已经得到充分保障。

在医疗卫生方面,1951年之前,西藏人没有任何现代的医疗卫生服务机构。在2008年,西藏拥有1039所医疗机构。随着医疗卫生水平的提高,西藏人均寿命从1951年的35.5岁增加到2008年的67岁,2010年的72.99岁。截至2010年年底,西藏拥有1352所各级水平和类别的卫生医疗机构,配备8838个病床位和9983名医疗人员。卫生保健体系已经在西藏农牧区形成,政府资助构成主要部分。以拉萨为中心、遍布城乡的医疗卫生服务网已经形成。如今,所有西藏乡镇都设有卫生服务站,所有的农牧民能够在诊所就诊。妇女分娩死亡率,从1959年每100000名分娩妇女中产生5000名死亡人数,下降到2010年的每100000名分娩妇女中出现174.78的死亡人数。在经济方面,Gyesang研究发现,西藏地区国民生产总值由1999年105610亿人民币增加到2011年的605830亿人民币。

本研究的数据来自横向的调查。在1995,2000,2005和2010年,7-18岁的西藏青少年儿童分别组成4个出生队列:1977-1988,1982-1993,1987-1998,1992-2003。1977至1988年是拉萨经济快速发展的时期。西藏农牧民人均收入从1985年的353元增加到1995年1200.31元。在1996年,西藏城市居民人均收入为6566.62元,高于全国人均收入为4844.78元的水平。在2003年西藏城市居民人均收入水平上升到8765.45元,高于同时期全国人均收入为8472.20元的水平。尹小俭等研究发现,出生在城市的大学生的体质优于出生在农村的大学生。造成这种差异的原因主要归咎于家庭人均可支配收入水平,体质的增强与更高的家庭人均收入水平相关。一些研究认为,妇女受教育程度是推断其孩子是否会生长迟滞的主要影响因素,因为母亲受教育水平越高,她们对孩子营养状况的影响越大。Yang W 等研究发现,母亲受教育水平低和低的家庭收入显著增加了婴儿患贫血和营养不良的风险。Wang Zj 等研究进一步表明,与低水平受教育的组别相比,更高的受教育水平的组别摄入更多的维生素 A 和 C。在 1995 年,西藏地区高中毕业生和大学毕业学生的总数量分别为 7155 人和 525 人。1998 年相应的数量分别为 11322 人和 1151 人。在 2003 年,相应的数量分别为 21290 人和 1745人。每年接受教育的西藏居民人数有明显增长趋势。在 1995 年,西藏女性占西藏总人口的 51%。每 1 万名西藏妇女中,有 2145 名妇女接受不同程度的教育,这可能主要得益于政府实施的鼓励藏民接受教育的政策,例如,"免餐费、免住宿费、免学费"的政策。在西藏的各类学校中,女性学生所占比例逐渐攀升,在 2000 年、2007 年、2009 年、2010 年和 2011 年,女性学生所占比例分别为 46.1%、49.8%、44.1%、48.7% 和 48.7%。西藏女性文化程度的不断提高已经进一步影响着孩子的营养状况水平。西藏经济的持续发展,有利于西藏青少年儿童生长迟滞和消瘦率的逐渐下降。

本研究的结果表明,不同年代的男孩的生长迟滞率和消瘦率均高于女孩。Argnani 等研究发现,各年龄阶段男生的生长迟滞率和消瘦率均高于女生。这可能是因为,与男生相比,女生在成长过程中能更好地预防营养不良状况的发生。尹小俭等研究发现,与自然环境因素相比,社会经济因素更大程度影响着体质在性别上的差异。这可能因为社会经济条件主要通过营养和疾病状况影响学生的体质,然而,自然环境因素通过刺激学生的机体反应,从而影响他们的体质状况水平。Malina 等研究发现,社会经济状态对男孩的体重有更大的影响,但对女孩的体重几乎没有任何影响。因此,由于社会经济因素对男女身体结构的不同影响,男性的生长迟滞率和消瘦率高于女性。

本研究结果表明,2010 年,儿童发展的早期阶段,他们的身高接近 WHO(世界卫生组织)的参考值,但是在儿童发展的后期阶段,他们的身高滞后于 WHO(世界卫生组织)的参考值。另外,虽然西藏儿童的身高有时在他们发展的早期阶段会有变化。他们在 18 岁时都接近于平均值。如上所述,由于经济快速发展,教育水平的持续提高,医疗的不断发达,西藏儿童与青少年的身高和 BMI 值已逐渐接近WHO(世界卫生组织)的参考值。虽然西藏的经济和教育水平在近年出现了快速增长,但是,与中国的其他省份和其他发达国家相比,差异仍然相对大。此外,青少年发展过程中的种族和个性特征,可能在西藏青少年身体发展的后期阶段,加大了他们的身高和 BMI 值与世界卫生组织的参考值间的差异。Gilsanz 等研究发现,非洲裔女性和白人女性脊柱骨密度间的差异在青春期就表现出来了。在对生长发育进行的跨种族的纵向比较研究中,Salsberry 等发现,与白人女孩相比,非洲裔女孩在 BMI 和身高方面与其存在明显差异,表现为生长发育更快,月经初潮来得更早。Weaver 等人研究发现,与白种女孩和拉美裔女孩相比,亚洲女孩在青春早期骨骼更小。Sampei 等人研究发现,与白人女孩相比,日本女孩月经初潮前、初潮后体重更低,身高更矮。Cole 等研究发现,成人增高的趋势与他们在 2 岁时表现出来的增长趋势一致。这说明,成年人身高增长趋势在他们 2 岁时就已经表现出来了。通过研究与这种趋势的相关因素,我们得出,婴儿后期身高增长与其生长停滞降低是一致的。我们认为,生长停滞是由于婴儿后期腿部长骨生长受损所引起的。腿部生长可能受骨生长板上的生长激素受体表达的调节。正如前述,Harris 等研究发现,在西藏(0 - 84 个月)婴幼儿中,严重生长停滞现象是由于其早期的营养不良所造成的。Dang 等研究表明,在三岁以下儿童中,其营养不良现象表现为生长迟滞的百分比为 39% 。

Rooze 等研究表明,西藏 0 - 5 岁儿童中常常出现生长迟滞和体重过低现象,并且很可能导致佝偻病。因此,由于学龄前生长迟滞的积累,虽然西藏儿童与青少年的身高在短暂的青春期有所增长,但他们在青春期的生长阶段缩短了。青春期的身高直接影响成年期的身高,同时,影响整个青春期的身高发展过程的机制,是与婴儿期所产生的调节机制相关联的。因此,我们推断出,虽然不同年代西藏儿童与青少年的身高,在青春期的前期逐渐接近国际卫生组织的参考值,他们在青春期的后期(接近 18 岁)的身高依然低于国际卫生组织的参考值。因此,全面加强西藏地区婴儿的医疗卫生服务水平,对消除生长停滞至关重要。

在中国,目前有 2 种营养不良监测标准:1)世界卫生组织(2007)"儿童生长标准";2)中国的 GB/T 学校卫生标准。世界卫生组织的标准主要以欧洲与美国的儿童作为参照组。因此,青春期后期身高发生转变的拐点最终高于中国青少年的身高,这一情况在本研究中已有体现。这种情况可能导致 16 至 18 岁青少年发育迟滞率显著升高的假象。本研究的结果还显示,西藏儿童的身高与 BMI 值,在青春期的早期,逐渐接近国际卫生组织的参考值,但是在青春期的后期,最终低于国际卫生组织的参考值。因此,我们需要做进一步的研究,以判断哪种评价标准可以更有效地评估西藏儿童普遍营养不良的情况。

四、结论

本研究抽取了全国体质测试的横向数据,这些测试是从历史发展的角度出发,分别在 1995、2000、2005 和 2010 年进行的,旨在分析和探讨西藏拉萨 7 - 18 岁儿童青少年中营养不良发病率的变化。本研究得出以下结论:

1)随着时间的推移,西藏儿童青少年生长迟滞和消瘦发生率呈现出递减的趋势。一般而言,每隔 5 年男孩生长迟滞和消瘦的发生率比女孩要高。在男孩和女孩的青春期早期,他们的生长迟滞发生率比其在青春期后期高。

2)随着时间的推移,西藏儿童在青春期早期的身高和 BMI 值逐渐接近于 WHO 的参考值。然而,在青春期后期,他们的身高和 BMI 值滞后于 WHO 的参考值。

参考文献

[1]Ji CY and Cheng TO. Epidemic increase in overweight and obesity in Chinese children from 1985 to 2005[J]. Int J Cardiol,2009;132,1 - 10.

[2]Harris NS,Crawford PB,Yangzom Y,et al. Nutritional and Health Status of Tibetan Children Living at High Altitudes[J]. N Engl J Med,2001;344,341 - 7.

[3]Dang S,Yan H,and Yamamoto S. High altitude and early childhood growth retardation:new evidence from Tibet[J]. European Journal of Clinical Nutrition,2008;62,342 - 8.

[4]Ying C,Yang L,and Wu Q. Study on nutrition status of children under three years old in Tibet rural area[J]. Chin J Public Health,2008;24,1301 - 2. (In Chinese).

[5]Argnani L,Cogo A,and Gualdi - Russo E. Growth and Nutritional Status of Tibetan Children at High Altitude[J]. Coll Antropol,2008;32,807 - 12.

[6]Tripathy V and Gupta R. Growth among Tibetans at high and low altitudes in India[J]. Am J Hum Biol,2007;19,789 - 800.

[7]Rooze S,Dramaix - Wilmet M,Mathieu F,et al. Growth,nutritional status,and signs of rickets in 0 - 5 - year - old children in a Kashin - Beck disease endemic area of Central Tibet[J]. Eur J Pediatr,2012;171,1185 - 91.

[8]CNSSCH Association. Report on the 1985 National Survey on Students' Constitution and Health[R]. Beijing:People's Educational Publication,1987. (In Chinese)

[9]CNSSCH Association. Report on the 1995 National Survey on Students' Constitution and Health[R]. Changchun:Jilin Science and Technology Press,1996. (In Chinese)

[10]CNSSCH Association. Report on the 2000 National Survey on Students' Constitution and Health[R]. Beijing:Chinese College and University Press,2002. (In Chinese)

[11]CNSSCH Association. Report on the 2005 National Survey on Students' Constitution and

Health[R]. Beijing: Chinese College and University Press; 2007. (In Chinese)

[12] CNSSCH Association. Report on the 2010 National Survey on Students' Constitution and Health[R]. Beijing: Chinese College and University Press, 2010. (In Chinese)

[13] Ji CY, Chen TJ, and Sun X. Secular changes on the distribution of body mass index among Chinese children and adolescents, 1985 – 2010[J]. Biomed Environ Sci, 2013; 26, 520 – 30.

[14] . WHO Child Growth Standards, Genava. World Health Organisation[EB/OL]. Available on http://www. who. int/growthref/en/; accessed November 10, 2010.

[15] Cole TJ and Roede MJ. Centiles of mass index for Dutch children aged 0 – 20 years in 1980: A baseline to assess recent trends in obesity[J]. Ann Hum Bio, 1999; l26, 303 – 8.

[16] Chinese Lhasa Government, Overview of Lhasa [EB/OL]. Available on http://www. lasa. gov. cn/Category_135/Index. aspx/; accessed Apri 10, 2013.

[17] Jegna Lhamo. Analysis of Demographic Education and Health Quality in the Process of Modernization of Tibet[J]. Tibetan Studies, 2013; 32, 100 – 7. (In Chinese).

[18] Luo Y, Luo R, Li W, et al . High altitude medicine education in China: exploring a new medical education reform[J]. High Alt Med Biol, 2012; 13, 57 – 9.

[19] Pan HS. An empirical study of the development of education and the population cultural quality in Tibet[J]. Tibetan Studies, 2005; 1, 114 – 8. (In Chinese)

[20] Tubden T, Chong D, Yang D, et al. An Analysis of the Present Situation of Rural Women's Education in Tibet[J]. Journal of Tibet University, 2012; 27, 161 – 2. (In Chinese)

[21] Zhou RN. The Problems of Education in Tibet and the Countermeasures[J]. Journal Of Tibet Nationalities Institute (Philosophy and Social Sciences), 2010; 31, 84 – 8. (In Chinese)

[22] Xu XJ. Development Measures of the 'Three Free' Education Policy in Tibet[J]. Journal Of Tibet Nationalities Institute (Philosophy and Social Sciences), 2013; 34, 105 – 9. (In Chinese)

[23] Han XW. Changes of Tibetan Education in Ten Years[J]. Tibet Education, 2012; 12, 3 – 4. (In Chinese).

[24] Gazang CD and Liu JJ. The 50 Years' Glorious History of Tibet's Economy Development [J]. Journal of Tibet University, 2009; 24, 11 – 7. (In Chinese)

[25] Information Office of the State Council of the People's Republic of China. Sixty Years Since Peaceful Liberation of Tibet[EB/OL]. Available on http://www. scio. gov. cn/zfbps/dfwtbps/2011/ Document/960653/960653. htm, 2011, Beijing/; accessed March 8, 2013.

[26] Gyesang D. Reform and Opening up Promoting Tibet's Leapfrog Development[J]. Journal of Tibet University, 2012; 27, 19 – 22. (In Chinese)

[27] Hu PJ, Ji CY, Zhao DC, et al. Secular changes of physical growth in students of Zang – tribe in Tibet during 1965 – 2004[J]. China J Prev M ed, 2005; 39, 380 – 4. (In Chinese).

[28] Chinese National Bureau of Statistics. China Statistical Yearbook[EB/OL]. Available on

www. stats. gov. cn/tjsj/ndsj/yb2004 - c/ indexch. htm; accessed 10 - 15 of chapter 10th.

[29] Yin XJ, Huang CQ, Chen HM, et al. Associations of Physique with the Socioeconomic Factors of Family and Regional Origin in Chinese University Students[J]. Environmental Health and Preventive Medicine, 2005; 10, 190 - 200.

[30] Abubakar A, Uriyo J, Msuya SE, et al. Prevalence and Risk Factors for Poor Nutritional Status among Children in the Kilimanjaro Region of Tanzania[J]. International Journal of Environmental Research and Public Health, 2012; 9, 3506 - 18.

[31] Abuya BA, Ciera J, and Kimani - Murage E. Effect of mother's education on child's nutritional status in the slums of Nairobi[J]. BMC Pediatrics, 2012; 12, 80.

[32] Lakshman R, Zhang J, Koch FS, et al. Higher maternal education is associated with favourable growth of young children in different countries[J]. J Epidemiol Community Health, 2013; 67, 595 - 602.

[33] Yang W, Li X, Li Y, et al. Anemia, malnutrition and their correlations with socio - demographic characteristics and feeding practices among infants aged 0 - 18 months in rural areas of Shaanxi province in northwestern China: a cross - sectional study[J]. BMC Public Health, 2012; 12, 1127.

[34] Wang ZJ, Dang SN, and Yan H. Nutrient intakes of rural Tibetan mothers: across - sectional survey[J]. BMC Public Health, 2010; 10, 801.

[35] Chinese National Bureau of Statistics, China Statistical Yearbook[J]. Available on http://www. stats. gov. cn/tjsj/ndsj/ yb2004 - c/indexch. htm/Chapter21 - 24/; accessed March 8, 2013.

[36] Chen H. Analysis of Education Degree of Tibetan Female Population[J]. Journal of Tibet University, 1997; 12, 57 - 60. (In Chinese)

[37] Hao Sl. Sociology Analysis on the Attitude and Activity of Herdsman Families in Tibet on Children's Schooling and Education under the Background of 'Three Fee' Policies[J]. Journal Of Tibet Nationalities Institute (Philosophy and Social Sciences), 2012; 33, 84 - 8. (In Chinese)

[38] Chinese National Bureau of Statistics. Tibet Statistical Yearbook 2012[J]. China Statistical Press, 2012, Chapter 15 - 16.

[39] Yin XJ, Ji CY, Li SC, et al. Gender Differences in Physique of Chinese College Students Associated with Natural Environmental and Socioeconomic Factors[J]. Research Journal of Health and Sport Sciences Chukyo University, 2009; 50, 21 - 8.

[40] Malina RM, Little BB, Buschang PH, et al. Socioeconomic variation in the growth status of children in a subsistence agricultural community[J]. Am J Phys Anthropol, 1985; 68, 385 - 91.

[41] Gilsanz V, Roe TF, Mora S, et al. Changes in vertebral bone density in Black girls and White girls during childhood and puberty[J]. N Engl J Med, 1991; 325, 1597 - 600.

[42] Salsberry PJ, Reagan PB, and Pajer K. Growth differences by age of menarche in African

American and White girls[J]. Nurs Res,2009;58,382 – 90.

[43]Weaver CM,McCabe LD,McCabe GP,et al. Bone Mineral and Predictors of Bone Mass in White,Hispanic,and Asian Early Pubertal Girls[J]. Calcif Tissue Int,2007;81,352 – 63.

[44]Sampei MA,Novo NF,Juliano Y,et al. Anthropometry and body composition in ethnic Japanese and Caucasian adolescent girls:considerations on ethnicity and menarche[J]. Int J Obes Relat Metab Disord,2003;27,1114 – 20.

[45]Cole TJ. The secular trend in human physical growth:a biological view[J]. Econ Hum Biol,2003;1,161 – 8.

[46]Cole TJ. Secular trends in growth[J]. Proceedings of the Nutrition Society,2000;59, 317 – 24.

[47]Ji CY,Chen TJ,and Working Group on Obesity in China (WGOC). Empirical changes in the prevalence of overweight and obesity among Chinese students from 1985 to 2010 and corresponding preventive strategies[J]. Biomed Environ Sci,2013;26,1 – 12.

[48]de Onis M,Onyango AW,Borghi E,et al. Development of a WHO growth reference for school – aged children and adolescents[J]. Bull World Health Organ,2007;85,660 – 7.

第八章

中国与日本儿童青少年体质健康比较研究

第一节　中国与日本儿童青少年身体形态指标比较研究

中日两国是近邻,两国人民有相同的文化渊源和共同的东亚裔种族遗传背景,从而为进行跨文化体质比较奠定良好基础。我国城乡学生群体目前正经历全方位、旺盛的生长长期变化。人们为这些变化感到欣喜的同时也会产生疑问:这些变化是怎么发生的? 发展前景如何? 能否通过努力,最终赶上发达国家水平,日本长达80年的生长长期趋势可为解决这些疑问提供良好的外部借鉴。该国由官方每年(自1900年)一度公布的学生体格测量资料已坚持110多年;方法简便实用,指标稳定,保持着良好的可比性。本研究以我国六大城乡群体为主,以来自日本7~18岁中小学生的资料(全国平均)为参照,比较两国学生1985—2005年期间的身高变化及其长期趋势背景,寻找差距,为采取措施进一步提升我国学生体质健康水平提供依据。

一、资料来源与方法

（一）资料来源

中国资料来自1985、2005年全国学生体质调研资料,对象为7~18岁汉族学生,整群随机抽样自各省市区。我国不同社会经济地区(片)对象间体格发育水平差异较大,为缩小片内差异,以凸现片间差异(代表性),调整全国调研原抽样框架的城乡"好""中""差"片(原理方法、样本人数详见文献),组成"沿海大城市""其他省会市""中小城市""富裕乡村""一般乡村"和"欠发达乡村"6个群体。日本资料摘自日本文部省颁布的1985和2005年全国7~18岁学生身高均值;该调研以经典流行病学方式自全日本 46 个都道府县下辖学校抽样,组成全国样本;各年度受检人数稳定在 4.22~5.08 万人。

(二)方法

两国测量、统计方法相同。分析身高的以下变化:(1)各性别－年龄组 20 年内增幅(cm)和增速(cm/10a)。(2)全学龄段身高平均值(average attained stature forage,简称"平均值")。在分男女计算 7~18 岁 12 个年龄组均值基础上,计算年度"平均值";以两年度"平均值"之差反映身高变化幅度。(3)7 岁身高/18 岁身高(%),反映早期身高增长对成年身高的"贡献"。

以当年各群体代表人口数占总人口的构成比为据,推算全国加权"平均值",和日方(全国水平)比较。构成比 1985 年为城市 30%、乡村 70%;沿海大城市＋其他省会市＋中小城市＋富裕乡村＋一般乡村＋欠发达乡村＝8%＋10%＋12%＋5%＋50%＋15%＝100%;2005 年为城市 35%、乡村 65%;6 群体(顺序同上)＝10%＋12%＋13%＋10%＋45%＋10%＝100%。

二、结果

(一)2005 年城市身高赶上日本而乡村依然落后

伴随 20 年来全方位、正向、迅猛的增长,2005 年我国 6 群体全学龄段身高"平均值"与日方的差距较 1985 年有明显变化:有的从劣势转为优势,有的劣势程度下降;发育水平越高的群体幅度越大。沿海大城市男从－1.3 到 2.7cm,女从－0.1 到 3.0cm;其他省会市男从－4.1 到 0.2cm,女从－2.4 到 0.5cm;中小城市男从－5.4 到－1.3cm,女从－3.5 到－0.7cm;富裕乡村男从－6.0 到－0.1cm,女从－4.2 到－0.6cm;一般乡村男从－8.9 到－4.4cm,女从－6.6 到－3.0cm;欠发达乡村男从－11.2 到－8.0cm,女从－8.8 到－6.0cm(见表 8－1~8－4)。1985 年全国加权身高"平均值"城乡合计男为 145.5cm(城 149.3cm,乡 143.9cm),女为 142.5cm(城 145.7cm,乡 141.0cm),和日方(男 153.1cm,女 147.9cm)的差距分别高达 7.6 和 5.4cm。2005 年城乡合计男为 151.8cm(城 154.8cm,乡 149.0cm),女为 148.8cm(城 149.0cm,乡 145.9cm);和日方(男 154.4cm,女 148.7cm)比较,城男、城女已赶上,乡男、乡女依然落后但差距显著缩小;2005 年我国加权身高"平均值"仍低于日本。

表8-1 1985年我国6类群体与日本7~18岁男生身高均值比较/cm

年龄/岁	全日本均值	沿海大城市		其他省会城市		中小城市		富裕乡村		一般乡村		欠发达乡村	
		均值	差值	均值	差值	均值	差值	均值	差值	均值	差值	均值	差值
7~	124.8	124.1	-0.7	121.7	-3.1	120.5	-4.3	119.8	-5.0	117.5	-7.3	115.2	-9.6
8~	130.1	128.6	-1.5	126.1	-4.0	125.0	-5.1	124.3	-5.8	121.9	-8.2	119.6	-10.5
9~	135.2	133.8	-1.4	130.9	-4.3	130.0	-5.2	129.3	-5.9	126.6	-8.6	124.4	-10.8
10~	140.5	138.5	-2.0	135.7	-4.8	134.6	-5.9	134.2	-6.3	131.3	-9.2	129.0	-11.5
11~	146.6	143.9	-2.7	141.0	-5.6	139.4	-7.2	138.7	-7.9	135.8	-10.8	133.0	-13.6
12~	153.9	148.9	-5.0	145.9	-8.0	144.0	-9.9	143.9	-10.0	140.3	-13.6	137.2	-16.7
13~	160.8	157.8	-3.0	153.8	-7.0	152.4	-8.4	152.6	-8.2	147.7	-13.1	145.9	-14.9
14~	165.7	164.0	-1.7	160.3	-5.4	158.9	-6.8	157.8	-7.9	154.0	-11.7	152.1	-13.6
15~	168.4	168.0	-0.4	165.0	-3.4	163.8	-4.6	162.0	-6.4	159.6	-8.8	157.5	-10.9
16~	169.7	170.3	0.6	167.7	-2.0	166.9	-2.8	166.0	-3.7	163.7	-6.0	161.4	-8.3
17~	170.5	171.6	1.1	169.5	-1.0	168.4	-2.1	168.0	-2.5	165.7	-4.8	163.4	-7.1
18~	170.9	172.0	1.1	170.0	-0.9	168.9	-2.0	168.7	-2.2	166.7	-4.2	164.6	-6.3
平均值	153.1	151.8	-1.3	149.0	-4.1	147.7	-5.4	147.1	-6.0	144.2	-8.9	141.9	-11.2

注:各群体"差值"值与日本全国均值比较。

表8-2　2005年我国6类群体与日本7~18岁男生身高均值比较/cm

年龄/岁	全日本均值	沿海大城市		其他省会城市		中小城市		富裕乡村		一般乡村		欠发达乡村	
		均值	差值	均值	差值	均值	差值	均值	差值	均值	差值	均值	差值
7~	125.7	128.3	2.6	126.7	1.0	125.3	-0.4	126.4	0.7	122.4	-3.3	117.9	-7.8
8~	131.0	134.3	3.3	132.4	1.4	131.0	0.0	131.8	0.8	127.5	-3.5	124.0	-7.0
9~	136.2	139.3	3.1	137.6	1.4	135.6	-0.6	136.6	0.4	132.5	-3.7	128.8	-7.4
10~	142.1	144.6	2.5	142.0	-0.1	140.8	-1.3	141.4	-0.7	137.5	-4.6	133.7	-8.4
11~	149.0	150.9	1.9	147.8	-1.2	146.0	-3.0	147.3	-1.7	142.2	-6.8	139.0	-10.0
12~	156.6	157.6	1.0	154.0	-2.6	152.1	-4.5	153.4	-3.2	147.9	-8.7	143.5	-13.1
13~	163.0	164.3	1.3	161.2	-1.8	159.9	-3.1	160.4	-2.6	155.3	-7.7	151.2	-11.8
14~	167.1	169.9	2.8	167.0	-0.1	165.2	-1.9	166.2	-0.9	161.1	-6.0	157.9	-9.2
15~	169.3	172.6	3.3	170.0	0.7	168.9	-0.4	170.1	0.8	165.8	-3.5	162.7	-6.6
16~	170.5	174.0	3.5	172.0	1.5	170.3	-0.2	171.9	1.4	168.2	-2.3	165.3	-5.2
17~	171.0	174.5	3.5	172.1	1.1	171.2	0.2	172.8	1.8	169.7	-1.3	166.3	-4.7
18~	171.5	175.0	3.5	172.2	0.7	171.5	0.0	173.3	1.8	170.2	-1.3	167.0	-4.5
平均值	154.4	157.1	2.7	154.6	0.2	153.2	-1.3	154.3	-0.1	150.0	-4.4	146.5	-8.0

注：各群体"差值"值与日本全国均值比较。

表 8-3 1985年我国6类群体与日本7～18岁女生均值比较/cm

年龄/岁	全日本均值	沿海大城市		其他省会城市		中小城市		富裕乡村		一般乡村		欠发达乡村	
		均值	差值	均值	差值	均值	差值	均值	差值	均值	差值	均值	差值
7～	123.7	122.6	-1.1	120.4	-3.3	119.6	-4.1	118.8	-4.9	116.5	-7.2	114.7	-9.0
8～	129.3	127.7	-1.6	125.3	-4.0	124.2	-5.1	123.5	-5.8	121.0	-8.3	118.9	-10.4
9～	135.7	133.4	-2.3	131.0	-4.7	129.5	-6.2	128.9	-6.8	125.8	-9.9	123.6	-12.1
10～	142.2	139.4	-2.8	136.5	-5.7	135.3	-6.9	134.2	-8.0	131.1	-11.1	128.3	-13.9
11～	148.3	145.6	-2.7	142.9	-5.4	141.5	-6.8	140.3	-8.0	136.7	-11.6	133.7	-14.6
12～	152.7	151.2	-1.5	148.3	-4.4	146.4	-6.3	146.2	-6.5	142.2	-10.5	139.1	-13.6
13～	155.4	156.4	1.0	153.8	-1.6	152.4	-3.0	152.5	-2.9	149.3	-6.1	147.0	-8.4
14～	156.7	158.2	1.5	156.0	-0.7	154.9	-1.8	154.3	-2.4	152.1	-4.6	150.2	-6.5
15～	157.2	159.0	1.8	156.8	-0.4	156.1	-1.1	155.6	-1.6	154.0	-3.2	152.4	-4.8
16～	157.8	159.5	1.7	158.0	0.2	157.2	-0.6	157.0	-1.6	155.1	-2.7	153.4	-4.4
17～	157.7	160.1	2.4	158.1	0.4	157.7	0.0	157.0	-0.7	155.7	-2.0	154.0	-3.7
18～	157.9	159.9	2.0	158.3	0.4	157.6	-0.3	157.2	-0.7	156.1	-1.8	154.1	-3.8
平均值	147.9	147.8	-0.1	145.5	-2.4	144.4	-3.5	143.7	-4.2	141.3	-6.6	139.1	-8.8

注：各群体"差值"值与日本全国均值比较。

表 8-4　2005 年我国 6 类群体与日本 7~18 岁女生均值比较/cm

年龄/岁	全日本均值	沿海大城市		其他省会城市		中小城市		富裕乡村		一般乡村		欠发达乡村	
		均值	差值	均值	差值	均值	差值	均值	差值	均值	差值	均值	差值
7~	124.8	126.9	2.1	125.4	0.6	123.6	-1.2	125.0	0.2	120.9	-3.9	117.3	-7.5
8~	130.6	132.9	2.3	130.8	0.5	129.4	-1.2	130.6	0.0	126.3	-4.3	123.2	-7.4
9~	137.0	138.8	1.8	136.1	-0.9	135.0	-2.0	136.1	-0.9	131.8	-5.2	129.0	-8.0
10~	143.8	145.1	1.3	142.0	-1.8	141.2	-2.6	142.4	-1.4	137.5	-6.3	135.3	-8.5
11~	149.7	151.0	1.3	148.7	-1.0	147.5	-2.2	148.8	-0.9	143.7	-6.0	140.0	-9.7
12~	153.7	156.3	2.6	153.2	-0.5	152.1	-1.6	153.5	-0.2	148.9	-4.8	144.3	-9.4
13~	156.0	159.3	3.3	156.7	0.7	153.2	-2.8	156.2	0.2	153.3	-2.7	150.6	-5.4
14~	156.9	161.1	4.2	158.1	1.2	157.8	0.9	158.6	1.7	155.6	-1.3	152.8	-4.1
15~	157.3	161.8	4.5	159.2	1.9	158.8	1.5	159.4	2.1	156.8	-0.5	154.5	-2.8
16~	157.8	161.6	3.8	159.6	1.8	158.9	1.1	160.2	2.4	157.5	-0.3	154.9	-2.9
17~	158.1	162.5	4.4	159.9	1.8	159.4	1.3	160.8	2.7	158.0	-0.1	155.0	-3.1
18~	158.3	162.1	3.8	160.2	1.9	159.3	1.0	160.2	1.9	158.1	-0.2	155.6	-2.7
平均值	148.7	151.6	3.0	149.3	0.5	148.0	-0.7	149.3	0.6	145.7	-3.0	142.7	-6.0

注：各群体"差值"值与日本全国均值比较。

（二）我国儿童早期发育迅猛但整体上仍略低于日本

20 年来我国 7 岁小学生和日方的身高差距正全面扭转：沿海大城市男从 −0.7 到 2.6cm，女从 −1.1 到 2.1cm；其他省会市男从 −3.1 到 1.0cm，女从 −3.3 到 0.6cm；富裕乡村男从 −5.0 到 0.7cm，女从 −4.9 到 0.2cm；都从劣势转为优势。中小城市男从 −4.3 到 −0.4cm，女从 −4.1 到 −1.2cm；一般乡村男从 −7.3 到 −3.3cm，女从 −7.2 到 −3.9cm；欠发达乡村男从 9.6 到 −7.8cm，女从 −9.0 到 −7.5cm；劣势都有不同程度改善（图 8 −1，8 −2）。

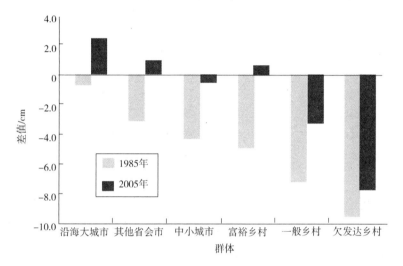

图 8 −1　1985 与 2005 年我国各群体和日本 7 岁男生身高均值的差值变化

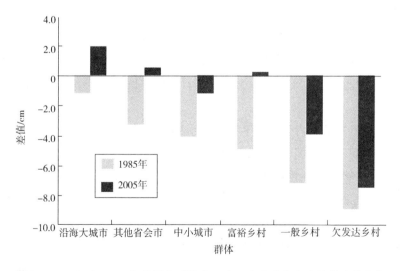

图 8 −2　1985 与 2005 年我国各群体和日本 7 岁女生身高均值的差值变化

各群体 7 岁身高占 18 岁成年身高之比全面上升;2005 年时沿海大城市、其他省会市、中小城市、富裕乡村等 4 群体的 7 岁男生身高已分别占其成年身高的 73.3%、73.6%、73.1% 和 72.9%,女生分别占 78.3%、78.3%、77.6% 和 78.0%。提示早期(0~6 岁)身高增长对成年身高的贡献率越来越大。一般乡村、欠发达乡村该比例也增长,但增幅较小,2005 年时贡献率仍较低,反过来提示今后的改善潜力将会很大(表 8-5)。

表 8-5　中日各群体 2005 年与 1985 年男女 7 岁身高占 18 岁身高比例比较/%

群体	男生		女生	
	1985 年	2005 年	1985 年	2005 年
日本全国	73.0	73.3	78.3	78.8
中国沿海大城市	72.2	73.3	76.7	78.3
中国其他省会城市	71.6	73.6	76.1	78.3
中国中小城市	71.3	73.1	75.9	77.6
中国富裕农村	71.0	72.9	75.5	78.0
中国一般乡村	70.5	71.9	74.6	76.5
中国欠发达乡村	70.0	70.6	74.4	75.3

1985 年时我国 7 岁学生加权身高男 118.7cm(城 121.9cm,乡 117.2cm),女 117.6cm(城 120.6cm,乡 116.3cm);无论城、乡或城乡合计,男女都显著低于日方(男 124.8cm,女 123.7cm);城男、城女分别低 2.9 和 3.1cm;乡男、乡女分别低 7.6 和 7.4cm;城乡合计男女都低 6.1cm。2005 年出现显著改变:男增至 123.8cm(城 126.6cm,乡 122.2cm),女增至 122.6cm(城 125.2cm,乡 120.9cm)。尽管城乡合计男女仍分别比日方(男 125.7cm,女 124.8cm)低 1.9 和 2.2cm,但差距大幅减少。城乡间出现分化:城男、城女分别超出日方 0.9 和 0.4cm;乡男、乡女分别落后日方 3.5 和 3.9cm。

(三)2005 年我国青少年成年身高已赶上日本

各群体 18 岁成年身高近 20 年来全方位快速增长,幅度远大于日方同期水平,双方差距全面扭转:沿海大城市男从 1.1 到 3.5cm,女从 2.0 到 3.8cm,优势继续扩大。其他省会市男从 -0.9 到 0.7cm,女从 0.4 到 1.9cm;中小城市男从 -2.0 到 0cm,女从 -0.3 到 1.0cm;富裕乡村男从 -2.2 到 1.8cm,女从 -0.7 到 1.9cm,或优势扩大,或从劣势转为持平或优势。一般乡村男从 -4.2 到 -1.3cm,女从 -1.8 到 -0.2cm;欠发达乡村男从 -6.3 到 -4.5cm,女从 -3.8 到 -2.7cm;劣势显著缩小。

1985 年全国加权成年身高男为 167.6cm(城 170.2cm,166.5cm),女 156.6cm
(城 158.4cm,乡 155.7cm);城男、城女和日方(男 170.9cm,女 157.9cm)持平,只
因乡村群体的滞后(男女分别比日方矮 4.4 和 2.2cm),整体上男女成年身高分别
比日方矮 3.3 和 1.3cm。2005 年时我全国加权成年身高男达到 171.1cm(城
172.7cm,乡 170.2cm),女达到 158.8cm(城 160.4cm,女 158.0cm);城男、城女分
别超出日方(男 171.5cm,女 158.3cm)1.2 和 2.1cm,乡男、乡女分别矮 0.7 和
0.3cm。故两国成年身高的整体差距,男、女已分别扭转为 -0.4 和 0.5cm;换言
之,我国青少年成年身高已大体赶上日本(图 8 - 3)。

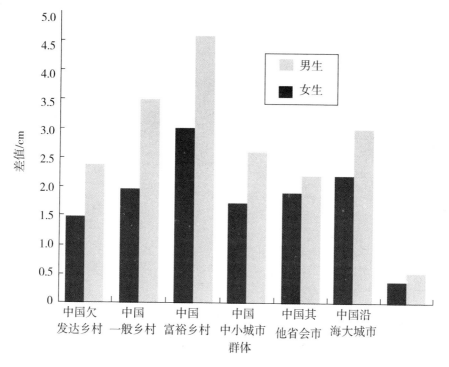

图 8 - 3　中日各群体 1985—2005 年期间男女 18 岁身高增幅比较

(四)各群体 1985—2005 年与日本长期趋势高峰期身高变化比较

表 8 - 6 以日本两时段(1955—1985,1985—2005;前者为高峰期)为参照,比
较我国 6 群体各性别 - 年龄组的身高增速(cm/10a)。多数群体(除欠发达乡村
外)身高"平均值"的增速都不亚于日本高峰期增速(男 2.9cm/10a,女 2.3cm/
10a),富裕乡村更是高达男 3.6cm/10a,女 2.8cm/10a。两国高峰期增长表现相
同,都以早期发育(7 岁身高)和青春期提前为主要特征。和日本在后一时段各年
龄增速大幅下降的趋势比,我国各群体长期趋势的发展势头都正旺(表 8 - 6)。

表8-6 中国各群体(1985—2005年)与日本长期趋势阶段各性别-年龄组身高增速比较(cm/10a)

年龄/岁	男生								女生							
	d_1值	d_2值	沿海大城市	其他省会城市	中小城市	富裕乡村	一般乡村	欠发达乡村	d_1值	d_2值	沿海大城市	其他省会城市	中小城市	富裕乡村	一般乡村	欠发达乡村
7~	2.3	0.5	2.1	2.5	2.4	3.3	2.5	1.4	2.2	0.5	2.2	2.5	2.0	3.1	2.2	1.3
8~	2.5	0.5	2.8	3.2	3.0	3.7	2.8	2.2	2.4	0.6	2.6	2.7	2.7	3.6	2.7	2.2
9~	2.6	0.5	2.8	3.3	2.8	3.6	3.0	2.2	2.9	0.7	2.7	2.6	2.9	3.7	3.0	2.7
10~	2.9	0.8	3.1	3.1	3.1	3.6	3.1	2.4	3.3	0.8	2.9	2.8	3.0	4.1	3.2	3.5
11~	3.3	1.2	3.5	3.4	3.3	4.3	3.2	3.0	3.4	0.7	2.7	2.9	2.9	4.3	3.5	3.2
12~	3.9	1.3	4.3	4.1	4.0	4.8	3.8	3.2	3.1	0.5	2.6	2.5	1.9	3.6	3.4	2.6
13~	4.1	1.1	3.2	3.7	3.7	4.0	3.8	2.7	2.7	0.3	1.4	1.5	1.5	3.9	2.1	1.8
14~	3.5	0.7	3.0	3.3	3.1	4.3	3.6	2.9	2.1	0.1	1.5	1.0	1.3	2.2	1.8	1.9
15~	2.8	0.5	2.3	2.5	2.6	4.1	3.1	2.6	1.7	0.1	1.4	1.2	0.9	1.9	1.4	2.0
16~	2.4	0.4	1.8	2.1	1.7	3.0	2.3	2.0	1.6	0.0	1.0	0.8	0.9	2.0	1.3	0.8
17~	2.1	0.3	1.5	1.3	1.4	2.4	2.0	1.5	1.3	0.2	1.2	0.9	0.9	1.9	1.1	0.5
18~	1.9	0.3	1.5	1.1	1.3	2.3	1.8	1.2	1.3	0.2	1.1	1.0	0.8	1.5	1.0	0.8
平均值	2.9	0.7	2.8	2.7	2.8	3.6	2.8	2.3	2.3	0.4	1.9	1.9	2.0	2.8	2.2	1.8

注:d_1值为日本1955—1985年增速,d_2值为日本1985—2005年增速。

三、讨论

12a 前,一场"中国和日本青少年谁长得高"的争论在学术界掀起波澜;争论激烈,众说纷纭,但无一致结论,因为所比较的两国资料不对称。日本有百余年体格发育资料,当时刚经历长达 30a(1955—1985)、令各国学者惊羡不已的长期趋势高峰。我国 1985 年才开始全国学生体质调研;此前缺乏全国性资料,乡村几乎空白,只能以少数大城市 1955 年前后的不完整资料为依据。今次重拾该话题,不仅有涵盖 20a 的 5 次全国调研资料,且有城乡各群体该期间的全方位、迅猛增长为证据。研究目的很明确:主要不是为比较两国青少年到底谁比谁高,而是通过比较来发现问题和差距,为制定促进我国学生发育水平的规划策略、措施提供依据。研究结果是:(1)2005 年我国学生成年身高已赶上日本;(2)同期我国学生的整体身高水平受乡村群体滞后因素的制约仍低于日本,但超越指日可待;(3)要使我国青少儿的生长潜力得以充分发挥,必须顺应长期趋势的规律和特点,提供主动干预。

日本百余年来的体格发育资料,包涵该国已历 80 余年的长期趋势全过程,分 4 个阶段:(1)早期(1925—1940 年)。以早期身高增长、青春期提前为主,速度平缓,有鲜明的"不完全性"长期趋势特征。(2)下降 – 恢复期(1940—1950 年)。因对外侵略战争,导致民众生活困苦,身高水平下降;战后伴随经济恢复而重返轨迹。(3)快速增长期(1950—1985 年)。包括自 1955 年开始的 30a 高峰期,长期趋势三大特征全面迅猛增长。(4)缓慢增长期(1985 年至今)。缓慢、稳定的成年身高增长(增速男 0.3cm/10a,女 0.2cm/10a),迄今未停止。长期趋势对改善日本儿童的体格发育水平发挥了关键作用。1900 年时 6 岁男女孩分别仅 109 和 107.4cm;1925 年开始加快增长,1940 年男女分别增长至 112.4 和 110.9cm;其后受战争影响,1946 年时男、女分别下降为 109.1 和 108.6cm,战后逐渐恢复到原水平并重新增长,1955 年进入高潮,30a 内持续保持 2.1 和 2.2cm/10a 的高速增长,1985 年男、女孩分别增长到 119.3 和 118.6cm,说明低年龄学童对社会经济的发展极其敏感;6 岁男、女 60a 内整整长高了 10.2 和 11.2cm,使百余年前(明治维新时代)又瘦又弱的儿童形象得以彻底改观。该趋势为青少年的成年身高增长也立下汗马功劳。在 1900—2000 年的百年间,成年身高男从 160.0cm 增长到 171.2cm,女从 147.8cm 增长到 157.9cm,分别整整长高了 11.2 和 10.1cm;其中 30a 高峰期增幅(男 5.8、女 4.0cm)的贡献最大日本以成年身高增长为主轴的长期趋势,曾被西方学者誉为"人类生物学史上的奇迹"。以上对日本长期趋势的简述对缺乏长期(体格发育)历史资料的我国学者很有帮助:我国出现长期趋势比日本至少晚 30a,但两者的发展规律(包括早期表现)非常相似。生长长期趋势是在一个较长历史过程中出现的生物现象,由各具特色的阶段组成,从早期的不完全性表现开始,逐步进入高峰期,其后身高增速逐步减慢,直至完全停止。它对所有的国家/地区/群体而言,都只出现一次;应特别珍惜这一机遇,顺应其发展规律,采取主动干预措施,以收"事半功倍"之效。该趋势的发展过程和社会经济发展背景密切关联;不同国家在其关联性上各具特色。将日本经验和我国的国情、现状相结合,在为继续提升我国学生体质健康应采取的策略和措施方面,有三点启示。

首先,应着力改善儿童早期发育的社会保障机制。我国城乡所有群体共同的薄弱环节,是该机制的完善程度目前远落后于发达国家。我们将 7 岁身高列为本研究的核心指标之一,有双重目的:(1)它是儿童早期(尤其婴幼儿这一"决定成年身高的关键阶段")发育水平的累积;(2)这一指标是反映社会经济发展的"晴雨表",非常灵敏。应看到,我国 20a 来迅猛的体格发育增长,是在当年民众生活水平远未达到日本高峰期水平情况下开始的,基础并不牢固。国外学者早就指出,儿童体内调控生长发育的功能基因团对身高的作用极其敏感,即使膳食营养等因素略有改善,负责身高的基因就会启动;但若此后没有强有力的后续支持,整个调控机制将无法正常运转,导致即便已出现的增长也会停滞或消退。目前我国 7 岁学童的平均身高和位居国际先进水平的日本相比,男、女仍分别有 1.9 和 2.2cm 的差距,乡村男、女的落后幅度更是高达 3.5 和 3.9cm。即使按目前 2.2cm/10a 的高增速推算,至少需 15~20a 才能全面赶上。我们担心的不是时间,而是目前我国(尤其贫困乡村)尚不够健全的儿童保障体系,能否为今后的持续增长提供足够的"后劲"。日本当年在长期趋势高峰期时,不仅经济高速发展,在公共卫生保健上的投入也很大,从而使日本在胎儿保健、围生期保健、科学喂养、免疫接种、婴幼儿生长监测等方面都走在世界前列;日本婴儿死亡率 1995 年即降至 4.3‰的国际高水平;而我国一些一流大都市的婴儿死亡率迄今仍徘徊在 15‰上下。可见日本当年能经历如此长时间、高水平的早期发育增长,绝非偶然,而是经济发展、社会保障体系并举的结果。我国是发展中国家,社会保障基础本来就薄弱,应为克服早期发育水平"后劲不足"问题而未雨绸缪,下决心在改善由膳食营养、疾病防治、公共卫生、养育质量等组成的社会保障体系上大幅增加投入,实现与经济建设同步协调发展。

其次,应在倾斜政策引导下,加快消除群体差异的步伐。这符合我国政府一贯坚持的社会和谐发展理念。这些差异不仅表现在城市群体间,更表现在不同乡村群体间,最终以城乡差异体现。本研究提示,我国城市群体经历 20a 迅猛增长,无论全学龄段的身高"平均值"还是早期(7 岁)身高平均水平,实际上已赶上日本,但终因乡村群体的滞后而整体落后;若非后一因素,我国青少年成年身高相对日本而言,就不是目前的"赶上"而是明显的"超过"。看待群体差异的重点应放在相对落后的群体上,因为其落后是长期历史原因导致的生长基础薄弱,加之增速相对滞后,造成群体间差距比以往更大。以欠发达乡村为例,和沿海大城市7岁男身高在1985年时就相差8.9cm,加之在同样的20a中增速较慢(1.4cm/10a对2.1cm/10a),致使差异在2005年时扩大为10.4cm。一般乡村在导致中日儿童身高差距中的负向作用也很明显:直到2005年,其男、女7岁身高仍比沿海大城市低5.9和6.0cm;比富裕乡村低4.0和4.1cm。而且,因为它在总人口中所占比例最高(1985年占50%,2005年占45%),故其对全国体格发育水平发挥的举足轻重影响作用的强度远大于欠发达乡村,也显著冲淡了富裕乡村群体(两者都只占总人10%)的正向促进作用。其实,该群体近20a来的体格发育增长表现可圈可点:7岁男女身高增速分别达2.5和2.2cm/10a,成年身高增速达1.8和1.0cm/10a,全学龄段身高"平均值"增速也达到2.8和2.2cm/10a,同样为缩小中日学生身高差距做出巨大贡献。富裕乡村的突出表现,更使其和城市群体一样,跻身于赶超日本先进水平的主力。可见所有乡村(尤其欠发达乡村)群体的相对滞后表现都应被看成是前进中的暂时现象。改善需要时间,但不能坐等其自然实现,应以欠发达乡村、一般乡村(2005年合占我国总人口的55%)为重点,提供强有力的主动干预。

　　最后,充分发挥学校卫生的保障作用。全面促进体格发育应在学校卫生领域众多工作内容中占一席之地;可将成年身高作为衡量指标之一,围绕整个中小学阶段展开。成年身高是长期趋势的另一核心指标,有以下实际意义。(1)群体(而非个体)持续、稳定的增长,意味着青少年体质健康水平的全面提升。(2)为预测生长潜力提供依据。(3)是衡量某群体是否已进入"完全性"长期趋势的依据,意味着该群体已进入由种族遗传因素决定的"生长轨迹",由遗传决定的生长潜力有望充分释放。上述分析还提示,像欠发达乡村那样的群体,其发育滞后现象不仅源自生长早期,而且在整个中小学阶段(可分学龄初、青春早期、青春中后期三阶段)都有表现,因为青少儿在所有这些阶段都处于同样的不良环境。就是说,以早期发育增长缓慢为基础,学龄初因膳食营养不足而生长迟滞,初中时青春发育高峰迟迟不出现,高中时缺乏(针对脊柱增长的)体育锻炼加之过早参加负重劳动等因素,都对成年身高的落后起"火上浇油"的作用。学校卫生工作在这些方面都大有可为,可通过膳食营养、健康教育、心理健康、体育锻炼、疾病防治、改善学校环境、减轻学习负担等多方位、多途径的努力,针对不同阶段,发挥对学生体格发育的正向影响。本研究还同时展现出我国学生群体体格发育持续增长的良好前景。

证据是:(1)长期趋势出现晚,目前增长变化方兴未艾,和同期日本的减慢趋势形成鲜明对照;在本阶段的后10a,多数群体的成年身高增长势头更旺;预示长期趋势在我国还将持续数十年。(2)各群体在与日本比较中凸显出的不同差距既是"坏事"(发展不平衡),也是好事(有潜力)。既然沿海大城市目前已超过日本,有同样遗传潜力的其他群体没有理由赶不上。我国学生体格发育水平整体上赶超日本是迟早的事;重要的不在于何时赶上,而在于其完全赶上之日,应是我国长期历史原因导致的群体间发育不均衡现象彻底改善之时。(3)根据长期趋势的遗传影响机制,我国改革开放以来伴随城市化进程而出现的人口大规模迁徙,可能通过远缘通婚等方式,促进遗传潜力更充分发挥,而这是日本从未出现过的现象。是否对未来中日两国青少年的体格发育产生影响,有待今后继续研究证实。

应以科学的态度,正视本研究因资料和技术处理上的存在问题及其可能导致的误差(过高或过低估计)。(1)两国抽样框架不同。日本采用经典流行病学抽样,只考虑全国代表性,不考虑不同地区间的差异。我国是发展中国家,制定抽样框架时群体(如城乡)、地区(如分社会经济片)是优先考虑因素。实际上,日本不仅关东、关西都市圈间有差异,北边的北海道和南边的九州间差异更大。忽视这些差异,将导致那些发育水平、发育趋势表现更好的部分群体(如东京都地区)的特征被低估。(2)两国年龄分组方法不同。例如,日本规定凡1990年出生者到2000年一律为10岁;我国则以检测日为准,凡10岁生日当天到差1d满11岁一律为10岁;由此日本的"10岁"比我们的"10岁"小0.5岁。该差异经调整已消除,但仍可能存在5%左右的随机差异。(3)中方资料的地区代表性。尽管本研究通过调整全国调研原抽样框架中的城乡"好""中""差"片,组建新的城乡6群体,凸现了各群体的特征,但为避免影响大局,该调整幅度较小,不足以充分实现对不同地区的全覆盖。像"国家贫困县"那样的群体,其更低下的发育水平就无法被"欠发达乡村"群体所概括。(4)中方资料的群体代表性。我国体质调研为保障历年资料的可比性,规定抽样须在固定检测学校和人群进行。然而,伴随不断加速的城市化进程,各大城市中来自乡村的流动儿童(发育水平显著低于原城市居民)数量猛增。他们中有许多人因受该规定的限制(全家须在本地居住1a以上),或者因居所的频繁更换而失去参与调研的机会。同时,大量乡村留守儿童因居住不稳定等因素而被不经意排除出乡村抽样人群,使本研究中乡村群体的代表性也令人质疑。我们尽力采取措施消除这些干扰影响,包括在计算群体构成比时采取相对保守的做法,如将沿海大城市、其他省会市等(发育水平高)的人口比例尽量固定,以免因他们所占人口构成比的上升使整体发育水平被人为推高,但由资料局限性所导致的高估现象仍无法全部避免,需要进行更多的跨文化比较来获取更精确的结果。

参考文献

[1]OHSAWA S,JI CY. Study on the secular growth trend of Chinese children and youths:The advanced adolescent growth of Chinese urban boys[J]. Jap J School Health,1993,35:342 – 351.

[2]MATSMOTO K. Secular acceleration of growth in height in Japanese and its social background[J]. Ann Hum Biol,1982,9(5):399 – 410.

[3]TANAKA C,MURATA M,HOMMA M et al. Reference charts of body proportion for Japanese girls and boys[J]. Ann Hum Biol,2004,31(6):681 – 689.

[4]中国学生体质健康调研组.1985 年中国学生体质健康调研报告[R].北京:人民教育出版社,1987:3 – 72.

[5]中国学生体质健康调研组.2005 年中国学生体质健康调研报告[R].长春:吉林科学技术出版社,2007:7 – 52.

[6]日本文部科学省运动 青少年局.平成 12 年度体力 运动能力调查报告书[R].日本文部省出版,2000:1 – 8.

[7]日本文部科学省运动 青少年局.平成18 年度体力 运动能力调查报告书[R].日本文部省出版,2006:248 – 255.

[8]中国学校卫生编辑部.热点话题:如何看待中日学生身高差值[J].中国学校卫生,2000,21(2):156 – 157.

[9]ANZO M,TAKAHASHI T,SATO S,et al. The cross – sectional head circumference growth curves for Japanese from birth to18years of age:The 1990 and 1992 – 1994 national survey data [J]. Ann Hum Biol,2002,29(4):373 – 388.

[10]TAKASHI M. Growth standards for Japanese children – an overview with special references to secular change in growth[J]. Horm Res,1995,38(Suppl 1):106 – 115.

[11]TANNER JM. The growth and development of the Annals of Human Biology:A 25 – year retrospective[J]. Ann Hum Biol,1999,26(1):3 18.

[12]季成叶,王芳芳,陶芳标,等,主编.现代儿童少年卫生学[M].2 版.北京:人民卫生出版社,2010:199 – 223.

[13]PAOLO C,BUSTREO BF,PREKER A. Investing in children 's health:What are the economic benefits[J]. Bull World Health Organization,2005,83(10):777 – 784.

[14]COLE TJ. The secular trend in human physical growth:A biological view[J]. Econo Hum Biol,2003,1(2):161 – 168.

[15]WHO. World health statistics annual 1985 [J]. Geneva, Switzerland:WHO, 1985:134 – 157.

[16]ISOJIMA T,YOKOYA S. New reference growth charts for Japanese girls with Turner syndrome[J]. Pediatr Int,2009,51(5):709 – 714.

[17]胡佩瑾,季成叶.青少年成年身高的长期变化及其影响因素[J].中华预防医学杂志,2005,39(6):421－424.

[18]MOODY SA. ed. Principles of developmental genetics [J]. Amsterdam and Boston：Elsevier Academic Press,2007:35－61.

[19]陈春明,季成叶,王玉英.我国贫困乡村儿童青少年营养不良状况分析/王梦奎,主编.为了国家的未来:改善贫困地区儿童营养状况试点报告[R].北京:中国发展出版社,2009:26－49.

第二节　中国与日本儿童青少年体能指标比较研究

一、研究背景

儿童青少年体质健康水平不仅对个体身体健康程度产生影响,而且与整个民族和国家的健康水平息息相关。伴随中国经济社会的快速发展,居民生活方式的巨大改变,中国青少年体质健康问题越来越受到社会的广泛关注。在 2014 年的全国两会期间,有人大代表引用了两组数据证明我国青少年体质健康水平的下降趋势,一组数据显示我国 7~17 岁的中国男孩平均身高比日本同龄男孩矮 2.54 厘米,一组数据显示中国青少年体质连续 25 年下降,力量、速度、爆发力、耐力等身体素质全面下滑。然而,根据《2010 年中国国民体质健康报告》与《2010 年日本国民体力及运动能力调查报告》显示,7 至 18 岁中日男性儿童青少年的平均身高分别为 153.20cm、152.30cm,中国高于日本;我国中小学生肺活量、耐力素质在连续 20 年下滑后,2010 年出现上升拐点,爆发力、速度素质连续 10 年下滑后出现上升拐点,只有力量素质呈持续下降的趋势,但在 2010 年下降速度开始减缓。《2014 年全国学生体质与健康调研结果》显示,与 2010 年相比,在 7 至 18 岁学生中,我国儿童青少年身体形态发育水平稳步提高;肺活量继 2010 年出现上升拐点之后,继续呈现上升趋势;多数年龄段学生的速度、柔韧、力量、耐力等身体素质指标呈现出稳中向好趋势。

作为我国的近邻,日本建立了比较完善的体质监测制度,并形成比较完整、科学的指标体系与评价标准,成为世界上儿童青少年体质监测工作开展较好、数据资料较全的国家之一。与此同时,中日两国具有相同的文化渊源和共同的东亚裔种族遗传背景,地理气候、生活习惯、人种特征等方面也有诸多相似之处。因此,与日本儿童青少年体质健康对比,对我国青少年体质健康发展具有较强的现实意义。截至目前为止,两国合作进行过两次采用相同测试方法和要求进行的体质健康测试。1986年,中日进行了首次大规模的儿童青少年体质调查,结果显示,中国儿童青少年身高较高,日本体重较大,而在体能指标上,双方互有优劣。2004—2007年,双方分别为以上海和东京居民为研究对象,进行了国民体质健康调查,结果显示,上海儿童青少年生长发育水平高于东京;体能指标中的速度、绝对力量、柔韧、平衡能力高于同年龄的东京儿童青少年,但耐力素质和相对力量水平低于东京。

除去以上两次合作测试,大多中日儿童青少年体质健康比较研究的数据来源于《中国学生体质与健康调研报告》和《日本国民体力及运动能力调查报告》。依据2000年、2005年发布数据,无论身体形态,还是运动能力,中日之间都有较为明显的差距。但是依据2010年发布的数据,中国儿童青少年的身体形态发育水平已经超过日本,体能水平与日本的差距也有所缩小。不过,由于中日两国相同的测试项目只有身高、体重、50m跑和立定跳远,因此,这样的比较不能全面反映两国儿童青少年体质健康的差别。另外,还有研究采用相同的测试方法和要求,但只涉及两国部分年龄段学生,且样本人数偏少,同样不能客观反映中日儿童青少年体质健康的异同。自2004—2007年中日联合进行国民体质健康调查后,到目前为止还没有采用相同测试方法和要求进行的涵盖全年龄段中日儿童青少年体质健康的比较研究。

本研究于2014年和2016年分别在中国与日本的四个地区,对19124名(2014年:9530;2016年:9594)7~18岁儿童青少年,采用同样的测试方法和仪器进行体质健康测试,同时进行生活习惯、健康意识、锻炼状况等调查,了解两国儿童青少年体质健康、生活习惯等差异,在此基础上进一步分析和探讨造成这些差异的社会经济文化、活动强度等原因,从而为促进我国儿童青少年体质健康的发展提供重要的参考价值和借鉴。

二、研究方法

(一)研究对象

2014年4—6月,分别从中国上海市(城市与郊区)、福建厦门(城市)和惠安(农村)、四川省成都(城市)和乐山(农村)以及山西太原(城市)和平型关(农村)和日本福冈、大阪、和歌山县、埼玉县7~18岁儿童青少年共12个年龄段中,随机抽取9530(中国4751;日本4779)名7~18岁儿童青少年作为本研究对象。因为相对中国,日本城乡差异不大,因此日本方面的抽样虽然没有着重考虑城乡因素,但是仍然兼顾到大城市和中小城市的抽样原则。

2016 年 4—6 月,再次分别从 2014 年进行测试的中国和日本地区随机抽取 9594(中国 4796;日本 4798)名 7～18 岁儿童青少年作为研究对象。

(二)体质测试法

①身高、体重、立定跳远和 50 米跑

采用 2014 年修订版《国家学生体质健康标准》中的测试细则进行。其中,BMI (Body Mass Index) = 体重(kg)/身高(m)^2。

②握力测试

采用电子握力计。受检者身体直立,两脚自然分开,与肩同宽,两臂斜下垂,掌心向内,用最大力紧握内外握柄,测试 2 次,记录最大值。最大测试误差不得超过 0.1 千克。

③30 秒仰卧起坐

测试者身体仰卧于垫上,全身放松,双手交叉放于胸前,屈膝呈 60～90 度,脚部平放在地上。听到"开始"口令时,开始做仰卧起坐动作。

④改良坐位体前屈

采用改良坐位体前屈仪器。受试者头部、背部、臀部紧贴于墙壁,双脚置于仪器下方。双臂伸开与肩同宽,掌心向下放置于测试仪器板面上,胸部扩张,以两肘向前伸的姿势双手紧贴仪器板面,背部挺直。然后身体向前屈伸,朝正前方向缓缓推动仪器,当身体向前屈伸达到最大程度时,读出数据。

⑤20 秒反复横跨

测试者双脚开立站于中央线,在距离中央线 100cm 处分别画上两条平行线。当听到"开始"口令时,按照右→中→左中的顺序依次跨过横线,注意不能用双脚跳跃。

⑥20 米往返跑

测试者站在其中一条端线,在听到开始口令后伴随音乐开始朝另一端线处跑,双脚跨过另一端横线后,受试者调换跑步方向,等待音乐的第二次响起,向前跑动,如此往返。在不能维持音乐所设定的速度中途停止跑步或连续两次不能在音乐响起前到达横线,终止测试。

(三)问卷调查法

采用生活习惯问卷,对两国初中和高中学生进行调查。问卷主要包括:①基本情况:出生年月日、出生地等;②生活习惯:饮食与营养、作息时间安排、吸烟饮酒、体育活动参与程度、健康知识、健康态度、健康意识等。我们尝试通过调查问卷获得的有关生活习惯等数据,来进一步分析不同年龄中日儿童青少年的体质健康特征形成的原因。

（四）数理统计法

采用 T 检验,卡方检验(Chi - square)等方法,对中国与日本儿童青少年体质健康测试数据及生活习惯数据进行比较。统计分析软件为 SPSS18.0,以 $P < 0.05$ 为统计学意义。

三、研究结果

（一）2014 年和 2016 年中日儿童青少年体能

1. 2014 年体能

表 8 - 7、8 - 8 显示,在力量指标的三个测试项目中,中国男孩在大多年龄段的握力成绩均优于日本,总体平均成绩显著高于日本。在仰卧起坐和立定跳远项目中,日本男孩在多数年龄段优于中国,不过两国男孩在这两个项目的总体成绩没有呈现显著性差异。

在柔韧性素质、速度素质、心肺耐力和灵敏协调素质方面,日本男孩的坐位体前屈、50 米跑、20 米往返跑和 20 秒反复横跨的成绩几乎在所有年龄段均优于中国,这四项指标的总体平均成绩全部显著优于中国。

表 8 - 7　　2014 年中日儿童青少年体能比较（男）

年龄	N1，N2	握力（kg）		仰卧起坐（次）		立定跳远（cm）		坐位体前屈（cm）	
		中国	日本	中国	日本	中国	日本	中国	日本
7	207202	9.3*	11.0	16.3*	14.2	120.2*	124.3	25.5*	28.3
8	187204	12.6	12.3	15.9	17.0	134.2	131.6	30.6	31.8
9	204210	13.7	14.2	18.0*	19.7	140.8	142.2	28.6*	33.2
10	201195	15.2	16.0	21.2*	19.4	151.0*	146.1	30.2*	34.4
11	194156	17.5	18.4	19.5*	23.3	157.5	161.7	33.2*	36.6
12	198195	21.1*	26.1	22.3*	26.9	165.7*	184.4	34.5*	44.5
13	184202	27.3	25.9	23.9*	25.4	181.4	186.6	36.6*	43.0
14	191203	30.9	30.1	27.1	27.4	196.5	199.2	39.3*	45.0
15	208204	36.7*	34.9	27.1*	30.5	208.0	211.7	41.1*	46.4
16	197199	40.8*	39.0	27.0*	32.0	215.9*	224.0	46.1*	51.5
17	211197	42.7*	40.4	28.2*	35.0	218.0*	227.2	41.8*	53.7
18	141216	41.8*	44.4	26.8*	36.8	222.3*	234.0	38.6*	54.6
合计	23232383	28.3*	26.2	23.0	25.8	182.7	181.4	35.6*	42.0

表 8 - 8 2014 年中日儿童青少年体能比较(男)

年龄	N1,N2	50m 跑(秒)		20m 往返跑(次)		20 秒反复横跨(次)	
		中国	日本	中国	日本	中国	日本
7	207202	11.4 *	10.8	15.9 *	30.2	22.8 *	28.9
8	187204	10.9 *	10.0	18.4 *	32.8	26.6 *	34.4
9	204210	10.1 *	9.5	21.7 *	43.0	29.6 *	38.2
10	201195	9.7	9.6	26.0 *	49.9	30.7 *	39.5
11	194156	9.3 *	8.9	28.6 *	62.6	32.7 *	46.6
12	198195	9.1	9.3	31.9 *	87.1	32.4 *	50.9
13	184202	8.6	8.5	39.3 *	71.7	34.1 *	49.7
14	191203	8.2 *	8.0	48.4 *	77.7	36.4 *	52.4
15	208204	7.8 *	7.5	52.1 *	917	35.2 *	54.6
16	197199	7.6	7.5	55.3 *	85.4	31.0 *	57.1
17	211197	7.5 *	7.3	60.0 *	80.2	29.8 *	58.4
18	141216	7.4 *	7.2	57.4 *	92.3	37.9 *	59.7
合计	23232383	8.8 *	8.7	36.7 *	59.4	31.6 *	47.4

表 8 - 9,8 - 10 显示,在力量指标的三个测试项目中,日本女孩握力成绩在多数年龄优于中国。中国女孩除在 13 ~ 16 岁区间的仰卧起坐成绩优于日本,11 岁之前的立定跳远成绩优于日本,其余大多年龄段的成绩与日本女孩有所差距。不过,在总体成绩上,两国女孩在这三个项目的总体成绩上均无显著性差异。

在柔韧性素质、速度素质、心肺耐力和灵敏协调素质方面,日本女孩的坐位体前屈、50 米跑、20 米往返跑和 20 秒反复横跨的成绩在所有年龄段均优于中国,这四项指标的总体平均成绩全部显著性优于中国。

表 8 - 9 2014 年中日儿童青少年体能比较(女)

年龄	N1,N2	握力(kg)		仰卧起坐(次)		立定跳远(cm)		坐位体前屈(cm)	
		中国	日本	中国	日本	中国	日本	中国	日本
7	192203	8.2 *	9.7	16.4 *	13.3	112.7 *	116.4	28.1 *	30.6
8	207203	10.2	11.0	16.4	16.3	125.9	124.0	32.5 *	34.9
9	188209	11.9 *	13.0	17.2 *	18.4	136.2 *	132.5	32.6 *	36.4
10	201210	13.8 *	15.7	19.1	18.7	145.6 *	141.1	35.1 *	37.7

续表

年龄	N1,N2	握力（kg）		仰卧起坐（次）		立定跳远（cm）		坐位体前屈（cm）	
		中国	日本	中国	日本	中国	日本	中国	日本
11	210212	16.9*	18.8	19.5	20.2	155.0*	149.0	38.8	40.2
12	208198	19.7*	22.1	20.9	21.7	157.2	159.9	39.6*	42.7
13	206190	22.0	22.3	22.6*	20.8	160.8	162.3	41.5*	43.9
14	198198	22.3	23.4	23.7*	21.6	161.2*	169.4	41.8*	44.9
15	196195	24.7*	26.0	23.8	22.7	163.2*	169.3	41.0*	48.4
16	197182	26.3*	25.3	26.0*	24.4	163.6*	173.4	45.1*	49.3
17	210182	26.9	26.4	26.7	27.5	165.2*	174.0	42.3*	51.7
18	215214	25.6*	28.4	24.3*	29.6	167.4*	179.2	37.8*	53.8
合计	24282396	20.4	20.0	21.7	21.2	154.4	153.7	38.2*	42.7

表 8-10　2014 年中日儿童青少年体能比较（女）

年龄	N1,N2	50m 跑（秒）		20m 往返跑（次）		20 秒反复横跨（次）	
		中国	日本	中国	日本	中国	日本
7	192203	11.8*	11.1	15.3*	22.3	23.8*	28.1
8	207203	11.0*	10.5	17.4*	25.7	28.1*	32.2
9	188209	10.4*	10.0	21.0*	31.8	30.4*	35.5
10	201210	10.0*	9.7	22.5*	38.5	31.4*	38.6
11	210212	9.4*	9.2	25.2*	45.3	32.7*	42.1
12	208198	9.4*	9.0	26.8*	54.3	31.7*	44.9
13	206190	9.3*	8.9	32.6*	41.5	33.7*	44.4
14	198198	9.1*	8.7	32.5*	38.6	33.1*	44.8
15	196195	9.2*	8.8	30.9	55.7	32.9*	46.5
16	197182	9.1*	8.8	35.1	52.5	26.9*	47.8
17	210182	9.1*	8.7	35.5	58.0	28.3*	48.6
18	215214	9.1*	8.7	37.2	45.0	23.4*	49.8
合计	24282396	9.6*	9.4	27.7*	38.4	29.6*	41.7

　　为便于更直观地观察中日儿童青少年体能各指标的发展趋势以及两国之间的差异，我们绘制了 2014 年中日儿童青少年各体能指标均值随年龄变化的趋势

图。图 8 - 4 ~ 8 - 10 显示,两国男孩体能各指标成绩与年龄增长并不呈正相关,如日本男孩在 12 岁时大部分指标的成绩均优于 13 岁。日本男孩除了在个别项目、个别年龄段差于中国之外,体能总体优势较为明显。

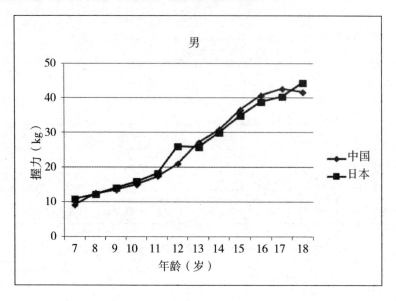

图 8 - 4　握力

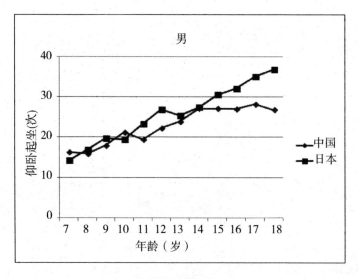

图 8 - 5　仰卧起坐

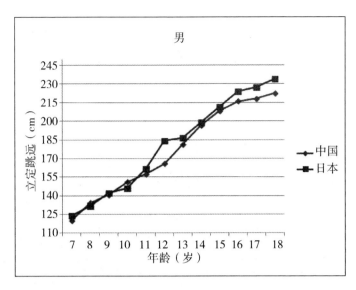

图8－6 立定跳远（cm）

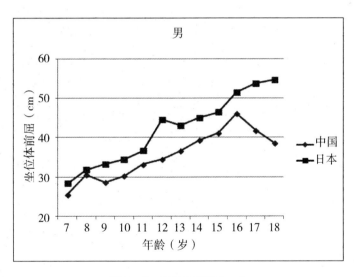

图8－7 坐位体前屈（cm）

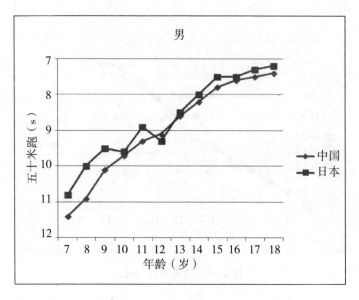

图 8 - 8　五十米跑(秒)

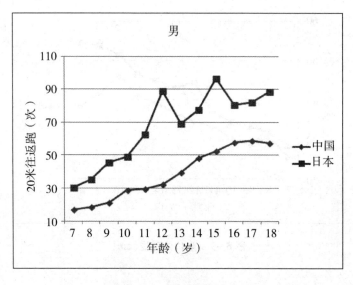

图 8 - 9　20 米往返跑(次)

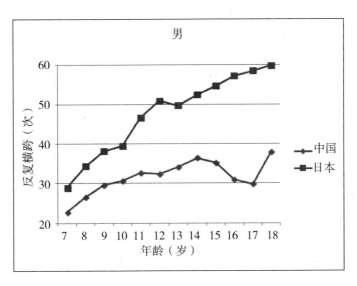

图 8 - 10 20 秒反复横跨(次)

图 8 - 11 ~ 8 - 12 显示,两国女孩的体能比较,在力量三个项目上,两国各在某些年龄段上占据优势。而在其余的指标成绩上,日本女孩更具优势。

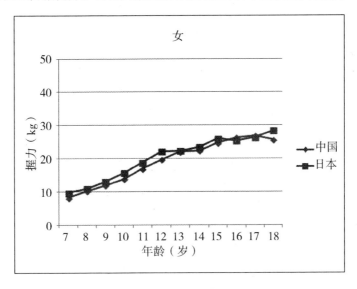

图 8 - 11 握力

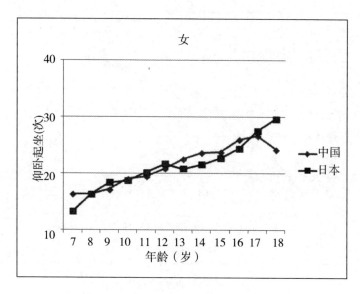

图 8 – 12　仰卧起坐

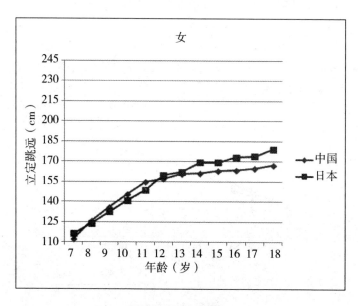

图 8 – 13　立定跳远

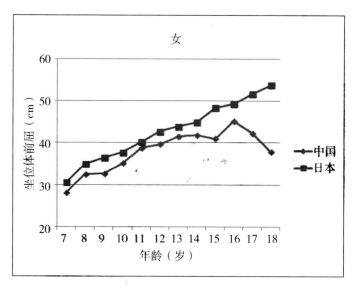

图 8－14　坐位体前屈

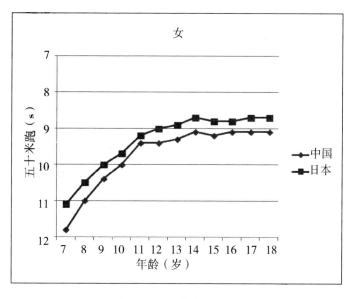

图 8－15　五十米跑(秒)

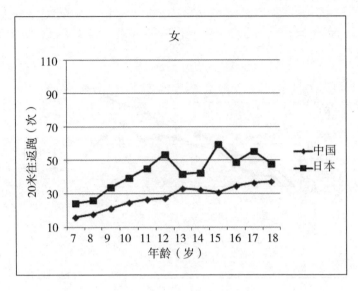

图 8 - 16 20 米往返跑

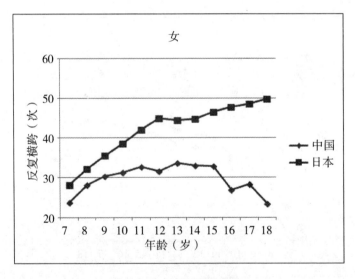

图 8 - 17 20 秒反复横跨

2. 2016 年体能

表 8 - 11,8 - 12 显示,在力量指标比较中,中国男孩全部年龄段的握力成绩均优于日本,总体平均成绩显著高于日本。两国男孩的立定跳远成绩各在一些年

龄段具有优势,但总体成绩没有显著性差异。日本男孩的仰卧起坐成绩在大多数年龄段优于中国,总体成绩显著好于中国。但与2014年结果,中国儿童青少年几乎在所有年龄段的立定跳远和仰卧起坐成绩均不如日本相比,我国11岁以下的男孩在2016年测试中,两项成绩大多已经优于日本。

在柔韧性、心肺耐力和灵敏协调性方面,日本男孩还是在全年龄段均优于中国,总体成绩也优于中国。但在速度指标比较方面,日本虽然总体成绩仍然显著优于中国,不过在一些年龄段,中国男孩的成绩已经与日本持平。

表8-11 2016年中日儿童青少年体能比较(男)

年龄	N1,N2	握力(kg)		仰卧起坐(次)		立定跳远(cm)		坐位体前屈(cm)	
		中国	日本	中国	日本	中国	日本	中国	日本
7	200200	10.6	10.3	15.3*	13.9	126.4*	121.8	25.8	27.1
8	200200	13.5*	12.5	17.1	16.5	141.2*	129.7	27.2*	29.8
9	200200	15.6*	13.9	19.8	18.6	147.5*	141	27.4*	31.9
10	200200	17.2*	16.3	20.1	19.6	153.6*	145.5	29.6*	34.8
11	200200	18.9	18.6	21.2*	23.1	161.5	161.3	28.7*	34.1
12	199200	24.8*	23.5	22.6*	24.1	176.6	178.3	33.5*	41.6
13	197200	31.0*	26.5	23.6*	27.8	192.3	193.1	35.3*	43.8
14	200200	33.4*	31.1	23.8*	29.3	204.3	208.4	38.9*	48.3
15	201200	35.0*	33.1	24.3*	28.1	209.0*	216.6	38.4*	46.2
16	200203	37.4*	34.9	26.4*	28.7	220.7	218	37.7*	48.7
17	200199	40.6*	36.2	25.2*	30.5	222.3	223	38.3*	50.9
18	200207	41.9	38.5	25.5	31.8	226.7	230	38.8	52.5
合计	23972409	26.7*	24.7	22.1*	24.4	181.8	180.7	33.3*	40.8

表8-12 2016年中日儿童青少年体能比较(男)

年龄	N1,N2	50m跑(秒)		20m往返跑(次)		20秒反复横跨(次)	
		中国	日本	中国	日本	中国	日本
7	200200	10.8	10.8	19.4*	26.4	24.7*	31.3
8	200200	10.1	10.1	22.6*	32.9	29.9*	35.4
9	200200	9.7	9.7	25.0*	44.4	30.4*	38.5
10	200200	9.5*	9.3	25.1*	51.4	29.2*	42.9
11	200200	9.3*	8.9	26.9*	61.8	29.7*	47.2

年龄	N1,N2	50m 跑(秒)		20m 往返跑(次)		20 秒反复横跨(次)	
		中国	日本	中国	日本	中国	日本
12	199200	8.7	8.7	34.4*	61.3	31.3*	48.3
13	197200	8.2	8.1	37.8*	74.3	32.9*	51.3
14	200200	8.0*	7.6	41.9*	82.5	32.7*	54.6
15	201200	7.9	7.7	47.4*	87.0	34.0*	55.3
16	200203	7.5	7.5	50.7	93.0	36.7*	55.6
17	200199	7.5	7.2	52.5	96.3	37.9*	55.6
18	200207	7.4*	7.2	57.4*	94.5	39.9*	58.6
合计	23972409	8.7*	8.6	36.8*	67.2	32.4*	47.9

表 8-13,8-14 显示,2016 年,中日女孩在力量指标三个项目的比较中,总体成绩均没有显著性差异。相比 2014 年,中国女孩在大部分年龄段落后于日本,2016 年我国女孩已经在诸多年龄段具有显著优势。

在柔韧性素质、心肺耐力和灵敏协调素质方面,日本女孩在全年龄段均优于中国,总体成绩也优于中国。相比 2014 年比较结果,在速度素质方面,日本女孩虽然总体成绩仍然显著优于中国,但在诸多年龄段,中国女孩成绩优于或持平于日本。

表 8-13 2016 年中日儿童青少年体能比较(女)

年龄	N1,N2	握力(kg)		仰卧起坐(次)		立定跳远(cm)		坐位体前屈(cm)	
		中国	日本	中国	日本	中国	日本	中国	日本
7	200200	9.4*	9.5	14.9	12.9	119.6*	110.4	27.7	30.1
8	200200	11.1	11.7	16.7	15.1	131.3*	118.9	28.9	32.8
9	200200	13.4*	12.9	18.7	16.6	141.4	133.7	30.1*	36.0
10	200200	15.9*	15.7	20.6	17.9	147.7*	140.0	30.8*	39.4
11	200200	18.2*	18.3	20.5	21.2	156.1*	150.6	32.4*	39.1
12	200200	21.4	21.6	21.3	21.7	162.7	163.7	35.3	46.6
13	200200	23.7*	23.3	22.4	24.1	163.0	169.6	37.5	45.5
14	200200	23.7	24.6	22.7	24.8	167.7	170.7	41.0	48.4
15	199200	24.3	24.5	21.8	25	171.2*	174.3	39.8*	47.8
16	200186	24.9	24.6	23.1	22.8	167.8*	173.8	40.2	48.2
17	200198	25.2*	28	22.1	24.6	167.9*	183.1	41.6	50.1
18	200200	27.2	25.2	22.2	23.2	166.7*	171.8	39.8	49.1
合计	23992389	19.9	20	20.6	20.8	155.3	154.9	35.4*	42.7

表 8 – 14　2016 年中日儿童青少年体能比较（女）

年龄	N1，N2	50m 跑（秒）		20m 往返跑（次）		20 秒反复横跨（次）	
		中国	日本	中国	日本	中国	日本
7	200200	11.2	11.3	17.7*	18.7	23.7*	29.6
8	200200	10.3*	10.6	20.6*	23.2	28.4	32.6
9	200200	10.0	10.0	23.3*	33.6	29.6	35.8
10	200200	9.7	9.7	22.5*	40.1	29.5*	41.2
11	200200	9.4	9.2	25.9*	47.0	29.8*	44.3
12	200200	9.2	9.1	30.3*	47.5	30.5*	44.5
13	200200	9.1	8.9	31.6*	56.0	31.9	46.2
14	200200	9.0*	8.9	30.6*	55.7	31.1	47.6
15	199200	9.0*	9.0	34.3*	57.9	32.5*	47.3
16	200186	9.0	8.8	32.2*	55.2	31.6*	47.1
17	200198	9.1*	8.6	32.1*	65.7	32.2*	49.1
18	200200	9.0	8.8	41.6*	69.5	33.4	47.0
合计	23992389	9.5*	9.4	28.6*	47.7	30.4*	42.7

（二）2014 年中日儿童青少年日常活动方式和时间

在两国儿童青少年上学或放学方式比较方面，图 8 – 18 显示，中国初中学生步行和骑自行车的比例为 67.80%，日本为 80.40%，中国低于日本，而乘公交车、的士或地铁的比例，中国与日本几乎持平。

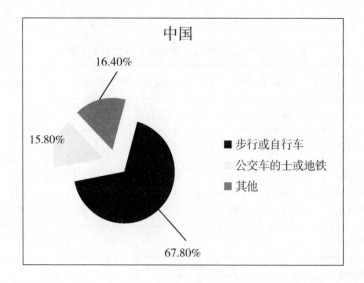

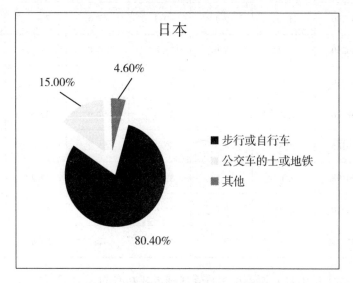

图 8 - 18　上学或放学的方式(初中组)

图 8 - 19 显示,中国高中学生步行和骑自行车的比例为 27.30% ,日本为 56.8% 。中国低于日本。但在乘公交车、的士或地铁的学生比例方面,中国为 49.70% ,日本为 38.90% ,中国高于日本。

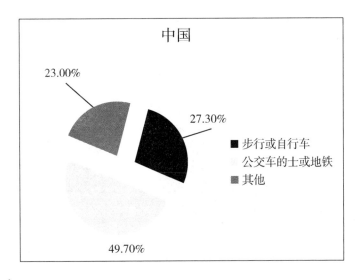

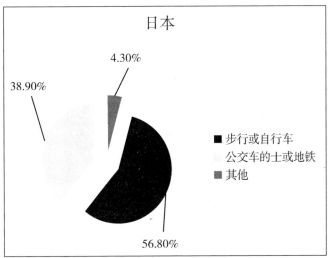

图 8 - 19 上学或放学的方式(高中组)

在两国儿童青少年"每周平均看电视时间"的比较上,图 8 - 20 显示,中国初中生每周"看电视 2 ~ 3 小时"和"看电视 3 小时以上"的人数比例达到 13.9% 和 11.6% ,日本的比例为 4.1% 和 2.8% 。但在"每周看电视不到 1 小时"的比例方面,日本为 70.3% ,中国仅为 43.6% 。

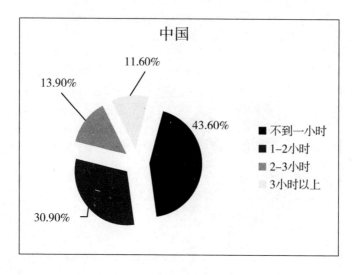

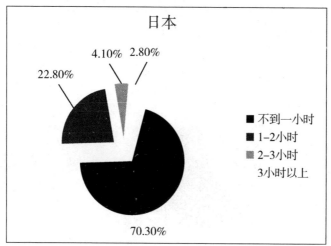

图 8 – 20　每周平均看电视时间(初中组)

　　图 8 – 21 显示,中国高中生每周"看电视 2～3 小时"和"看电视 3 小时以上"的人数比例达到 14.6% 和 10.0%,日本的比例为 7.0% 和 8.2%。在"每周看电视不到 1 小时"的比例方面,日本为 64.4%,中国仅为 49.8%。

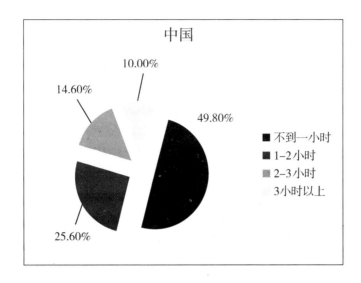

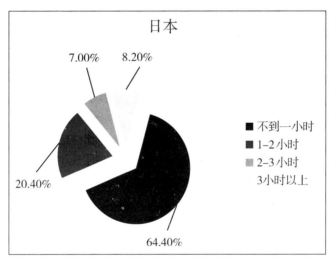

图 8 - 21　每周平均看电视时间(高中组)

在"每周使用电脑和玩游戏的时间"比较方面,图 8 - 22 显示,中国初中学生不到 1 小时比例为 42.3%,日本为 59.4%,中国低于日本。而在"每周使用电脑和玩游戏的时间 1 ~ 2 小时、2 ~ 3 小时、3 小时以上"项目的比较上,中国初中生人数比例分别为 27.3%、14.4% 和 15.9%,日本分别为 25.7%、13.2% 和 1.8%,中国均高于日本。

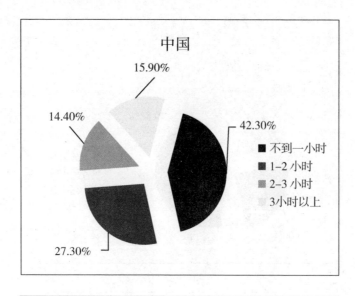

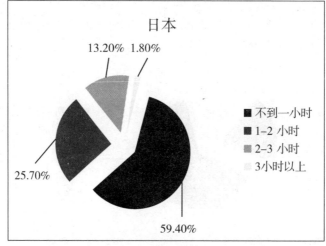

图8－22　每周使用电脑游戏的时间(初中组)

图8－23显示,中国高中学生"每周使用电脑和玩游戏的时间"不到1小时比例为33.1%,日本为69.5%,中国低于日本。而在"每周使用电脑和玩游戏的时间1～2小时、2～3小时、3小时以上"项目的比较上,中国高中生人数比例分别为27.4%、18.6%和20.9%,日本分别为18.8%、7.5%和4.3%,中国均高于日本。

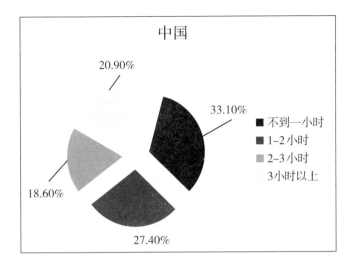

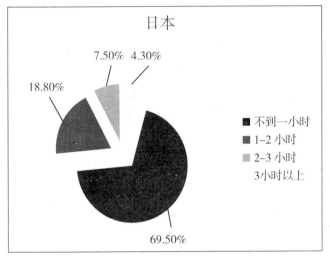

图 8 - 23 每周使用电脑游戏的时间(高中组)

四、讨论

研究结果表明,在体能方面,2014 年和 2016 年,中国儿童青少年除了上肢力量占优外,柔韧性、心肺耐力、速度和灵敏协调性指标全部与日本有显著差异。

研究证明,体力活动不足是导致儿童青少年体能不佳的主要原因。通过对中日儿童青少年日常活动方式和时间的调查,我们发现中国中学生步行和骑自行车上学的比例低于日本中学生,而花费在看电视与玩电脑游戏的时间却高于日本,由此而导致的体力活动不足成为我国青少年群体中普遍存在的现象。另外,我国学生的锻炼意识不足也是造成体力活动不足的原因之一。研究表明,受区域经济、性别、年龄等因素的影响,我国儿童青少年的锻炼意识的培养还面临诸多问题,特别在经济不发达、农村以及一些少数民族地区,儿童青少年主动锻炼意识还较为薄弱。本研究在选取测试对象时,为保证抽样群体的科学性,尽量消除城乡差异对研究结果的影响,我们抽取的中国儿童青少年被试中有将近1/2来自农村地区。因此,中国儿童青少年日常活动方式的差异以及锻炼意识的薄弱,可能导致体力活动不足。

超重肥胖将导致个体体能的下降已经得到学术界的认可,研究表明,接近60%的儿童青少年长跑能力不足是因为与脂肪量增加有关。研究显示,超重肥胖儿童青少年的速度能力与正常体重儿童青少年相比,存在非常明显的差距。另外,部分研究关注超重、肥胖与灵敏协调能力的关系,结果显示,超重肥胖对儿童青少年的灵敏协调能力造成一定的负面影响。本研究结果显示,无论在2014年,还是2016年,我国儿童青少年在7~18岁中的大多数年龄段,超重肥胖率都显著高于日本同龄人。因此,我国儿童青少年较高的超重肥胖率可能对体能造成一定的负面影响。

营养膳食不合理也是导致学生体能不佳的其中一个重要因素。研究表明,合理的营养膳食与进餐习惯对儿童青少年的身体形态发育与体能有着良好的促进作用。关于我国儿童青少年生活习惯的调查研究表明,我国儿童青少年群体中存在营养膳食方面存在诸多问题,如,一日三餐营养搭配不合理,不吃早餐的学生比例较高,高脂肪、高盐类食品摄入较多等。所以,我国儿童青少年的体能相比日本差距明显,可能与营养膳食不合理有关。

此外,中国儿童青少年对部分体能类项目测试动作与技巧掌握不熟练,可能对最终的成绩有一定影响。本研究中对于柔韧性、灵敏协调性、心肺耐力、腰腹力量的测试项目的选择分别是改良坐位体前屈、20秒反复横跨、20米往返跑和30秒仰卧起坐,日本的学校采用这些方法进行体质健康测试已经有多年历史,学生非常熟悉动作细则,而中国学生虽然在测试前接受了一定时间的培训,但与日本儿童青少年相比,可能在掌握程度上,还有所不足。

基于以上分析,我们认为体力活动不足、超重肥胖率较高、营养膳食不合理等因素,均会对我国儿童青少年体能造成一定影响。

五、研究结论

本研究于2014年和2016年分别在中国与日本的四个地区,对19124名(2014

年:9530;2016 年:9594)7 ~ 18 岁儿童青少年,采用同样的测试方法和仪器进行体质健康测试,包括体能指标(力量、柔韧性、速度、心肺耐力、灵敏协调性),同时调查了两国儿童青少年生活习惯、健康意识、锻炼状况等,分析和探讨造成这些差异的社会经济文化、活动强度等原因。研究结论如下:

①2014 年和 2016 年,日本儿童青少年在柔韧性、心肺耐力、速度和灵敏协调性方面全部优于中国。

②2014 年和 2016 年,中国男孩上肢力量均优于日本,下肢力量无明显差异。中国女孩与日本女孩在上肢、腰腹和下肢力量方面均无明显差异。

③相比 2014 年存在的差距,在 2016 年,中国儿童青少年体能各项指标在部分年龄段与日本差距有所缩小,甚至优于日本,速度指标体现最为明显。

参考文献

[1]杨桦. 深化"阳光体育运动",促进青少年体质健康[J]. 北京体育大学学报,2011,34(1):1 - 4.

[2]陈健. 中国男性身高低于日韩最新:7 岁到 17 岁的中国男孩比日本同龄男孩矮2.54 厘米[EB/OL]. http://www. chinanews. com/.

[3]2010 年国民体质监测公报[EB/OL]. http://www. gov. cn/test/2012 - 04/19/content2117320. htm.

[4]日本文部科学省[EB/OL]. http://www. e - stat. go. jp/SG1/estat/List. do? bid = 000001029864&cy code = 0.

[5]2014 年国民体质监测公报[EB/OL]. http://www. sport. gov. cn/n16/n1077/n1227/7328132. html.

[6]中华全国体育总会科教部,日本体育协会科学委员会. 中日合作青少年体质联合调查报告(第 2 报)[R]. 1987.

[7]蔡睿,王欢,李红娟,等. 中日国民体质联合调查报告[J]. 体育科学,2008,28(12):3 - 13.

[8]季成叶,张欣,尹小俭,等. 中日两国学生身高发育水平及发展趋势比较[J]. 中国学校卫生,2011,10:1168 - 1173.

[9]马铮. 中日青少年体质健康的比较研究[J]. 中国青年政治学院学报,2010,4:77 - 82.

[10]尹小俭,陈洪淼,杨静. 二战后日本青少年体格特征与 GDP 变化的研究[J]. 成都体育学院学报,2010,36(9):76 - 79.

[11]曹飒. 中日两国都市同龄学生体质健康状况的对比研究[D]. 沈阳:辽宁师范大学,2008.

[12]AADLAND KN,MOE VF,AADLAND E,et al. Relationships between physical activity,

sedentary time, aerobic fitness, motor skills and executive function and academic performance in children[J]. Ment Health Phys Act,2017,12:10 – 18.

[13]孙娟,王悦. 我国公民体育锻炼意识的提升路径[J]. 体育学刊,2016,23(2): 53 – 56.

[14]M. PEIKRISZWILI TARTARUGA,C. BOLLI MOTA. Running efficiency and long – distance performance prediction:Influence of allometric scaling[J]. Science & Sports,2013,28(4): 165 – 171.

[15] M. MACIEJCZYK, M. WIECEK, J. SZYMURA, Z. SZYGULA, J. Cempla. Physiological response during running in athletes with similar body mass but different body composition g[J]. Science & Sports,2015,30(4):204 – 212.

[16] ARASH KHASSETARASH, REZA HASSANNEJAD, MIR MOHAMMAD ETTEFAGH. Fatigue and soft tissue vibration during prolonged running[J]. Human Movement Science, 2015,44:157 – 167.

[17]陈雁飞. 我国学生体能下降原因及对策研究[J].天津体育学院学报,2005,20(4): 82 – 84.

[18]蔡佳音,王芳,刘晓曦,等. 儿童营养改善措施的国际经验及启示[J].中国健康教育,2013,29(3):255 – 258.